신이 알려준 허브 주스

셀러리 주스

이 책은 의학을 포함한 전문적 소견을 제시하지 않습니다. 또한 신체적·감정적 혹은 의학적 상황에 대한 처치나 진단의 일환으로 어떤 특정한 기법을 처방하는 것이 아닙니다. 저자의 의도는 여러분이 감정적·영적 안녕과 평화를 찾도록 사례를 통한 일반적인 차원의 정보를 전하는 데 있습니다. 이 책에 포함된 정보의 사용으로 인한 직·간접적인 결과에 대해 저자나 출판사는 책임을 지지 않습니다. 독자들은 이 책 속의 여러 제안이나 추론을 받아들이기에 앞서 의료 및 건강 전문가들과 먼저 상담해야 합니다.

셀러리 주스

2021년 9월 17일 초판 1쇄 발행. 2024년 5월 30일 초판 4쇄 발행. 앤서니 윌리엄이 쓰고 황은정이 옮겼으며, 도서출판 샨티에서 박정은이 펴냅니다. 편집은 이홍용이 하고, 표지 및 본문 디자인은 김경아가 하였으며, 이강혜가 마케팅을 합니다. 인쇄 및 제본은 상지사에서 하였습니다. 출판사 등록일 및 등록번호는 2003. 2. 11. 제2017-000092호이고, 주소는 서울시 은평구 은평로3길 34-2, 전화는 (02) 3143-6360, 팩스는 (02) 6455-6367, 이메일은 shantibooks@naver.com입니다. 이 책의 ISBN은 979-11-88244-81-2 03510이고, 정가는 20,000원입니다.

이 책과 저자 앤서니 윌리엄에게
보내는 찬사

"셀러리 주스가 전 세계를 휩쓸고 있다. 앤서니로부터 시작된 이 운동 덕분에 전 세계의 수많은 사람들이 건강을 회복하였다. 참으로 놀랍다."
—실베스터 스탤론Sylvester Stallone(배우)

"음식과 그 음식들의 진동수, 그리고 그것들이 어떻게 우리 몸과 상호 작용하는지 이해하는 앤서니의 능력이 경이롭기만 하다. 그는 우리가 매일 내리는 선택들이 조화로운지 조화롭지 못한지를 누구나 잘 알아들을 수 있게 자연스럽게 설명한다. 그는 놀라운 능력을 지녔다. 부디 이 책을 읽고 몸을 잘 돌보길 빈다."
—퍼렐 윌리엄스Pharrell Williams(프로듀서, 그래미상 12회 수상)

"나는 지난 6개월 동안 매일 아침 셀러리 주스를 마셔왔는데, 지금 정말이지 컨디션이 좋다! 내 에너지 레벨과 소화 능력에 엄청난 변화를 느끼고 있다. 나는 이제 어디를 가든 착즙기를 챙긴다. 하루라도 셀러리 주스를 놓치고 싶지 않아서이다."
—미란다 커Miranda Kerr(슈퍼모델, KORA 오가닉스의 창립자 겸 CEO)

"앤서니는 셀러리 주스가 지닌 치유력으로 아주 많은 사람들의 삶을 바꾸어놓았다. 물론 더 좋은 쪽으로."
—노박 조코비치Novak Djokovic(세계 테니스 챔피언)

"정말 재능이 뛰어난 사람들은 하나같이 겸손하다. 앤서니도 그렇다. 그리고 세상의 모든 올바른 치료법들이 그렇듯 앤서니의 치료법 역시 직관적이고 자연스럽고 균형 잡혀 있다. 이 두 가지는 정말 강력하고 효과적인 조합을 이룬다."
—존 도노반John Donovan(AT&T 커뮤니케이션스 CEO)

"앤서니는 우리 가족 모두가 존경하는 사람이다. 이 세상에서 그가 하는 일은 많은 사람들을 안전한 곳으로 인도하는 빛과 같다. 그는 우리에게 정말 소중한 사람이다."
—로버트 드 니로Robert De Niro(배우)

"뭔가 초자연적인 미스터리 요소가 분명히 있지만, 자가면역 질환 치료와 같이 앤서니가 집중하는 많은 일이 올바르고 진실하다고 느껴진다. 더 훌륭한 것은 그가 추천하는 프로토콜들이 자연스럽고 누구나 쉽게 따라할 수 있다는 점이다."
—기네스 팰트로Gwyneth Paltrow(배우, 오스카상 수상, GOOP.com의 창립자 겸 CEO)

"앤서니 윌리엄은 모든 이에게 지식과 경험을 나누고 치유의 메시지를 전하는 데 자신을 바친 사람이다. 한 사람이라도 더 치유하고자 애쓰는 그의 열정과 바람에서 영감과 힘을 얻는다. 정말로 효과적인 대안이 있음을, 그리고 그것이 건강에 이르는 새로운 문을 열어줄 것임을 드디어 알게 되었다. 제조 약에 집착하는 요즘 시대에 갈증을 풀어줄 구원이 아닐 수 없다."
—리브 타일러Liv Tyler(배우, 〈반지의 제왕〉 등에 출연)

"우리가 먹는 음식과, 그 음식이 우리 몸과 전반적인 웰빙에 미치는 영향에 대한 앤서니의 지식 덕분에 나는 완전히 다른 사람이 되었다."
—제나 드완Jenna Dewan(배우, 〈World of Dance〉 등에 출연)

"앤서니는 너무나 멋진 사람이다. 그는 내 오래된 건강 문제가 뭔지 찾아내고, 내가 뭘 먹으면 좋을지도 알았다. 그가 권한 보충제를 먹고 나는 곧바로 호전되었다."
—라시다 존스Rashida Jones(배우, 그래미상 수상작 〈Quincy〉의 감독)

"인생에서 자기 확신만큼이나 강력한 것이 사람들의 마음을 울리는 것이다. 놀랍게도 앤서니와 그가 쓴 책들, 그리고 그의 셀러리 주스 운동은 이 두 가지를 모두 갖추었다. 우리 몸은 스스로를 치유하고 회복하는 놀라운 능력이 있다고 앤서니는 늘 강조한다. 빨리 나으려 하다가 오히려 여러 가지 문제를 일으킨 경험이 나는 너무도 많다. 제대로 먹는 것이 최고의 약이다. 앤서니는 근원에서 나오는 강력한 약, 즉 자연이 아낌없이 베푸는 그 약으로 우리가 몸과 마음, 영혼을 되살리도록 영감을 준다."
—케리 월시 제닝스Kerri Walsh Jennings(올림픽 배구 선수, 3회 금메달, 1회 동메달 수상)

"앤서니는 우리 회사의 모든 아티스트들에게 마술사 같은 존재이다. 그를 음악 앨범에 비유한다면 아마 〈스릴러Thriller〉를 능가할 것이다. 그의 능력은 그야말로 심오하고 놀랍고 비범하고 감동적이다. 그의 책은 지혜로운 예언으로 가득하다. 이것은 의술의 미래이다."
—크레이그 콜먼Craig Kallman(애틀랜틱 레코드 사의 회장 및 CEO)

"나는 지혜로운 통찰이나 에너지와 건강의 회복을 위한 레시피가 필요할 때면 항상 앤서니 윌리엄의 책을 참조한다. 그가 설명하는 음식들 각각의 독특하고 강력한 특성에 매료되다 보면, 매일 먹고 요리하는 행위를 건강을 위한 의식儀式의 차원으로 끌어올리고 싶어진다."
—알렉시스 블레델Alexis Bledel(배우, 에미상 수상, 〈The Handmaid's Tale〉 등에 출연)

"앤서니의 책은 혁명적인 동시에 실용적이다. 지금의 서양 의학의 한계에 실망한 사람이라면 꼭 읽어볼 가치가 있다."
—제임스 반 더 빅James Van Der Beek(배우 겸 크리에이터), 킴벌리 반 더 빅Kimberly Van Der Beek(대중 강연자 겸 활동가)

"앤서니는 엄청난 사람이다. 그의 지식이 그저 놀라울 뿐이다. 그에게 큰 도움을 받았다. 셀러리 주스 그 자체만으로도 엄청난 변화를 나에게 선사했다."
—캘빈 해리스Calvin Harris(프로듀서 겸 DJ, 그래미상 수상 아티스트)

"앤서니에게 너무나 감사한다. 일상에 셀러리 주스를 들여온 뒤 내 건강이 모든 면에서 확실히 좋아졌다."

―데브라 메싱Debra Messing(배우, 〈Will & Grace〉로 에미상 수상)

"내 가족과 친구들이 모두 앤서니의 치유 작업을 받았는데, 하나같이 신체적·정신적으로 활력을 되찾았다. 그 경험은 도저히 말로 다 표현할 수가 없다."

―스캇 바쿨라Scott Bakula(프로듀서, 배우, 〈Quantum Leap〉, 〈Star Trek: Enterprise〉로 골든글로브상 수상)

"앤서니는 사람들이 건강하게 살도록 돕는 일에 삶을 바치고 있다. 셀러리 주스는 가장 쉽게, 지금 바로 시작할 수 있는 방법이다!"

―커트니 콕스Courtney Cox(배우, 〈Friends〉 등에 출연)

"앤서니는 따뜻하고 연민 가득한 힐러이다. 그는 신이 주신 능력을 갖추었으며, 모든 면에서 빈틈없고 믿을 만하다. 그는 내 인생에서 만난 축복이다."

―나오미 캠벨Naomi Campbell(모델 겸 배우, 활동가)

"앤서니는 방대한 지식과 깊은 직관 능력으로 아주 복잡한 건강 이슈들을 명확히 파헤쳐왔다. 그가 아주 구체적이고 명확한 길을 제시해 준 덕분에 나는 최상의 상태에 이를 수 있었고, 그것은 내 인생에서 없어서는 안 될 안내 지침이 되었다."

―테일러 쉴링Talyor Schilling(배우, 〈Orange is New Black〉 출연)

"세상에 음식을 통한 치유 방법이 있음을 알리고 싶어 하는 앤서니의 열정과 헌신에 진심으로 감사한다. 앤서니는 정말로 특별한 재능을 지녔다. 그의 치료 방식은 음식에 대한 우리의 관점은 물론 라이프스타일 전반을 완전히 바꿔놓았다. 셀러리 주스 하나만으로도 우리의 컨디션이 180도 바뀌었다. 셀러리 주스는 앞으로도 아침마다 빠지지 않고 마실 것이다."

―헌터 마한Hunter Mahan(PGA Tour 6회 우승 골퍼)

"앤서니 윌리엄은 그만의 독특한 능력으로 전 세계 사람들의 삶을 바꾸고 생명을 구하고 있다. 그의 끝없는 헌신과 엄청난 양의 최첨단 지식 덕분에 현대 과학이 찾지 못한 진실들이 드러나면서 그것을 절실히 필요로 하는 사람들에게 전해지고 있다. 개인적으로도 그는 내 딸들과 나에게 건강을 유지할 수 있는 방법을 알려주었다. 셀러리 주스는 지금 우리 가족의 일상 가운데 하나가 되었다."

—리사 린나Lisa Rinna(배우, 〈The Real Housewives of Beverly Hills〉 등에 출연)

"앤서니는 정말 너그러운 사람이자 건강에 대한 날카로운 직관과 지식을 갖춘 사람이다. 나는 그가 사람들의 삶의 질을 바꿔놓는 것을 내 눈으로 직접 지켜보았다."

—칼라 구지노Carla Gugino(배우, 〈The Haunting of Hill House〉 등에 출연)

"앤서니를 오래 지켜봐 오면서 그의 프로토콜을 따른 사람들의 성공담에 항상 입이 다물어지지 않곤 했다.(감동해서이지 못 믿어서가 아니다.)…… 나는 나만의 치유 여정을 수년 동안 해오며, 여러 의사들을 전전하고 여러 전문가들을 만났다. 앤서니는 진짜다. 그리고 나는 그와 그가 가진 놀라운 지식들을 신뢰한다. 그는 갑상선이 우리 몸에서 어떻게 작동하는지, 음식이 우리 몸에 어떤 영향을 미치는지 정확히 알고 있었다. 나는 앤서니가 어떤 의사도 갖지 못한 지식을 지니고 있다고 믿기에, 정말 셀 수도 없이 많은 친구와 가족, 그리고 시청자들에게 그를 추천했다. 나는 진심으로 그를 믿으며 지금 치유의 한가운데를 지나고 있다. 앤서니와 그가 하는 일을 알게 되어 축복이고 영광이다. 내분비 전문의라면 앤서니의 갑상선 책을 반드시 읽어야 한다!"

—마르셀라 바야돌리드Marcela Valladolid(쉐프, 저자, 텔레비전 진행자)

"누군가 당신을 그냥 한번 만져보고 어디가 문제인지 말해준다면 어떨까? 앤서니는 그런 치유의 손을 지녔다. 그는 이 시대의 연금술사로, 우리가 어떻게 하면 생명을 오래 유지할 수 있는지 알고 있다. 생명을 살리는 그의 조언들이 마치 치유의 태풍처럼 몰려왔다 지나간 자리에는 사랑과 빛이 가득하다. 그는 세계의 아홉 번째 불가사의임에 틀림없다."

—리사 그레고리쉬-뎀쉬Lisa Gregorisch-Dempsey(〈Extra〉 쇼의 시니어 이그제큐티브 프로듀서)

"앤서니 윌리엄이 신에게서 받은 치유 능력은 기적임에 틀림없다."

—데이빗 제임스 엘리엇David James Elliott(배우, 〈JAG〉 등에 출연)

"나는 의사의 딸로, 아주 사소한 것까지도 서양 의학으로 치료하는 데 익숙한 사람이다. 앤서니의 통찰이 내 눈을 뜨게 했다. 음식의 치유력과 건강에 대한 통합적 접근법이 우리의 삶을 바꿀 수 있다는 것을 알게 되었다."

—제니 몰린Jenny Mollen(배우, 《뉴욕타임스》 베스트셀러 《I Like You Just the Way I Am》의 저자)

"앤서니 윌리엄은 인류에게 내린 축복이다. 그의 놀라운 작업은 주류 의학이 답을 주지 못할 때 수많은 사람들의 치유를 도왔다. 사람들을 도우려는 그의 순수한 열정과 헌신은 따라올 자가 없다. 《치유: 최고의 힐러는 내 안에 있다》라는 책을 통해 그의 강력한 메시지를 조금이나마 나눌 수 있어서 그저 감사할 따름이다."

—켈리 누넌 고어스Kelly Noonan Gores(다큐멘터리 〈Heal〉의 작가이자 감독, 《치유》의 저자)

"앤서니 윌리엄은 아주 보기 드문 사람이다. 그는 자신의 재능을 통해 사람들이 가능성을 활짝 열고 스스로의 건강 돌봄이가 되도록 돕는다.…… 나는 앤서니의 라이브 행사에 참석해 그가 얼마나 놀라운 일을 해내는지 처음으로 목격하였다. 나는 그가 리딩을 통해 사람들의 문제를 정확히 짚어낼 때마다 어떤 고음도 완벽하게 소화해 내는 가수가 떠올랐다. 하지만 진정 청중을 사로잡는 것은 그런 고음이 아니라 그의 내면에 있는 연민 가득한 영혼이다. 앤서니 윌리엄은 이제 나의 친구가 되었고, 나는 그가 너무 자랑스럽다. 장담하건대 당신이 팟캐스트에서 듣는 그 사람, 베스트셀러 책들을 쓴 그 사람이 지금도 변함없이 소중한 사람들에게 도움의 손길을 건네는 그 사람이다. 가식이라곤 없다. 앤서니 윌리엄은 진짜다. 영을 통해 그가 세상에 전하는 정보의 중대함은 가치를 따질 수 없을 만큼 귀하고 강력하며 오늘날 바로 이 시대에 너무나 필요하다."

—데비 깁슨Debbie Gibson(브로드웨이 배우, 싱어송라이터)

"나는 〈엑스트라〉 쇼에서 앤서니 윌리엄 이야기를 소개할 당시 LA에 온 그와 즐겁게 작업한 경험이 있다. 인터뷰는 환상적이었고, 사람들은 계속 이야기를 듣고 싶어 했다. 반응이 폭발적이었다. 그의 따뜻한 품성과 넓은 마음이 그대로 전해진 듯했다. 앤서니는 영을 통해 받는 정보들로 사람들을 치유하는 일에 삶을 다 바쳐오고 있었다. 그리고 자신이 알고 있는 것을 '메디컬 미디엄 시리즈' 책들을 통해 모두 나누고 있으며, 그것들이 우리 삶을 변화시키고 있다. 앤서니는 정말이지 놀라운 존재이다."
— 샤론 레빈Sharon Levin(〈Extra〉 쇼의 시니어 프로듀서)

"앤서니 윌리엄은 놀라운 재능을 가졌다! 그는 수년 동안 나를 괴롭혀오던 여러 가지 건강 문제의 진짜 원인을 알게 해주었다. 그저 감사할 뿐이다. 그의 도움으로 나는 매일 더 나아지고 있다. 그의 도움이 믿기지 않을 정도이다."
— 모건 페어차일드Morgan Fairchild(배우, 작가, 강연자)

"앤서니는 대화를 나눈 지 3분 만에 내 건강 문제를 정확히 알아맞혔다! 이 치유자는 정말이지 모든 것을 꿰뚫는다. 의료 영매로서의 앤서니의 능력은 독특하고 매혹적이다."
— 알레한드로 융거Alejandro Junger(《뉴욕타임스》 베스트셀러 《클린》의 저자)

"그의 재능 덕분에 앤서니는 오늘날의 과학보다 몇 광년이나 앞선 정보의 전달자가 되었다."
— 크리스티안 노스럽Christiane Northrup 박사(《Goddesses Never Age》 등을 쓴 《뉴욕타임스》 베스트셀러 작가)

"갑상선을 다룬 앤서니의 책을 읽은 후 갑상선 질환에 대한 내 접근법과 치료법은 확장되었다. 그리고 그것이 환자들에게 엄청난 기여를 하는 것을 보고 있다. 보람과 기쁨을 느낀다."
— 프루던스 홀Prudence Hall 박사(The Hall Center의 창립자 및 병원장)

"앤서니, 그리고 섬세하고 사랑이 깃든 앤서니의 손길을 통해 치유의 지혜를 전하는 연민의 영Spirit of Compassion, 이 두 존재를 알게 되면서 우리는 감동과 혜택을 받고 있다. 그의 책은 진정 '미래로부터의 지혜'이며, 놀랍게도 그 덕분에 우리는 이유를 알 수 없는 질병들에 대해 아주 명확하고 정교한 설명을 듣게 되었다. 고대의 불교 의학 경전들은 교만한 자들이 이윤을 찾아 생의 요소들을 조작하는 시대가 오면 이런 병들이 인류를 괴롭힐 거라고 예언한 바 있다."

— 로버트 터먼Robert Thurman(콜롬비아 대학 인도-티벳 불교 교수, 《Love Your Enemies》 저자)

"앤서니 윌리엄은 뛰어난 능력의 의료 영매이다. 현대를 사는 우리 모두에게 영향을 끼치는 미스터리 증상들에 대해 대단히 실질적이면서도 너무 급진적이지 않은 해법들을 제공한다. 개인적으로 앤서니를 알고부터 나와 내 가족이 건강을 위해 그에게 도움받을 수 있어 정말 기쁘다."

— 애너베스 기시Annabeth Gish(배우, 〈X-file〉 등에 출연)

"앤서니 윌리엄은 평생을 바쳐 다른 사람들의 치유를 돕고 있다. 그가 주는 정보들 덕분에 많은 사람들의 삶이 통째로 바뀌었다."

— 아만다 드 까드네Amanda de Cadenet(The Conversation 및 The Girlgaze Project의 창립자이자 CEO, 《It's Messy》 등의 저자)

"나는 앤서니 윌리엄을 사랑한다! 내 딸 소피아와 로라가 내 생일 선물로 그가 쓴 책을 선물했는데 손에서 떼지 않고 순식간에 읽었다. 《난치병 치유의 길Medical Medium》은 건강을 찾기 위해 무엇을 해야 할지 모든 의문을 해결해 주었다. 앤서니의 치유 작업을 통해 나는 어렸을 때부터 내 몸에 살고 있던 엡스타인 바 바이러스가 시간이 지나면서 내 건강을 위협하고 있었다는 것을 알게 되었다. 그 책은 내 인생을 바꿨다."

— 캐서린 바흐Catherine Bach(배우, 〈The Young and the Restless〉 등에 출연)

"수년 전의 심각한 척추 부상에서 조금씩 회복되는 중이었지만, 나는 여전히 근육 약화와 신경 쇠약, 체중 증가 같은 문제를 안고 있었다. 내 친구 한 명이 어느 날 전화를 해서는 앤서니가 쓴 《난치병 치유의 길》을 꼭 읽어보라고 말했다. 책 속의 많은 부분에 공감이 되면서 나는 그의 조언을 조금씩 실행에 옮겼고, 그를 직접 만나 상담할 수 있는 기회도 생겼다. 그의 리딩은 너무나 정확했고, 그 이후 나는 상상도 못할 정도로 깊은 수준까지 치유되었다. 체중은 건강한 수준으로 돌아왔고, 나는 이제 자전거를 타고 요가를 하며 피트니스 센터에도 갈 수 있다. 에너지 수준도 안정되어 깊은 잠을 잔다. 매일 아침 계획표대로 하면서 나는 웃으며 이렇게 말하곤 한다. '와우, 앤서니 윌리엄, 진짜 고마워요!'"
—로버트 위즈덤Robert Wisdom(배우, 〈The Alienist〉 등에 출연)

"건강과 웰빙에 관한 온갖 설들이 난무하는 이 혼돈의 시대에, 나는 앤서니의 깊은 진정성에 의존한다. 기적에 가까운 그의 재능에는 비교 불가능한 명징함이 있기 때문이다."
—패티 스텐저Patty Stanger(〈Million Dollar Matchmaker〉의 진행자)

"나는 나와 내 가족의 건강을 위해 앤서니의 도움을 받고 있다. 의사들이 당황할 때에도 앤서니는 언제나 문제가 무엇이고 무엇을 해야 할지 알고 있었다."
—첼시 필드Chelsea Field(배우, 〈New Orleans〉 등에 출연)

"앤서니 윌리엄은 의료에 새로운 차원을 가져왔으며, 우리 몸과 우리 자신에 대한 이해를 더욱 깊은 수준으로 확장시킨다. 연민과 사랑으로 행해지는 그의 작업은 치유의 새로운 지평을 열고 있다."
—메리앤 윌리엄슨Marianne Williamson(《A Return to Love》 등을 쓴 《뉴욕타임스》 베스트셀러 저자)

"앤서니 윌리엄은 연민 가득하고 너그러운 안내자이다. 그는 치유 여정에 있는 사람들을 돕는 데 인생을 다 바치고 있다."
—가브리엘 번스타인Gabrielle Bernstein(《The Universe Has Your Back》 등을 쓴 《뉴욕타임스》 베스트셀러 저자)

"진짜 효과 있는 정보! 앤서니 윌리엄과 그가 세상에 한 기여를 생각할 때 딱 떠오르는 표현이다. 나는 앤서니가 나의 오랜 친구를 치유하는 과정을 지켜보면서 이 말을 실감했다. 내 친구는 아주 오랫동안 브레인 포그와 만성피로로 고생했고 많이 아팠다. 친구는 수많은 의사들, 치유사들을 찾아다녔고 여러 가지 치료법을 시도했지만 아무것도 소용이 없었다. 앤서니를 만나고 나서는 결과가 완전히 바뀌었다. 나는 그가 쓴 책들, 그의 강의와 상담 모두를 강력히 추천한다. 치유의 기회를 부디 놓치지 않기를."

—닉 오트너Nick Ortner(《*The Tapping Solution*》 등을 쓴 《뉴욕타임스》 베스트셀러 저자)

"신비한 재능을 정직함과 사랑으로 세상과 공유할 때 그것은 비로소 완전한 능력이 된다. 앤서니 윌리엄은 치유와 성스러운 능력 그리고 덕이라는 신성한 조합을 갖춘 사람이다. 그는 자신의 역할에 충실하면서 세상에 봉사하는 진정한 힐러이다."

—다니엘 라포트Danielle LaPorte(《*White Hot Truth*》 등을 쓴 베스트셀러 저자)

"앤서니는 선각자이자 웰빙의 현자이다. 그의 재능은 놀랍기 그지없다. 그의 안내로 나는 수년 동안 나를 괴롭히던 건강 문제를 정확히 찾아서 해결할 수 있었다."

—크리스 카Kris Carr(《*Crazy Sexy Juice*》 등을 쓴 《뉴욕타임스》 베스트셀러 저자)

"앤서니를 처음 만나 엄청난 자신감을 얻고 나서 정확히 12시간 후, 작년 내내 나를 괴롭히던 이명이 조금씩 사라지기 시작했다. 여전히 놀랍고 감사할 뿐이다. 그리고 앞으로 어떻게 해나갈지 알게 돼 너무나 행복하다."

—마이크 둘리Mike Dooley(《*Infinite Possibilities*》 등을 쓴 《뉴욕타임스》 베스트셀러 저자)

"앤서니 윌리엄이 건강 증진을 위해 제안한 자연 요법은 모두 효과가 있었다. 나는 내 딸이 그렇게 치유되는 것을 보고 큰 감명을 받았다. 자연 재료를 활용한 그의 접근법은 치유에 훨씬 더 효과적인 방법이다."

—마틴 D. 샤피로프Martin D. Shafiroff(재정 전문가)

"병을 예방하고 물리칠 수 있도록 앤서니 윌리엄이 들려주는 소중한 조언은 이 세상 다른 어떤 것보다 앞서 있다."

—리처드 솔라조Richard Sollazzo 박사(종양학자, 혈액학자, 영양학자, 《*Balance Your Health*》의 저자)

"앤서니 윌리엄은 우리 시대의 에드가 케이시Edgar Cayce다. 정확한 통찰력으로 우리의 신체를 읽어낸다. 앤서니는 가장 뛰어나다는 현대 의학 전문가나 대체 의학 전문자조차 당황하게 만드는 질병의 근본 원인을 짚어낸다. 그의 실제적이면서도 깊이 있는 조언은 그를 21세기를 대표하는 최고의 힐러 중 한 사람으로 만들었다."
—앤 루이즈 기틀맨Ann Louise Gittleman(30권이 넘는 건강·치유 관련서를 쓴《뉴욕타임스》베스트셀러 저자, Fat Flush 해독과 다이어트의 창시자)

"할리우드의 사업가로서 나는 가치를 잘 알아본다. 앤서니의 몇몇 고객은 앤서니를 찾기전까지 '원인불명의 질환'을 고치고자 무려 100만 달러 이상을 쓴 사람들이다."
— 낸시 챔버스Nancy Chambers(할리우드 프로듀서 겸 사업가, 배우, 텔레비전 드라마〈JAG〉출연)

"나는 앤서니에게 건강 상담을 받았는데 그는 나만 알고 있는 내 몸의 많은 것을 정확히짚어냈다. 그는 다정하고 친절했으며 재미있고 자기를 내세우지도 않으면서 너그러웠다. 그러면서 또한 '이 세상 사람 같지도 않고', 비범한 능력을 가졌으며, 우리와는 다른 방식으로세상을 보는 눈을 가진 사람이었다. 그가 영매라는 사실에 나는 또 한 번 충격을 받았다.그는 현대의 에드가 케이시임에 틀림없다. 그와 동시대에 살다니 축복이 아닐 수 없다. 앤서니 윌리엄은 우리가 스스로 생각하는 것보다 훨씬 큰 존재라는 사실을 입증해 보인다."
—콜레트 배론-리드Colette Baron-Reid(《Uncharted》의 저자, Message from Spirit 쇼의 진행자)

"양자물리학자라면 누구나 이 우주에는 우리가 이해하지 못하는 방식으로 작동하는 것들이 있다고 말할 것이다. 나는 앤서니가 그것을 이해하고 다룰 줄 아는 사람 중 하나라고 생각한다. 그는 가장 뛰어난 치유 방법을 직관적으로 알아내는 엄청난 능력을 지녔다."
—캐롤린 레빗Caroline Leavitt(《The Kids' Family Tree Book》등을 쓴《뉴욕타임스》베스트셀러 저자)

건강 문제로 고통받는
지구의 수십억 명 사람들에게 이 책을 바친다.
여러분의 고통은 세상에 알려지고 진지하게 받아들여져야 한다.
부디 여러분에게 치유라는 선택이 있음을 알기 바란다.

—앤서니 윌리엄 (메디컬 미디엄)

셀러리 주스는 이곳 지구에 있는
모든 이들을 비추는 등대이며,
답을 찾기를 포기한 수많은 사람들에게 주어진 해답이다.

—앤서니 윌리엄 (메디컬 미디엄)

차례

당신의 건강에 있어 최고의 전문가는 바로 당신이고,
그래서 당신의 치유 이야기는 중요하다.
당신이 생각하는 것보다 훨씬 더 소중하다.
지금 이 순간 당신의 이야기를 기다리는 사람들이 있으며,
이제 그들도 삶을 바꾸는 이 치유 약을 만나게 될 것이다.

—앤서니 윌리엄 (메디컬 미디엄)

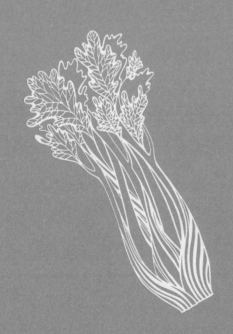

1장

왜 하필
셀러리 주스일까?

오늘날 수백만 명의 사람들이 셀러리 주스로 치유되고 있다.

'정말? 셀러리 주스가?'

셀러리 주스 신드롬이 금시초문이든 혹은 이미 들어 알고 있든 간에 우선 이런 생각이 들 것이다.

정말이다. 당신이 알고 있는 그 셀러리 주스가 그렇다는 말이다.

'우리 집 냉장고에서 시들고 있는 바로 그 평범한 채소가?'

그렇다. 우리는 셀러리를 대단치 않게 생각해 왔고, 가치를 잘 몰라서 제대로 활용하지도 못했다. 기껏해야 참치 샐러드나 샌드위치의 속재료로 넣거나 앤츠-온-어-로그ants-on-a-log[1] 같은 간식으로 만들어 먹던 셀러리는 우리가 상상하는 것보다 훨씬 어마어마한 허브(그렇다, 채소가 아닌 허브!)이다. 우리의 삶에 제대로 적용시킬 수 있다면 말이다.

지난 수십 년간 나는 셀러리 주스를 그 어떤 것도 따라올 수 없는 최고의 치유제로 추천해 왔다. 특정한 건강 문제를 해결하는 것은 물론 삶의 에너지와 활력을 되찾아주는 강장제로서도 셀러리 주스는 손색이 없다. 오랫동안 나는 셀러리 주스의 도움으로 사람들의 삶이 바뀌는 것을 보았고, 그러한 경험은 개인적으로 큰 축복이었다.

나는 첫 번째 책인《난치병 치유의 길Medical Medium》[2]을 출판하면서 더 많은 대중에게 셀러리 주스를 알리고 소개할 수 있었다. 그 이후 출판된 세 권의 책에도 모두 셀러리 주스 내용을 실었다. 그 효능과 작용이 너무나 광범위해서

---

1 셀러리 줄기에 땅콩버터와 건포도를 얹어 먹는 간식. ─옮긴이
2 이 책은 국내에서《난치병 치유의 길》이라는 제목으로 번역 출판되었다. 원제의 '메디컬 미디엄 Medical medium'은 '의료 영매', 즉 치유하는 능력을 가진 영매라는 뜻이다. ─옮긴이

언제 어떤 문제에도 적용할 수 있기 때문이다. 사람들은 놀라울 정도로 뜨거운 반응을 보내왔다. 셀러리 주스를 마시고 변화를 경험한 전 세계 수많은 사람들이 입소문을 내고 자신의 경험담을 적극적으로 공유하기 시작했다. 이들은 놀라운 '전-후' 사진들을 포스팅하면서, 피부가 깨끗해지고, 침침하던 눈이 맑아지고, 몸이 강해지는 것을 느끼고, 새로운 활력과 에너지가 생겼다고 생생하게 전해주었다. 셀러리 주스 덕분에 생명을 구했다는, 그 사진들이 담고 있는 실제 이야기는 아주 특별했다. 과거의 고통에서 벗어나 건강한 삶을 되찾게 된 사람들은 자신의 친구들이나 심지어 모르는 사람들에게도 치유의 용기를 북돋아주었다. 이렇게 하나의 운동movement이 만들어졌다.

셀러리 주스에 쏠린 이런 뜨거운 관심은 어쩌면 오늘 왔다가 내일이면 사라질 또 하나의 유행처럼 느껴질 수도 있다. 확신하건대 이것은 잠시 일었다 사라지는 일회성 트렌드가 아니다. 셀러리 주스 열풍은 다른 건강 트렌드처럼 돈을 투자해서 인위적으로 일으킨 것이 아니기 때문이다. 지금의 이 엄청난 지지는 사람들이 실제로 치유되었기 때문에 생겨난 것이다. 셀러리 주스는 내가 사람들에게 처음 권하기 시작하던 때보다 지금 이 시기에 더 빛을 발한다. 아마도 다가오는 미래에는 더욱 필수적인 치유법이 될 것이다. 이 책을 잠시 넣어두었다가 몇 년 후에 다시 찾아 읽는다 해도 책에 담긴 치유의 정보와 지식은 여전히 유용할 것이다. 영양이나 식이요법에 관한 새로운 이론이 생긴다고 해서 낡은 지식이 되는 일은 결코 없을 것이다. 셀러리 주스를 마시는 일은 건강과 에너지 넘치는 삶을 살고자 할 때 우리가 취할 수 있는 중요한 선택으로 남을 것이다.

다른 건강 트렌드들이 왔다가 금방 사라지는 이유는 처음부터 그것이 결코 답이 아니었기 때문이다. 셀러리 주스는 다르다. 이것은 계속될 것이다. 셀러리 주스는 진짜 답이다.

셀러리 주스의 시작

맨 처음 신God이 나에게 셀러리 주스를 권하도록 알려준 것은 1975년이다. 가족 중의 한 명이 계단에서 떨어져 등에 심한 부상을 입은 일이 있었는데, 셀러리 주스로 그 염증을 다스리게끔 알려주신 것이다. 그 당시 그런 이야기는 아무도 들어본 적도 없는 개념이었다. 그러고는 1977년, 위산 역류로 심한 고통을 겪던 가족의 친구 한 명에게 역시 셀러리 주스를 마시도록 한 일도 뚜렷하게 기억한다.

열서너 살 정도 되던 때 나는 동네 슈퍼마켓에서 상품 진열대 정리하는 일을 했다. 그곳에서 나는 손님들이 물어오면 가끔 건강 상담을 해주곤 했는데, 그럴 때에는 그들을 농산품 코너로 데리고 가서 각자의 질환과 증상에 필요한 것들을 알려주고 현장에서 바로 사가도록 했다. 하루는 슈퍼마켓 사장님이 내게 혹시 더 필요한 게 있냐고 물어보셔서 잠시 뜸을 들이다가 "착즙기요"라고 대답했더니, 그는 바로 착즙기를 구입해 주셨다.

슈퍼마켓 손님들의 상황에 도움이 되겠다 싶을 때는(즉 관절염이나 통풍이 있다든가 비만이나 소화 기관 문제 등이 있는 손님일 경우), 농산품 코너에 있는 셀러리를 한 단 가져와 씻은 후 주스를 만들어 큰 컵에 담아주곤 했다. 나는 항상 마법의 숫자 16온스(약 470밀리리터)에 양을 맞추었고, 손님들에게 바로 그 자리에서 이 허브 생약을 마시게끔 했다. 좀 예민한 사람인 경우엔 일단 그 자리에서 몇 모금 마시게 한 다음 쇼핑하는 동안이나 집으로 돌아가서 나머지를 마시게끔 했다. 슈퍼마켓 사장님은 셀러리 값만 계산했고, 덕분에 손님들은 셀러리 주스 한 컵을 마시고 셀러리 한 단 값만 지불하면 되었다. 어떤 손님들의 경우에는 쇼핑을 끝내고 나갈 때 벌써 컨디션이 훨씬 좋아지기도 했다.

"조금만 달달하면 좋겠는데 뭘 좀 섞으면 안 될까?" 내가 수도 없이 들었던 단골 질문이다. 그때는 사람들이 '즙으로 마신다juicing'는 말을 쓰지도 않았고, 셀러리 주스는 물론이고 바로 내려 마시는 생야채 주스라는 개념 자체도 아주 생소했다. 간혹 즙을 내서 마시는 착즙 주스에 대해 알고 있는 사람들은 당근이나 사과 혹은 비트를 같이 넣어 맛을 내고 싶어 했다. 내 대답은 한결같았다. "그러면 원래의 목적이 의미가 없어져요. 나트륨 클러스터 염sodium cluster salts(이에 대해서는 뒤에서 자세히 다룰 예정이다)이라는 셀러리 주스의 치유 메커니즘을 방해하게 되거든요."

어떤 손님들은 아이들에게도 셀러리 주스를 마시게 했다. 아이가 기침을 하면 내가 셀러리 주스를 만들어왔고, 엄마가 아이에게 마시라고 건네주었다. 부모들은 셀러리 주스의 효능을 직접 목격했기에 나를 신뢰했다. 셀러리 주스는 아주 강력한 약이어서, 슈퍼마켓에서 파는 사탕 한 봉지를 다 먹고 아이가 갑자기 고함을 지르거나 울고불고 할 때도 통했다. 나는 곧장 셀러리 주스를 만들어 그 자리에서 부모가 아이에게 먹일 수 있도록 했는데, 그러면 아이는 이내 조용해지고 평온을 찾았다. 셀러리 주스는 혈당을 안정시키는 놀라운 효과가 있었다.

슈퍼마켓에서 일하는 시간 내내 나는 계속 착즙기에 왔다 갔다 했다. 기계를 세척하고 또 주스를 만들어야 했기 때문이다. 거기다 손님들의 건강 상담까지 해줬던 건데, 사장님은 고맙게도 내가 본래 하던 진열대 정리 일을 다른 사람에게 맡겼다. 사장님은 자기가 슈퍼마켓을 하는 동안 그렇게 많은 셀러리를 주문해서 팔아본 적이 없다고 했다.

나이가 더 들면서 나는 전국 각지의 건강 식품점에서 강의를 하기 시작했다. 작게는 50명, 많게는 500명 앞에서 생生 셀러리 주스의 강력한 치유 효과에 대해 강의하곤 했다. 그때가 1990년대다. 집에 착즙기가 있는 사람들은 드물었고, 그래서 나는 믹서기에 잘게 자른 셀러리를 갈고 그것을 걸러서 마시는 법을 알려주었다. 믹서기마저도 없다고 하면 셀러리 줄기를 씹은 후 건더기는 뱉으라고 알려주었다. 효능이 같지는 않았지만(물론 아무도 그렇게 많은 셀러리를 씹지는 못한다) 그래도 안 하는 것보다는 훨씬 나았다. 혹시 턱이 아플 수도 있으니, 그럴 경우에는 조금씩 나눠 하루 종일 씹도록 팁을 주기도 했다.

내가 셀러리 주스 이야기를 꺼낼 때면 믿을 수 없다는 듯 사람들 입이 쩍 벌어지곤 했다. 셀러리로 주스를 만들어 먹는다는 건 상상도 안 해보던 시절이었으니 말이다. 주스라면 대개 비트나 당근, 사과로 만드는 것들이었고, 가끔 오이를 넣기도 했다. 아주 운이 좋은 경우 거기에 셀러리 줄기 몇 개가 더해지는 정도였다. 아무것도 섞지 않은 100퍼센트 셀러리 주스는 이해불가였다. 그야말로 상상만 해도 맛없는 주스였다.

그래도 셀러리는 샐러드나 수프에 넣어 먹는다고 알려진 덕분에 사람들은 자연스럽게 셀러리를 건강과 연결시켰다. 어떤 사람들은 할머니가 셀러리와 당근을 통째로 넣고 육수를 끓였다고 기억하기도 했고, 셀러리가 예부터 약으로 쓰였음을 들어서 알고 있는 사람도 있었다. 여러 문화권에서 약으로 쓴 셀러리는 대부분 뿌리 셀러리celery root 또는 셀러리악celeriac이라고 불리는 종류인데, 이것은 줄기를 먹기 위해 키우는 셀러리와는 전혀 다르다.[3] 같은 그룹에 속하지만 각기 다른 식물이다. 뿌리 셀러리는 무와 비슷하게 생겼는데, 갈아서 주스로 마시는 것은 권하지 않는다. 뿌리 셀러리의 유용한 영양소는 요리를 통해서만 얻을 수 있고, 날것인 상태에서는 소화시키기가 대단히 어렵다. 익힌 것이라도 줄기 셀러리나 셀러리 주스의 영양소와는 확연히 다르다.

---

3 뿌리 셀러리는 잎이나 줄기는 먹지 않고 통통한 뿌리를 식용으로 쓴다. ─ 옮긴이

이렇듯 셀러리에 대한 몇 가지 정보들이 있기는 했지만—물론 셀러리에 대한 관심이 큰 것은 아니었다—내가 소개한 셀러리 주스라는 것은 아예 새로운 것이었다. 셀러리 주스는 셀러리와 완전히 다른 개념이고 완전히 다른 의미를 지닌다. 생 셀러리 주스는 치료 목적으로 사용되어 본 적이 한 번도 없었다. 누군가 셀러리만 가지고 주스를 만들었다면 아마 냉장고에 오래 들어 있던 셀러리를 어떡하든 버리지 않으려는 목적에서였을 것이다. 그리고 거기에는 당근이나 사과를 같이 넣었을 게 틀림없다.

그래서 나는 셀러리 주스를 추천할 때마다 늘 회의적인 반응과 마주쳤다. 대부분의 반응은 "네? 셀러리를 주스로 먹으라구요?"였다. 그 당시 사람들에게 셀러리는 소스에 찍어서 줄기 몇 개를 씹어 먹거나 요리할 때 여러 재료와 함께 사용하는 것이었다. 그러다 보니 아무것도 섞지 않은 순수한 셀러리 주스가 병을 치유하는 약이라고 설득하기는 너무나 어려운 일이었다. 의사나 다른 치유자 들도 아마 말이 안 된다고 생각했을 것이다.

그 반면 소수이긴 해도 나의 말을 진지하게 받아들인 사람들이 있었고, 그 결과는 엄청난 것이었다. 나는 계속 전국 각지를 돌며 크고 작은 건강 식품점, 극장, 심지어 교회 지하실에서도 강의를 이어갔다. 나는 사람들에게 셀러리 주스 만드는 법을 알려주었고, 어떤 건강 문제에도 통하는 셀러리 주스의 치유 효능을 설파했다. 이때의 강의에서 함께 다룬 건강 정보들은 이후 '메디컬 미디엄' 시리즈의 내용이 되었다.

1990년대 초반의 어느 강의에서의 일이다. 나는 셀러리 주스 만드는 법을 직접 보여주면서 거의 논문으로 써도 될 정도로 셀러리 주스의 효능을 역설하고 있었다. 시연이 끝나자 20대 후반의 한 여성이 다가왔다.

"중독 때문에 고민이에요." 그 여성이 입을 열었다. "뭐든지 저는 중독되는 성향이 있거든요."

"그러면 하루에 한 번 셀러리 주스를 32온스(약 950밀리리터)씩 마셔보세요."
내가 일러주었다.

한 달이 지나 그 식품점에 다른 강의가 있어 다시 방문하게 되었는데, 80~90명 정도 모인 사람들 중에 그 젊은 여성이 보였다. "안녕하세요, 저 기억나세요?" 그녀가 내게 다가와서 인사했다.

"중독 문제 때문에 힘들어 하신 분이죠? 요즘은 좀 어떠세요?" 내가 되물었다.

"선생님 덕분에 제 중독증이 나았어요." 그녀가 대답했다.

"제 덕분에요?"

"네, 저에게 셀러리 주스를 마시라고 알려주셨잖아요."

"감사는 제가 아니라 셀러리 주스가 받아야죠. 중단하지 말고 계속 드셔보세요."

"아주 어릴 때부터 이렇게 고생하지 않고 한 달 이상을 지내본 적이 없어요, 선생님. 절대로 그만두지 않고 계속 마실 거예요." 그녀의 대답이었다.

시간이 더 지나서 나는 셀러리 주스 안에 사람들의 나쁜 습관을 없애주는 특별한 효능이 있다는 사실을 알게 되었다. 케이크, 쿠키, 칩스chips 같은 음식에 대한 중독을 포함해 전반적인 과식 문제나 향정신성 약물, 처방 약, 분노, 흡연 등등 모든 형태의 중독에서 가장 먼저 나타나는 현상은 초조감이나 우울감이다. 초반에 그런 징후를 느끼지 못했더라도 중독이 진행됨에 따라 반드시 이 두 가지 증상이 찾아온다. 감정과 생각의 패턴은 어떤 특정 행동을 불러오고 행동 역시 어떤 생각과 감정을 끌어당기는데, 이런 과정은 끝없이 반복된다. 셀러리 주스는 이 과정에 직접 개입하여 중독과 초조감, 우울감으로부터 사람들을 구해내며, 그들이 다시 삶의 주도권을 찾을 수 있도록 돕는다.

물론 의심하는 사람들은 언제나 있게 마련이다. 이런 강의를 하다 보면 사람들의 얼굴 표정에서 '셀러리가? 그게 말이 돼? 셀러리는 아무것도 아니잖아'라는 생각이 읽혔다. 가끔은 대놓고 웃기도 했다.(지금도 그럴 때가 있다. 물론 점점 더 많은 사람들의 치유 경험담이 알려지면서 그렇게 웃으며 무시하기가 더 힘들어지고 있지만 말이다.) 내 강의를 듣거나 사무실에 찾아오면서도 당근 주스나 처방 약 의존에서 벗어날 용의는 전혀 없는 사람들도 있었다.

어떤 사람들은 자신의 상황을 솔직하게 털어놓곤 했다. "너무 아픕니다, 선생님. 지옥까지 가봤어요. 오늘 여기까지도 정말 간신히 올 수 있었어요. 컨디션이 너무 나빠서 선생님 앞에 서 있기도 힘들어요." 예전이나 지금이나 변하지 않은 게 한 가지 있는데, 일단 병이 나면 아프기 전에는 거들떠보지도 않았을 기회와 가능성을 모두 좇게 된다는 사실이다.

"여태까지 어떤 치료를 해보셨어요?" 내가 이렇게 물으면 보통은 "전부 다요. 근데 아무 소용이 없었어요. 저, 뭐든지 해볼래요, 선생님"이라는 대답이 돌아온다. 그러면 나는 셀러리 주스를 권하곤 했는데, 간혹 용기 있는 사람들은 이렇게 대답하기도 했다. "셀러리 주스란 말이죠? 솔직히 말씀드리면 큰 소용이 있을 것 같지도 않고 맛도 별로일 것 같지만, 그래도 시도는 한번 해보겠습니다."

치유를 향한 인간의 의지는 정말 강해서 자신을 진정으로 낫게 할 방법과 수단을 찾는 과정에서 종종 현대 의학은 물론 대체 의학에도 없는 완전히 새로운 방법으로 앞을 막아선 장벽을 부수기도 한다. 셀러리 주스 복용을 제대로 실천한 사람들에게는 엄청난 보상이 따랐다. 이 책에서도 소개하는 가이드라인을 충실히 따르면서, 중간에 그만두지 않고 매일 빈 속에 16온스(약 470밀리리터)의 셀러리 주스를 마신 사람들은 자신에게 나타난 놀라운 결과로 거의 충격에 빠졌다. 결국 그들은 건강을 되찾았고, 아무도 상상하지 못한 높은 차원의 '웰빙well-being'을 경험하게 되었다. 오랜 세월 동안 내가 반복해서 알려준 내용이 바로 그 비법이었던 것이다. 1990년대 후반이 되자 셀러리 주스로 효과를 본 사람들이 수천 명에 달했다. 셀러리 주스가 통하지 않는 증상이나 상태, 장애나 질환 같은 것은 내가 보기에는 없었다. 셀러리 주스는 한 번도 실망시키지 않았다.

또 여러 해가 흘렀고, 그동안에도 나는 사람들에게 계속 셀러리 주스를 권했다. 그러는 과정에서 서서히 '메디컬 미디엄 커뮤니티medical medium community'[4]가 만들어졌다. 집에서 주스를 만들어 마시는 사람들도 늘고, 주스 바juice bar도 인기를 얻어갔다. 셀러리 주스를 훨씬 쉽게 접할 수 있게 된 것이다. 사람들에게 처음 셀러리 주스를 알려주던 꼬마 시절부터 첫 책을 출판한 2015년에 이르기까지 나는 정말 많은 사람들에게 건강 안내를 해주었고, 셀러리 주스가 그들의 치유 과정에서 가장 중요한 기초였음을 수없이 목격했다.

이후 메디컬 미디엄 시리즈 책들이 출판되면서 새로운 커뮤니티 구성원들이 생겨났다. 셀러리 주스는 내가 사람들에게 알려줄 수 있는 진짜 해법이었기 때문에 나는 내가 쓴 모든 책에 셀러리 주스를 소개했다. 셀러리 주스는 그만큼 효능이 광범위하고 건강에 필수적이었다. 독자들은 최신 통신 기술을 활용해 자신의 이야기를 직접 알리거나 서로 연결해 영감을 주고받았다. 점점 더 많은 사람들이 셀러리 주스를 마시고 또 그 경험을 공유하면서, 셀러리 주스 운동은 계속 확장되어 갔다.

갑자기 수많은 사람들이 전 세계의 주스 바에서 셀러리 주스를 주문하기 시작했다. 카운터에서 일하던 점원들은 당황했다. "네? 아무것도 안 섞은 그냥

---

4 의료 영매Medical medium인 앤서니의 건강 조언을 신뢰하고 그것을 삶 속에서 적용, 실천하는 사람들의 집단.─옮긴이

셀러리 주스요?" 그 사람들은 여러 해 동안 하루 몇 시간씩 온갖 주스를 만들어봤지만 이런 말은 들어본 적도 없었고, 왜 사람들이 이런 걸 마시려는지 이해되지도 않았다. 집에서 주스를 만들려는 사람들이 대량으로 사가는 바람에 슈퍼마켓에서는 셀러리가 금세 동이 나기도 했다. 농산물 담당자들은 갑작스러운 셀러리 수요에 어안이 벙벙했다. 사람들은 계속 셀러리 주스의 효능을 경험했고, 따라서 시장의 수요도 지속되었다.

셀러리 주스가 명실 공히 대세가 된 것은 순전히 셀러리 주스의 효과 때문이다. 지금은 가게에서 셀러리 주스를 주문할 수 있고 셀러리 주스를 다룬 뉴스 기사도 엄청나게 많다. 더 많은 사람들이 혜택을 누리게 된 것은 희망적인 일이지만, 셀러리 주스에 대한 관심이 이렇게 높아지자 잘못된 정보들도 나타나기 시작했다. 여러 가지 다른 정보와 조언 가운데서 사람들은 어떤 것을 믿고 따라야 할지 혼란스러워한다. 셀러리 주스를 세상에 알린 원조로서 나는 셀러리 주스에 대한 아주 명확한 안내를 제공하고자 한다. 이 책을 통해 나는 사람들이 궁금해 하는 질문들에 아주 상세하고 꼼꼼하게 대답할 것이고, 전에는 미처 다루지 못한 셀러리 주스의 치유 효과들까지 모두 알려줄 것이다. 모든 이들이 분명한 이해와 확신을 얻게 되리라 믿는다.

셀러리 다시 보기

셀러리 주스의 경이로운 효능을(최고의 효과를 얻기 위한 주의 사항도 포함해) 다루기에 앞서 셀러리 자체에 대해 잠깐 언급하고자 한다. 셀러리를 대단하게 여기는 사람은 없다. 물론 꽤 유용하다고는 생각한다. 피넛 버터와 건포도를 얹어 먹을 수도 있고, 달걀 샐러드에 넣으면 살짝 씹히는 맛이 더해지고, 수프 국물

내기에도 좋으며, 블러디 메리 칵테일이나 버팔로 윙에 곁들이기에도 제격이다. 모델들은 셀러리로 체중 조절을 한다고 한다. 사람들이 셀러리를 왠지 건강한 음식으로 느끼는 이유는 대부분 낮은 열량 때문이다. 만약 운이 좋아 할머니가 끓여주는 야채 수프를 마시고 자랐다면 셀러리가 영양도 풍부하다고 생각할 것이다. 어느 날 갑자기 당신이 지구에 존재하는 차세대 명약을 찾는 특별 프로젝트팀에 들어가게 된다면, 아마 당신은 정글부터 찾아 뒤질 것이다. 당신 머릿속에 셀러리가 떠오를 가능성은 제로에 가깝다. 그런데 사실은 셀러리야말로 지구상에서 찾을 수 있는 가장 근사한 답 중의 하나이다.

셀러리 주스가 그렇게 대단한 것이라고 단번에 믿기는 어려울 것이다. 나도 충분히 이해한다. 마트에서 수백 수천 번을 지나쳐왔던 그 흔한 녹색 채소라니! 사서 한두 줄기 먹고는 항상 남아서 버리게 되는 그것이 어떻게 우리가 여태 몰라본 슈퍼 푸드super food란 말인가? 하지만 진짜다. 그 셀러리가 바로 세상이 몰라본 '기적의' 식품이다. 당신이 셀러리를 그저 평범한 들러리 재료 정도로 여기더라도(즉 셀러리가 진짜 무엇이고 우리에게 과연 어떤 것을 줄 수 있는지 알려고 하지 않더라도) 그래도 셀러리 주스는 여전히 당신에게 유용할 것이다. 다만 당신은 너무 쉽게 포기했을 뿐이다. 제대로 된 시도조차 해보지 않고 어떻게 자신에게 도움이 되기를 기대할 수 있을까? 하찮다며 셀러리를 밀어낸다면 당신 스스로 치유 가능성을 밀어내는 것이다. 참치 샐러드를 먹을 때 자꾸 걸리적거리는 건더기 정도로만 생각한다면 아주 중요한 기회를 놓치고 말 것이다.

그냥 한두 번이 아니라 꾸준하게 셀러리 주스를 마셔야 하는 이유를 알려면, 셀러리를 보는 관점부터 새롭게 바꿔야 한다. 우선 셀러리에는 진정한 효능과 함께 인간의 건강을 획기적으로 개선하는 능력이 들어 있음을 알아야 한다. 셀러리가 하찮게 여겨진다면 이는 당신의 치유 여정을 대단치 않게 생각하는 것이요 당신을 위하는 행동이 아니다. 우리는 우리 자신은 물론 다른 존재들(즉 이 세상을 이루는 다른 생명들) 모두를 존중해야 한다고 배웠다. 이 기적 같은 엄청난 능력의 허브에게 줄 수 있는 최고의 존중은 "나는 치유되기를 원한다. 나는 내가 사랑하는 사람이 낫기를 바란다"고 말하는 것이다. 그렇게 말함으로써 우리의 마음으로부터의 존중이 전달된다.

자신이 건강하다고 생각하는 사람들은 셀러리 주스에 크게 믿음이 가지 않거나 경계하기가 쉽다. 만약 당신이 건강해서 군이 셀러리 주스가 필요하지 않더라도, 셀러리 주스의 도움으로 병을 치유하고 건강해진 사람들의 체험만큼은 존중해 줄 것을 부탁한다. 고통 중에 셀러리 주스에 대해 듣고 진지하게 접근한 사람들은 실제로 자신의 목숨을 구하고 있다. 부디 한갓 주스일 뿐이라는 고정 관념에 머물지 않기를 바란다. 오랫동안 병에 시달리다가 셀러리 주스 덕분에 삶을 되찾았다거나, 자신의 아이들이나 다른 가족 또는 친구들의 건강을 회복한 사례가 수없이 많다. 심한 피부 질환, 끔찍한 편두통, 혹은 엄청난 피로감을 치유하는 주된 도구로 셀러리 주스를 선택한 사람들도 있다. 부디 셀러리 주스를 치유의 도구로 사용하는 사람들에게 열린 마음을 가져주기 바란다.

절대로 아프지 않을 거라거나 앞으로 병에 걸리지 않을 거라고 장담할 수 있는 사람은 아무도 없다. 우리는 이 세상에 올 때부터 이미 몸 안에 여러 가지 독소와 병원체를 지니고 있고, 매일매일 또 새로운 독소와 병원체에 노출된다. 최고의 자신이 되고 좋은 것만 끌어당기려고 아무리 긍정적으로 생각하고 노력해도, 삶의 여정에서 만나는 온갖 장애물을 항상 의지대로 컨트롤할 수는 없다. 때로는 구렁텅이에도 빠지기도 하고, 발이 걸려 넘어지기도 한다. 당신 인생에서 그런 일이 일어난다면 셀러리 주스는 그 회복 과정에서 확실한 당신 편이 될 것이다. 혹시라도 건강에 문제가 생긴다면 셀러리 주스는 이미 미래의 그 지점에서 당신을 기다리고 있을 것이다. 아니면 셀러리 주스를 사용해 그런 일이 아예 벌어지지 않도록 할 수도 있다. 겉으로 아픈 곳이 없다고 해서 당신이 꼭 건강하다고 말할 수는 없다. 시간이 흘러 어떤 병이 위태로워 질 때까지, 그래서 결국 셀러리 주스의 가치를 알아보게 될 때까지 굳이 기다 릴 필요는 없지 않은가. 그렇게 되기 전에 당신은 많은 것을 대비할 수 있다. 셀 러리 주스는 당신의 신체적·정신적 상태를 유지시키고 보호하는 가장 손쉬 운 예방책이다. 바로 오늘부터라도 셀러리 주스를 마시기 시작해서 매일의 습 관으로 유지한다면 당신의 소중한 삶은 그만큼 연장될 것이다. 그렇게 더해지 는 매 순간이 귀하다. 스스로를 가장 강하고 가장 멋지게 만들고 싶다면 셀러 리 주스는 최고의 도구가 되어줄 것이다. 일단 도전해 보라. 셀러리 주스는 그 진가를 발휘할 것이다.

인류에게 놀라운 치유를 안겨줄 이 막강한 식물을 아마존의 깊은 정글에 서 찾을 필요는 없다. 바로 당신 앞에 이것이 있다. 마트 선반에서 그토록 오 랫동안 자신의 때가 도래하기를, 그래서 자신이 해야 할 그 일을 할 수 있기 를 끈질기게 기다려온 기적이 있다. 그 기적의 이름이 셀러리다. 기적이 행해지 는 것은 간단하다. 당신 눈에 띄어 즙으로 만들어진 후, 비어 있는 위장 속으 로 들어가기만 하면 된다. (그리고 명심할 점은 우리가 말하는 셀러리 주스 치 유법은 얼음이나 물을 포함해 어떠한 것도 타거나 섞지 않은 100퍼센트 순수 셀러리 주스를 공복에 마시는 것을 뜻한다. 이 책을 다 읽으면 왜 그런지 완벽 하게 알게 될 것이다.) 이제 마침내 셀러리 주스가 인간의 건강한 삶과 안녕을 돕는 고유한 능력을 인정받는 때가 왔다.

이 책을 활용하는 방법

이 책은 셀러리 주스 치유 운동을 전 세계에 본격적으로 전개하고 만성질환의 고통과 증상을 없애기 위한 목적으로 탄생했다. 오랜 시간 건강 문제로 고통을 겪어온 이 세상 수십억 명의 사람들에게 필수적이면서도 강력한 기본 지침서가 되기를 바란다. 그렇다, 수십억 명이다. 더 정확히 말하자면 지구 인구의 절반이 아니라 거의 4분의 3에 해당하는 인류가 적어도 한 가지 이상 지속적인 징후나 증상을 겪으며 살고 있다. 만일 지금의 추세가 계속된다면 나머지 4분의 1 역시 질병을 얻거나 건강상의 문제를 갖게 될 것이다. 적절한 개입이 없다면 지구상의 모든 사람이 만성질환으로 고통받게 될 것이다. 셀러리 주스야말로 바로 그 개입이 될 수 있다. 인류의 건강을 향한 첫걸음이자 가장 손쉬운 방법이니 어쩌면 너무나 당연하다. 그래서 셀러리 주스에 관한 모든 것을 이 책에 담았다. 사람들이 품는 질문들에 대한 모든 답이 여기에 있다. 당신이 만성질환으로부터 벗어나고, 친구나 가족이 병에 걸리지 않도록 예방하며, 당신이 사랑하는 사람들이 병을 털고 일어나 새 삶을 사는 데 부디 이 책이 도움 되기를 바란다.

우선 다음 2장에서는 '셀러리 주스의 효능'을 다룬다. 여기서 여러분은 셀러리 주스의 가치와 유용성을 이해하게 될 것이다. 여러분은 병원체와 싸우는 나트륨 클러스터 염sodium cluster salts에 대해 듣게 될 것이고, 장을 편안하게 하는 소화 효소와 내분비계 균형을 돕는 식물성 호르몬, 면역력을 올리는 비타민 C 등에 대해서도 알게 될 것이다. 셀러리 주스에 어떤 요소들이 들어 있는지 알면, 당신 내면에 셀러리 주스를 계속 마실 강력한 이유가 만들어진다. 우리의 몸이 무엇을 필요로 하는지, 치유가 어떤 과정과 원리를 통해 이루어지는지 이해하면 치유 과정 역시 그만큼 활발해질 것이다.

만약 당신이 이미 어떤 증상이나 질병을 가지고 있거나 건강상 불편한 점이 있다면, 아마 이 책의 3장 '증상과 질환으로부터 벗어나기'에 먼저 시선이 갈 것이다. 그리고 수많은 건강 문제의 진짜 원인이 무엇이며 각각의 문제에 셀러리 주스가 구체적으로 어떻게 도움이 되는지 알게 될 것이다. 무엇인가 뒤에서 우리를 붙잡고 있는 것이 있다면 그 실체를 알아내는 것이 앞으로 나아가기 위한 첫걸음이다.

4장 '셀러리 주스를 약으로 만드는 법'에서는 셀러리 주스를 어떻게 만들고, 얼마만큼(아이들이 먹을 용량도 포함하여), 언제 마셔야 하는지 아주 구체적으로 안내한다. 예를 들어 생각날 때마다 찔끔찔끔 셀러리 주스를 마신다면, 물론 어떤 식으로든 도움은 되겠지만, 당신이 원하는 만큼 건강상의 효과를 얻지는 못할 것이다. 대부분의 사람들 몸은 이미 과부하 상태라 소량을 여러 번 나눠서 마시는 것은 소용이 없다. 따라서 여기에서 소개하는 바와 같이 시간과 용량에 대한 정확한 지침이 필요하다. 이뿐만 아니라 셀러리 주스를 운동이나 보조제 복용과는 어떻게 접목시킬지, 착즙기는 어떤 기준으로 고르면 좋은지, 임신이나 수유 중에 셀러리 주스를 마셔도 되는지, 왜 건더기를 제거해야 완전한 효과를 볼 수 있는지, 왜 공복에 마시는 것이 그렇게 중요한지 등등 알차고 다양한 정보와 답변이 주어진다. 이 장은 앞으로도 당신이 수시로 찾아볼 핵심 정보들이 담겨 있다.

5장은 '셀러리 주스로 해독하기'이다. 어떻게 하면 셀러리 주스를 제대로 활용할 수 있는지 간단한 방법을 알고 싶다면, 이 장에서 설명하는 매일의 습관들이 도움이 될 것이다. 이를 통해 셀러리 주스의 효과를 극대화할 수 있다. 이 해독법은 나의 다른 책《메디컬 미디엄의 간 소생법 Medical Medium Liver Rescue》에 소개한 '아침에 하는 간 해독'에 살을 붙인 것인데, 이미 시도해 본 경험이 있다면 이 방법들이 아주 자연스럽게 받아들여질 것이다.

6장은 '치유와 해독에 대한 질문과 답'으로, 셀러리 주스의 효과를 보려면 어느 정도 시간이 걸리고 이 주스를 마실 때 우리 몸에 구체적으로 어떤 영향이 나타나는지 등등 사람들이 자주 묻는 질문을 다루었다. 이런 점들과 관련

해서는 잘못 알려진 내용이 많은데, 그런 만큼 셀러리 주스에 우리 몸이 보이는 반응을 제대로 해석하는 것이 중요하다. 주스가 나쁜 균들을 죽이고 신체 시스템을 청소하는 과정에서 다양한 치유 반응이 나타나기 때문에, 셀러리 주스를 처음 시도하는 사람에게는 특히 중요한 부분이다. 예를 들자면 입 안에서 이상한 맛이 느껴질 수 있고, 몸의 체취가 강해지기도 하며, 평소보다 더 자주 소변이 마려울 수도 있다. 이런 반응이 일어난다면 제대로 진행되고 있는 것이다. 이런 치유 반응을 느끼지 않더라도 잘 진행되는 것이니 걱정할 필요가 없다. 이 장을 통해 나는 여러분이 경험하는 고유의 치유 과정을 스스로 이해할 수 있도록 돕고, 그 과정 전반에 필요한 것들을 지원하고자 한다.

7장에는 제목 그대로 '셀러리 주스에 대한 소문과 걱정, 잘못된 정보들'을 한데 모았다. 셀러리 주스 운동은 그 자체로 순수하고 진실하다. 셀러리 주스가 유명해진 것은 사람들이 효과를 보고 다른 이들에게 소문을 퍼뜨렸기 때문이고, 운동은 효과가 입증되었기 때문에 생겨났다. 따라서 투자 자본이 개입된 건강 관련 업계 쪽에는 셀러리 주스와 이 운동이 위협으로 느껴질 수 있고, 회의적인 사람들에게는 이런 열풍이 어쩐지 미심쩍을 것이다. 그 결과로 셀러리 주스에 대한 의심과 잘못된 정보가 생겨나기 시작했다. 7장에서는 이런 점들을 정면으로 다루고자 했다. 여러분 마음속의 은근한 걱정과 미심쩍음을 떨쳐버리고 싶거나, 다른 사람들의 의문과 답이 궁금하다면 이곳을 보기 바란다.

저탄수화물, 고지방, 고단백질, 비건vegan, 자연식물식plant-based diet, 케토식keto diet, 팔레오paleo 등등 당신이 현재 어떤 식이요법 트렌드를 따르고 있든지 상관없다. 아유르베다, 전통 한의학, 현대 의학, 대체 의학, 기능 의학functional medicine 등등 어떤 치유법을 믿고 있어도 괜찮다. 셀러리 주스는 그것들 모두와 어울려서 당신 삶의 한 부분이 될 수 있다. 오래 마신다면 훨씬 더 큰 효과를 거둘 것이다. 만약 당신이 한 단계 더 높은 차원의 치유를 원한다면, 8장 '심화 치유 가이드'에서 더 많은 아이디어를 얻을 수 있다. 셀러리 주스는 놀라운 능력을 통해 사람들이 치유와 회복의 길로 들어서게 만든다. 지금 세상에 알려진 어떤 건강 트렌드나 요법도 셀러리 주스만큼 강력하고 빠르게 문제의 핵심을 건드리지 못한다. 건강으로 힘들어 하던 사람이 셀러리 주스 한 가지만으로 10년, 15년 혹은 20년 만에 처음으로 차이와 효과를 경험한다. 동시에 셀러리 주스는 사람을 안정시키고 치유의 여정으로 인도하는 유일한 기초 도구foundational tool이기도 하다. 셀러리 주스는 실질적이고 효과 높은 수많은 치유법의 하나로서 세상에 나왔다.

셀러리 주스가 점점 더 많은 관심을 끌면서 그만큼 혼란도 생겨났는데, 치유를 한 단계 업그레이드시킬 새로운 안내(유행이나 이론이 아닌, 진짜 제대로 된 건강 가이드)가 필요했던 사람들은 마치 자기가 처음 셀러리 주스를 소개하는 사람인 양 여기저기서 떠들어대는 통에 오히려 혼란에 빠지고 말았다.[5] 이런 행태는 병을 이기고자 온갖 방법을 탐색 중인 사람들에게 피해를 끼친다. 질병의 치유를 넘어 완전한 회복에 이르는 것이 당신의 목표라면, 셀러리 주스와 함께 치유를 도와줄 더 많은 정보, 즉 셀러리 주스와 동일한 출처에서 나온 정보가 필요하다. 8장은 그런 당신을 위한 것이다. 셀러리 주스 운동이 바로 이 근원에서 비롯되었음을 알 필요가 있다. 그러면 셀러리 주스의 효과를 계속 누리면서 그것과 더불어 할 수 있는 치유 정보들을 어디서 구해야 할지 명확해질 것이다.

셀러리나 셀러리 주스를 항상 구할 수 있는 것은 아니다. 태풍으로 작물이

---

5 셀러리 주스나 만성 질환 등에 대한 지식 없이 셀러리 주스를 마치 만병통치약인 양 홍보하고 판매하는 이런저런 플랫폼들의 폐해를 말한다. 앤서니는 정확한 가이드를 지킬 때 셀러리 주스의 치유 효과를 얻을 수 있다고 강조한다. ─옮긴이

모두 쓸려가 버렸을 수도 있고, 여행 중이거나 혹은 근처에 셀러리 주스를 파는 곳이 없을 수도 있다. 9장에는 이와 같은 상황에서 셀러리 주스를 대체할 방법을 담았다. 다시 셀러리 주스를 구할 수 있을 때까지 적용할 수 있는 다양한 옵션들이다.

마지막으로, 셀러리 주스의 효능과 명성을 뒷받침할 증거가 궁금하다면 10장 '전 세계에 이는 치유 운동'에서 내가 어떻게 이 모든 정보를 알게 되었는지 그 설명을 듣게 될 것이다. 또 다른 방법은 셀러리 주스를 마시고 치유를 경험하고 있는 전 세계 사람들의 이야기를 찾아보는 것이다. 이미 공유된 이야기를 읽어보거나 그들에게 직접 물어보라.[6] 물론 당신이 스스로 셀러리 주스를 마신다면 강력한 증거들을 직접 발견하게 될 것이다.

치유의 필승 전략

셀러리 주스는 언제 어느 때나 도움이 된다. 사람들은 보통 유행하거나 이름 있는 갖가지 식이요법을 시도하기 좋아하는데, 이에 따라 음식의 선택 역시 계속 바뀐다. 또는 어떤 원칙도 따르지 않고 그냥 자신에게 편한 습관과 소신대로 사는 사람들도 있다. 음식에 대한 현재 당신의 철학과 행동이 어떠하든 당신은 셀러리 주스를 시작할 수 있다. 셀러리 주스는 기존의 어떤 믿음

---

6 앤서니는 SNS 등에 포스팅된 사람들의 사례를 찾아 읽어보라고 권할 뿐 아니라, 실제로 자신의 SNS에서도 계속 그런 사람들의 사례를 열심히 퍼다 나르고 있다. https://www.medicalmedium. com 참조.—옮긴이

체계와도 무관한 진짜 치유법이기에, 이 셀러리 주스야말로 언제나 이기는 필승 전략이다.

단순히 몸을 개선하는 방법이 아니라 더 깊은 의미로 셀러리 주스를 받아들인 사람들은 내면에서 더 강한 빛이 비친다. 셀러리 주스는 이곳 지구에 있는 모든 이들을 비추는 등대이며, 답을 찾기를 포기한 수많은 사람들에게 주어진 해답이다. 셀러리 주스가 처음인 사람 누구나 환영한다. 만약 당신이 스스로 빛을 발산하며 다른 이들에게 셀러리 주스를 알리는 중이라면, 정말 감사의 마음을 전한다. 셀러리 주스 초보자든 이미 노련한 챔피언이든 여러분 모두는 지금 벌어지고 있는 치유 운동의 핵심 구성원이다.

《메디컬 미디엄의 삶을 바꾸는 음식들*Medical Medium Life-Changing Foods*》이라는 책에도 썼지만, "나는 어떤 병에도 통하는 셀러리 주스의 치유 효능에 대해 정말이지 끝도 없이 얘기할 수 있다. 역사를 통틀어 셀러리 주스는 가장 위대한 치유 수단 중 하나이다"라고 나는 장담할 수 있다. 셀러리 주스에 대한 완전히 새로운 정보, 수많은 질문에 대한 답을 이번 책을 통해 여러분께 전해드린다. 여러분 모두에게 건네는 내 존경의 마음을 담았다.

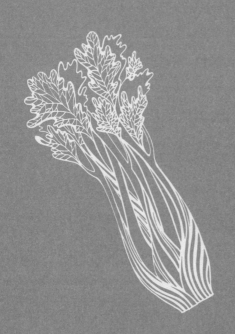

2장

셀러리 주스의
효능

셀러리는 미지未知의 것이다. 알려진 것이 거의 없다. 장기적인 셀러리 섭취에 대한 충분한 조사 연구가 없어서 아직 그 효과가 밝혀지지 않았다. 따라서 아무도 셀러리가 얼마나 어마어마한 영양소 덩어리인지 모른다.

그건 그냥 셀러리가 그렇다는 뜻이다. 셀러리에 대한 연구가 이런 상황이라면 셀러리 주스(얼마 전까지만 해도 완전히 생경한 개념이었던)에 대한 과학적 접근은 말할 것도 없다. 그나마 진행되는 연구들은 셀러리와 셀러리 주스를 동일한 것으로 보고 한 번에 같이 진행한다. 만약 셀러리에 대한 아주 귀한 연구가 실제로 진행된다면, 그것은 셀러리의 영양소가 풍부하여 생 셀러리 주스에도 그만큼의 영양 가치가 있다고 보여주는 것이 될 것이다. 하지만 이것은 사실과 매우 다르다. 셀러리 주스는 평범한 셀러리와는 아예 차원이 다른 허브 추출액이다. 셀러리 주스는 그 치유적 속성들을 별도로 연구하여 낱낱이 밝히고 기록할 필요가 있다.

이 책을 쓰고 있는 지금도 세계는 여전히 공복에 매일 마시는 16온스(약 470밀리리터)의 셀러리 주스의 효과에 대한 엄격하고 검증된 연구를 기다리고 있다. 연구자들이 마침내 이 프로젝트를 시작하게 된다면 연구의 디자인이 무엇보다도 중요할 것이다. 이중맹검double-blind[1]으로 연구를 진행하려면 아마도 셀러리 주스에 향이나 색을 첨가해서 참가자들이 자신이 무엇을 마시는지 알 수 없게 만들어야 할 텐데, 그럴 경우 첨가물들이 셀러리 주스의 순수한 성질은 물론 본래의 능력까지 약화시킬 수 있다. 혹은 일종의 셀러리 추출 알약을 제

---

[1] 연구에서 편향된 결과가 나오는 것을 막기 위해 실험자와 피실험자 모두 특정 정보를 모르게 하는 것. 예컨대 플라시보 효과를 연구할 때 실험자와 피실험자 모두 위약이 투여되었는지 실제 약이 투여되었는지 모르게 하는 것을 말한다. —옮긴이

조해서 이 문제를 해결하려고 들 수도 있는데, 그것 역시 16온스 생 셀러리 주스의 효능을 그대로 발휘할 수는 없다. 만약 셀러리 주스의 효과에 의심스러운 연구 결과가 나왔다면, 그 연구나 실험 방법을 먼저 면밀히 살펴보아야 할 것이다. 반드시 최고 수준에 달하는 엄중한 기준의 실험 방법이 적용되어야 한다.

우리가 들어본 셀러리 연구는 모두 셀러리 줄기나 셀러리 잎 혹은 셀러리 씨나 물에 타서 마시는 셀러리 분말에 대한 것들이다. 이들 중 생 셀러리 주스의 작용을 설명하는 연구는 한 건도 없다. 애초부터 질병의 극복이 이들 연구의 초점도 아니었다. 육류의 장기 보관법에 일부 셀러리 연구 결과가 적용되었는데, 이것을 보고 아무 맥락도 없이 질산염과 아질산염을 걱정하는 사람들이 생겼다.(7장 '셀러리 주스에 대한 소문과 걱정, 잘못된 정보들'을 읽으면 마음이 놓일 것이다.) 대부분의 건강 관련 연구들은 설치류 동물을 이용한다는 사실을 기억하자. 실험실에서 셀러리 줄기가 연구된다고 해서 셀러리 주스 연구라고 부를 수 없다는 점 역시 명심해야 한다. 다시 말하지만 셀러리와 셀러리 주스는 하나로 묶을 수도 없고 같지도 않다. 둘은 완전히 다른 별개의 것이다. 언뜻 이해하기 힘들겠지만, 이 둘은 정말로 다르다. 셀러리 줄기를 씹어서 섭취하는 것은 영양소의 전체 양이나 효능의 발현 면에서 셀러리를 갈아 주스로 마시는 것과 견줄 수 없다.

의학계는 셀러리 주스로 치유를 경험한 많은 사람들(전보다 더 많은 에너지와 활력을 얻고, 만성이나 급성 질환에서 벗어난 사람들, 또 자신의 인생을 완전히 되찾은 사람들)의 열망에 결국 부응하게 될 것이다. 언젠가는 그들도 셀러리 주스가 한때 지나가는 유행이나 현상이 아님을 받아들이고, 셀러리 주스가 지금 이 시대의 치유 약임을 객관적인 사실로 받아들이게 될 것이다.

그런 완전한 발견이 이루어지기 전까지 셀러리 주스에 대한 경계와 우려는 아마도 계속될 것이다. 세상은 때때로 뒤로 후퇴하기도 한다. 과학을 추구하는 것은 숭고한 일임에 틀림없지만 그 과학 역시 인간 위에 존재하지 않는다. 과학도 결국 인간이 추구하는 것이기에 우리가 이상적으로 그리는 것처럼 완전히 독립적이고 공정한 과정이 될 수는 없다. 과학자들은 엄청난 중압감에 시달린다. 연구를 진행하려면 연구실을 운영할 자금이 필요한데, 그 지원이 항상 아주 정직하고 공정한 곳으로부터 오는 것은 아니다. 자금원이나 기득권 단체들이 연구 성과는 물론이고 연구 결과의 해석에 영향을 끼칠 수도 있다.(이와 관련한 더 많은 이야기는 10장 '전 세계에 이는 치유 운동'에 담았다.)

　생 셀러리 주스는 너무나 단순해서 사업 규모를 늘리거나 이윤을 만들기 어렵고, 어쩌면 현재의 건강 관련 상품들이 돈 버는 방식 자체를 위협할 수도 있다. 그래서 어떤 이익 집단이 이런 움직임을 미리 차단하려는 목적으로 셀러리 주스 연구를 지원할 가능성도 있다. 즉 셀러리 주스의 문제점을 찾는 연구가 있을 수도 있다. 오늘날의 산업계는 이런 족보도 없는 치료법으로 사람들이 쾌유되는 것을 반기지 않는다. '족보가 없다rogue'는 것은 특허에 매이지 않고 자금으로부터 자유롭다는 뜻이다. 셀러리 주스는 결코 알약으로 바뀌지 않는다. 병에 담겨 사람들이 많은 돈을 지불해야만 살 수 있는 그런 것이 될 수가 없다. 물론 그들이 쉽게 포기하지는 않을 것이다. 만성질환자들(셀러리 주스라는, 희망과 치유를 담은 답을 드디어 찾게 된 사람들)에게 작용하는 원리를 정확하게 알지도 못하면서 셀러리와 셀러리 주스로 돈벌이를 하려는 사람들은 여전히 많다.

　사람들은 결국 진실을 알아볼 것이다. 온갖 주장과 억측이 계속된다 하더라도 사람들은 셀러리 주스가 변함없이 약성을 발휘한다는 사실을 발견하게 될 것이다.(단 오래 보관하거나 성분을 바꾸려 들지 말고 진짜 셀러리를 아무것도 섞지 않고 생으로 착즙해서 마셔야 한다.) 또한 지금의 염려와 두려움은 근거가 없으며, 셀러리 주스는 기적의 치유법으로 계속 남으리라는 사실도 깨닫게 될 것이다.

　이와 더불어 셀러리 주스가 어떤 이유와 원리로 치유를 돕는지도 구체적으로 알게 될 것이다. 전 세계적 치유 열풍이 만들어진 바로 그 이유 말이다. 식이요법 전문가들과 영양 치료사들이 셀러리의 효능이 풍부한 비타민 A와 K에서 나온다고 말하는 것을 아마 들었을 것이다. 물론 그렇다. 실제로 셀러리에는 비타민 A와 K를 비롯해 여러 가지 비타민이 들어 있다. 하지만 그것은 모든 채소와 허브에 다 해당하는 이야기이며, 다른 식물로부터 그런 기적 같은 치유 효과를 거두었다는 말은 들은 적이 없다. 이러한 영양학적 통계만으로는 이 허브 치료법이 어떻게 사람들의 삶을 바꾸는지 설명할 수가 없다. 아마 그래서 무엇이든 꼼꼼히 따져보고 의심하는 사람들은 특히 더 헷갈려하는 것 같다. 셀러리 주스에는 아직 세상에 알려지지 않은 능력이 있다. 이제부터 그 미지의 효능들을 함께 살펴볼 것이다.

나트륨 클러스터 염

이 책에서는 나트륨sodium 이야기를 많이 하게 될 것이다. 대부분은 나트륨 클러스터 염sodium cluster salts에 관한 것이다. 만약 나트륨에 대한 좋지 않은 기억이 있다거나 이 단어에서 뭔가 긴장하게 되더라도 셀러리 주스에 함유된 나트륨은 아주 유익한 것이니 안심해도 좋다. 현재 저염식을 하는 중이라도 셀러리 주스는 마셔도 괜찮다. 이것은 일반 정제 소금table salt을 친 음식을 먹는 것과는 완전히 다르다.(심지어는 히말라야 암반 소금이나 켈트 해海의 소금보다 더 건강한 것이다.) 우리 몸은 음식에 포함된 일반 소금은 자기 편으로 여기지 않지만, 셀러리 주스의 소금 성분은 자신의 일부처럼 받아들인다.

셀러리 주스는 당신 편이다. 아주 오랫동안 장기에 쌓여 있던 결정화結晶化된 독성 소금들을 제거하는 것이 바로 셀러리 주스가 하는 일이다. 만약 셀러리 주스를 섭취하는 동안 혈액 검사를 받으면 혈중 나트륨 수치가 높게 나타날 것이다. 검사의 수치가 나타내는 것은 이 오래된 독성 소금 물질들로, 셀러리 주스가 몸속에서 끌어 모아 몸 밖으로 배출시키고 있는 것들이다. 만약 당신이 일반 정제염을 계속 먹고 있다면 몸속의 그 소금 성분 역시 혈액 분석에서 같이 읽힐 것이다. 혈액 검사로는 이런 미세한 차이를 걸러내지 못한다.

셀러리 주스의 나트륨 성분 일부도 혈액 검사에서 검출된다. 이것은 내가 고분자 나트륨macro sodium이라고 부르는, 아주 건강하고 우리 몸에 필요한 식물성 나트륨의 한 형태이다. 하지만 이 성분은 우리 몸에 아주 이롭고 안정적이어서 혈액의 갑작스러운 변화를 만들지 않는다.(즉 혈액 검사에서 수치가 높아졌다면 그것은 셀러리 주스의 나트륨 때문이 아니라는 뜻이다.) 혈중 나트륨 수치가 높아진 것은 셀러리 주스의 나트륨 클러스터 염 때문도 아니다. 아직 현대의 혈액 검사는 셀러리 주스의 나트륨 클러스터 염을 찾아낼 정도로 정교하지 않다. 이 성분은 하위 그룹 나트륨으로 아직 의학이나 과학 쪽에서 연구되거나 밝혀진 바가 없다.(따라서 혈액 검사의 디자인이나 목표에 포함되지도 않는다.)

즉 셀러리 주스 속의 유익한 고분자 나트륨은 혈액을 안정 상태로 유지시키며, 검사상의 높은 나트륨 수치와는 무관하다. 그러나 검사 결과치가 안정적인 상태가 되려면 조금 시간이 걸릴 수도 있고, 그동안 결과가 들쑥날쑥하게 나타날 수도 있다. 왜냐하면 첫째로 우리 몸에 있는(사실은 온 몸에 퍼져 있는) 일반 정제염 성분이 계속 읽힐 확률이 높고, 둘째로 셀러리 주스가 깊숙한 장기들 속에 들어가서 오래된 독성 나트륨 성분들을 정기적으로 제거하고 배출하기 때문이다. 이럴 경우 혈액 검사 결과를 제대로 판독하기 어렵다.

셀러리 주스의 이 유익한 나트륨은 정교한 구조로 만들어졌는데, 다른 어떤 나트륨과 비교해도 그 기능과 역할에서 월등한 차이를 보인다. 이것은 완전히 다르게 만들어진 전혀 다른 나트륨이다. 이것은 신경 전달 물질neurotransmitter

의 핵심적인 구성 성분으로, 최고의 신경 전달 화학 물질이라고 말할 수 있다. 이 나트륨 성분이 셀러리 주스를 지구상의 가장 강력한 전해질로 만드는 비밀이다. 지구상의 어떤 물질도 이것보다 뛰어나지는 않다. 아니 이것과 수준이 비슷한 것도 없을 정도이다.

내가 앞서 '나트륨 클러스터 염sodium cluster salts'이라 불렀던 셀러리 주스의 나트륨, 즉 아직 발견되지 않은 하위 그룹의 소금 성분에 대해 설명해 보자. '나트륨sodium'과 '염salt'은 비슷한 단어의 반복으로 들리겠지만, 이것을 풀이하자면 셀러리 주스의 '고분자 나트륨macro sodium' 주위로 '미네랄 염mineral salts'이 '무리를 형성해cluster' 있다는 뜻이다. 즉 나트륨 클러스터 염은 셀러리 속에 있는, 우리가 소금이라고 알고 있는 성분을 둘러싸고 별도로 활동하는 화합물로서, 마치 태양계처럼 이것 전체가 특정 구조와 형태로 배열되어 있다. 미량微量 미네랄trace minerals 또한 이 살아서 움직이는 클러스터 염들 속에서 같이 산다. 어떤 미량 미네랄 원소들은 나트륨 클러스터 염과 아예 결합되어 있고, 어떤 것들은 클러스터 염의 내부를 떠다니기도 한다.

이 클러스터 염 안에는 중요한 정보가 들어 있는데, 이것은 아주 희귀한 사례이다. 대부분 식물들은 모두 자기 자신만이 전부이다.(우리 인간들처럼 자기만 안다.) 식물 속에 든 정보들은 주로 자신의 영역에서 생명을 유지하고 영양소를 받아들여 계속 생존하는 것에 맞춰져 있다. 셀러리는 이와 다르다. 셀러리라는 식물 속의 정보는 우리 인간들 또는 셀러리를 섭취하는 동물들을 위한 것이다. 나트륨 클러스터 염은 셀러리의 방어 메커니즘도 아니고, 셀러리가 건강하게 성장하기 위해 필요한 것도 아니며, 셀러리가 계속 살아있게 만들기 위해 존재하는 것도 아니다. 그것은 바로 우리를 위한 물질이다. 나트륨 클러스터 염은 우리 인간의 건강을 위한 정보를 지니고 있고, 이것은 우리 몸에 들어와 비로소 활성화된다. 어떤 정보는 식물(정확히는 허브) 자체에 원래부터 들어 있고, 일부는 자라면서 태양으로부터 습득하기도 한다. 이 정보에는 자신의 목적과 자신을 취하는 다른 생명체를 돕는 방법이 담겨 있다. 또 인간의 생명을 연장하는 매우 정교한 작업에 대한 설명도 들어 있다. 아무리 부실한 토양에서 자라더라도 모든 셀러리에는 반드시 나트륨 클러스터 염이 들어 있다.

모든 소금이 같지는 않다. 바닷물에 든 것이든 채소나 토양, 바위 혹은 염수호에서 추출한 것이든 나트륨은 결국 나트륨이라고 믿기 쉽지만 절대 그렇지 않다. 전문가가 화학 실험실에서 정말 제대로만 관찰할 수 있다면, 셀러리 주스의 나트륨sodium 안에서 아주 다양한 소금salt 성분을 확인할 수 있을 것이다. 그 전문가는 서로 들러붙어 무리를 형성한, 그래서 마치 하나의 개체처럼 행동하는 소금(염)을 발견할 것이다. 이는 다른 어떠한 허브나 채소 또는 광물에서도 찾아볼 수 없는 일로, 바닷물 속의 소금도 이런 식의 특정 행동을 보이지는 않는다.

셀러리 주스의 나트륨 클러스터 염은 우리 혈류와 장기들을 돌아다니면서 독성 물질을 중화한다. 나트륨 클러스터 염이 독소와 접촉하면 그 독성을 빼앗아 무력화시킨다는 뜻으로, 그러면 이 문제 물질들은 좀 더 우호적·친화적으로 변하고, 따라서 독성이 줄면서 인간의 세포나 장기 조직에 해를 끼치지 않게 된다.

독성 중금속은 셀러리 주스의 나트륨 클러스터 염이 특히 타깃으로 삼는 독성 물질이다. 중금속이 가진 파괴적인 활성 전하active charge 때문에 금속 물질은 간 세포와 뇌 세포를 비롯한 우리 몸의 여러 세포들을 손상시키게 된다. 나트륨 클러스터 염은 전하를 해제하여 중금속의 활성도와 공격성을 누그러뜨리는데, 특히 구리나 수은, 알루미늄과 같은 독성 중금속에 작용한다.

나트륨 클러스터 염은 해로운 박테리아와 바이러스와도 싸운다.(다음 장 전반에 걸쳐서 이 능력에 대해 다룰 것이다.) 연쇄상 구균과 같은 까다로운 세균들도 마치 항생제를 만났을 때처럼 나트륨 클러스터 염에 저항을 하거나 면역을 만들지 못한다. 따라서 나트륨 클러스터 염의 효과는 셀러리 주스를 섭취하는 내내 지속될 수 있다. 셀러리 주스의 미네랄 염은 소장과 직장을 통과하면서 과증식한 박테리아, 곰팡이, 바이러스를 죽이는데, 이러한 작용은 혈류에 합류해서 간문맥肝門脈을 통해 간으로 들어갈 때까지도 계속된다. 이 특별한 소금은 당신의 면역 체계 전체를 업그레이드시키는 정말이지 놀라운 살균제이다.

이 미네랄 염은 또한 간의 담즙 생성에도 도움이 된다. 먼저 나트륨 클러스터 염이 담즙에 들어가서 담즙 자체가 더 강해지도록 돕는다. 셀러리 주스는 간의 전반적인 회복을 도우므로 간의 기능이 향상되면서 더 효과적으로 담즙을 만들게 된다.

정리를 하자면 이렇다. 셀러리 주스의 나트륨 성분은 셀러리 내부의 살아 있는 물living water 속에 떠 있다. 나트륨 클러스터 염이 물과 단단히 연결된 채로 이 살아있는 물 안에 있는 것이다. 그리고 이 클러스터 염이 나트륨을 둘러싸고 결합되어 있는데 이 클러스터 염 역시 나트륨의 한 형태이다. 각기 다른 형태의 나트륨이 붙어 하나가 되었다고 할 수도 있지만, 그것들은 또한 별개의 나트륨들이다. 이것이 셀러리 주스의 구조이다. 이루어진 연구가 없으니 의학계는 "셀러리에 소금 성분이 있다"는 것 이상을 알지 못한다. 그것은 그렇게 단순하지가 않다. 만약 분석이 겉핥기식에 그친다면 그냥 소금(염)으로만 보이겠지만, 분석이 더 깊어진다면 아마도 셀러리 주스 안의 여러 가지 나트륨들을 분리해낼 수 있을 것이다. 그리고 그렇게 된다면 나트륨 클러스터 염이 우리의 건강을 위해 하는 모든 일들을 밝히는 데 조금 더 가까워질 것이다.

의학적 답변을 또 수십 년 기다릴 필요는 없다. 해답은 이미 당신 손에 있다. 당신은 이 책을 통해, 특히 3장 '증상과 질환으로부터 벗어나기'를 읽는 동안 나트륨 클러스터 염의 놀랍고도 막강한 효능을 이해하게 될 것이다.

공동 인자 미량 미네랄

바로 앞에서 나는 나트륨 클러스터 염 덩어리들과 함께 모여 사는 미량 미네랄trace minerals을 언급한 바 있다. 더 정확하게는 나는 이것들을 '공동 인자 미량 미네랄cofactor micro trace minerals'이라고 부른다. 아직 미지의 물질인 이 미네랄은 일부는 나트륨 클러스터 염과 결합한 형태로 존재하고 일부는 살아있는 화학 화합물 내부를 떠다니는데, 어느 쪽이든 소화 기능에 아주 탁월한 효과가 있다. 그 이유 중 하나는 이 미네랄이 위胃에 부족한 염산 수치를 회복하는 데 도움을 주기 때문인데 아직 의학계는 위에 이런 부족 현상이 있다는 사실을 모르고 있다.

위胃의 염산은 사실은 일곱 가지 산酸의 정교한 결합체이고, 셀러리 주스는 이것이 모자랄 때 즉시 산을 끌어 모으는 역할을 한다. 공동 인자 미량 미네랄이 위선胃腺(위장샘)의 세포들에 먹이와 새로운 에너지를 직접 공급하여 기능이 최적화되도록 도우면서 위선 조직을 복원하는 것이 그 작동 원리이다. (위선 세포들의 건강 상태는 그것의 구성 성분인 미네랄의 상태에 달렸다.) 위선은 이제 일곱 가지 산을 완벽히 결합하여 가장 강력한 형태의 위산을 만들게 되고, 이렇게 되면 위산이 위와 십이지장, 그리고 더 아래쪽의 소장관小腸管에 있는 유해균과 박테리아를 죽이는 것이 가능해진다. 이것은 나트륨 클러스터 염의 병원체 살상 능력과 혼동되기 쉬운데, 나트륨 클러스터 염도 우리 몸을 통과하는 동안 소장에서 만나는 바이러스와 박테리아를 무력화시킨다. 공동 인자 미량 미네랄이 하는 일은 위가 더 나은 염산을 만들어 스스로를 보호하도록 돕는 것이다. 그래야만 소화액의 힘이 강해져서 내장의 나쁜 균들을 제거할 수 있다.

우리 몸의 모든 부분은 각자의 면역 체계를 갖추고 있는데, 셀러리 주스의 공동 인자 미량 미네랄은 이 시스템 자체를 지원한다. 예를 들어 이 미량 미네랄은 간의 면역 체계를 강화하여, 강력해진 림프구(백혈구 세포)가 연쇄상 구균과 같은 외부 침입자들과 싸울 수 있게끔 만든다. 우리의 간은 셀러리 주스의 미량 미네랄로 화학 무기를 만들어 연쇄상 구균과 같은 유해한 균들을 공격한다. 간은 단순히 방어만 하지 않는다.

전해질

전해질電解質이 왜 그렇게 중요할까? 그것은 우리의 몸이 전기로 작동하기 때문이다. 전해질로 인해 우리 몸속에는 전기가 흐를 수 있고 온 몸의 세포 간 정보 교환이 가능해진다. 전해질은 세포의 산소 흡수를 도와 세포가 스스로 해독할 수 있는 능력을 갖추게 한다. 전해질은 우리 몸이 기능할 때 세포 간 커뮤니케이션의 일부를 이룬다. 예를 들면 화장실을 가야겠다는 생각(생각 기능)이 들도록 돕고, 이어서 우리가 실제로 화장실에 가는 것도 도와준다.

어떤 음료에 전해질이 들어 있다고 해서 반드시 그 전해질이 완전하고completed 활성화되고active 살아있는alive 형태로 있는 것은 아니다. 대부분 그것들은 부분적인partial 전해질이며 쪼개진 미네랄 조각들이다. 즉 전체를 이루는 한 부분에 해당한다. 셀러리 주스는 완전하고 살아있는 전해질, 즉 나트륨 클러스터 염이라는 완성된 형태를 함유하고 있다. 이것이 셀러리 주스가 최상의 전해질 공급원인 이유이다.

우리 뇌의 신경 전달 화학 물질neurotransmitter chemicals은 모두 전해질로 만들어져 있다. 셀러리 주스가 몸으로 들어가 일을 하려면, 즉 이미 수분이 고갈되고 제대로 작동하지 않는, 사실상 없는 것과 다를 바 없는 상태의 신경 전달 화학 물질을 100퍼센트 재건하려면, 완전한 전해질이 필요하다.(신경 전달 물질은 비어 있는 벌집에, 신경 전달 화학 물질은 그 벌집에 생명을 일으키는 벌에 비유할 수 있다.) 다른 경로를 통한 신경 전달 화학 물질의 회복은 어쩌다 한 번씩 우연한 경우에만 일어나는데, 부분적인 전해질 파편들이 몸속을 떠돌아다니면서 조금씩 몸집을 불리는 경우이다. 어떤 음식에서 약간의 칼륨이, 어떤 음료수에서 소량의 마그네슘이, 그리고 섭취한 바다 소금의 나트륨 성분이 합쳐지는 식이다. 이런 조그만 전해질들은 신체 여러 곳에 흩어져 있어서, 우리 몸은 항상 이것들을 이용하고 싶은 데 반해 실제로는 모자라는 경우가 다반사다. 신체 내의 원활한 혈액 공급과 장기 기능의 회복을 위해 셀러리 주스의 완전한 전해질이 필요한 이유이다.

완전한 형태의 신경 전달 화학 물질을 만드는 데 요구되는 모든 종류의 활성 전해질을 한꺼번에 공급하는 재료는 셀러리 주스가 유일하다. 다른 어떤 음식이나 허브, 음료에서도 이런 예는 찾을 수 없다. 그리고 셀러리 주스가 지닌 완성된 전해질의 도움으로 뇌 속의 신경 전달 물질은 완벽하게 다시 활성화된다. 셀러리 주스의 전해질이 일단 뉴런neuron에 안착해 접속되면 그 전기적 자극으로 인해 마치 전등 스위치를 켜는 것처럼 뉴런이 점화되는데, 이때 우리는 엄청난 안도감을 느끼게 된다. 완전한 전해질은 이제 완전한 신경 전달 화학 물질로 바뀌어 복구 작업을 시작한다. 신경 전달 물질들이 재정비되어 최상으로 기능하도록 만드는 작업이다. 또한 셀러리 주스의 전해질에는 모든 것이 한 번에(완벽하게) 갖춰져 있기 때문에 우리 몸은 항상성 유지를 위해 신체 곳곳에서 미네랄을 끌어 모을 필요가 없다. 이미 모든 것이 바로 사용할 수 있는 완벽한 패키지로 전달되었기 때문이다.

식물성 호르몬

셀러리 주스에는 아직 발견되지 않은 특유의 식물성 호르몬이 들어 있는데, 이 호르몬은 내분비계의 모든 분비선(췌장, 시상하부, 뇌하수체, 송과선, 갑상선, 부신 등)에 영양을 공급하고 보충한다. 이것이 셀러리 주스가 우리 몸의 균형을 조절하는 데 그토록 탁월한 이유 중 하나이다. 이는 또 셀러리 주스 섭취로 치유와 회복이 일어나는 원리이기도 하다.

자가면역 질환 환자들에게 셀러리 주스가 마치 신비의 치유 버튼처럼 보이는 이유 중 하나도 이것인데, 자가면역 질환이나 다른 바이러스성 질환을 가진 사람들은 하나같이 내분비계 문제를 가지고 있다. 셀러리 주스의 나트륨 클러스터 염과 이 식물성 호르몬은 마치 자가면역 질환에 맞서 원투 펀치를 번갈아 날리는 것 같은 모습이다. 한쪽에서는 나트륨 클러스터 염이 자가면역 질환의 증상을 유발하는 병원체가 활동하지 못하도록 제어한다. 그러고 나면 셀러리 주스의 식물성 호르몬이 갑상선과 같은 내분비선에 침투하여 분비선들이 더 강해지고 안정되도록 돕는다. 분비선의 기능이 다소 저하되어 있을 때 계속해서 이 호르몬을 주입하면(즉 셀러리 주스를 매일 마시면) 충분한 양의 호르몬이 분비선의 균형을 되찾아준다. 만약 분비선이 항진되어 있다면, 정기적인 호르몬 섭취가 분비선을 진정시키는 데 도움을 주게 된다. 이 식물성 호르몬은 자가면역 질환 환자뿐만 아니라 불안정한 내분비계로 고민하는(심각한 상황이든 초기이든 간에) 모든 사람에게 큰 도움을 준다. 부신이 약해지거나 갑상선 기능이 저하되는 것을 포함해 내분비계 질환이 걷잡을 수 없이 늘고 있는데, 셀러리 주스의 이 식물성 호르몬은 그 해법이 될 수 있다.

셀러리 주스에는 의학계가 제대로 연구하거나 분류하지 못한 식물성 호르몬이 아주 풍부하게 함유되어 있다. 물론 다른 식물성 호르몬들도 인간 신체에 여러 가지 이점을 주지만, 이런 내분비계 질환에 효과를 발휘하는 것은 오직 한 가지 식물성 호르몬뿐이다. 셀러리 주스에 들어 있는 또 다른 유용한 식물성 호르몬 중에는 인간의(여자와 남자 모두) 생식계를 강하게 만드는 것도 있는데, 이 호르몬은 성 호르몬의 생성을 조절하고 균형을 유지하며 인간의 생식계 전반을 활성화한다. 이는 식물 세계에 속한 어떤 식물에서도 볼 수 없는 특징이다. 본디 식물의 왕국에서 호르몬은 해당 식물 및 그것의 성장 과정을 위해서만 존재한다. 셀러리 주스의 일부 호르몬은 물론 셀러리 자체를 위해 있지만, 그 중에는 우리 인간에게 진정한 약이 되는 호르몬 역시 들어 있다. 아프거나 고통에 시달리는 사람의 신체 시스템을 안정시킨다는 측면에서 이것은 어떤 허브나 식물도 따라오지 못할 정도로 단연 최고이다. 셀러리는 이렇게 특출하다. 그리고 이 셀러리로부터 최고의 식물성 약이 만들어진다.

허브 치료제들은 대부분 고함량으로 섭취해서는 안 된다. 셀러리 주스는 많은 양을 마셔도 안전한데, 그래서 그 약성藥性을 고함량으로 취할 수 있다.(셀러리 주스의 적절한 복용량에 대해서는 다음 장에서 자세히 설명한다.) 이것이 바로 셀러리 주스가 우리 인간을 위한 큰 선물, 삶을 바꿀 정도의 특별한 선물인 이유이다. 기금이 조성되어 셀러리의 약성 식물 호르몬이 본격적으로 연구되려면(그래서 인간의 신체에 끼치는 유용성을 밝혀내려면) 아마도 수십 년은 더 걸릴 것이다. 그때까지는 먼저 직접 실험해 보자. 당장 시작하면 더 좋다.

소화 효소

셀러리 주스의 소화 효소는 우리가 흔히 생각하듯이 위장에서 음식을 분해하는 효소가 아니다. 그 기능은 훨씬 더 놀랍고 독특하다. 이 효소들은 소장에 진입할 때 산도酸度의 변화로 활성화되는 작은 캡슐과 비슷한데, 이런 식으로 작용하는 효소는 다른 음식에는 없다.

셀러리 주스 안에 엄청나게 많은 효소가 있어야 소화력이 커지는 것은 아니다. 이유는 바로 이 효소가 지닌 (긍정적인 의미의) 전염성 때문이다. 셀러리 주스의 효소는 코미디 클럽 무대에서 재미난 이야기로 그곳에 모인 청중을 신나게 웃게 만드는 코미디언에 비유할 수 있다. 즉 셀러리 주스 효소 하나가 소장 내의 다른 많은 약한 소화 효소들을 다시 점화하고 되살리고 활성화시키는 것이다.

이 다른 효소들 중 일부는 음식으로부터 섭취되지만, 대부분의 효소들은 췌장에서 나오고, 간에서도 아직 알려지지 않은 많은 효소들이 만들어진다. 이러한 제3의 형태의 소화 효소를 만드는 것이 아직 우리가 알지 못하는 간의 화학적 작용이다.(혈액 검사 때 듣는 간 효소liver enzyme[2]와는 다른 것이니 혼동하지 말자.) 이러한 소화 효소들은 간에서 만들어져 담즙을 통해 소장으로 보내진다. 이것은 췌장 효소와는 완전히 다른 별개의 효소이다. 간의 소화 효소를 발견하려면 우선 찾으려는 것이 무엇인지를 정확히 알고 있어야 하는데, 현재로선 이것이 의학계나 과학계의 우선 관심사 안에 있지 않다. 하지만 언젠가는 간이 분비한 담즙 속에서 이 소화 효소들을 찾아낼 수 있을 것이다.

간이 무리하거나 약해지면(요즘 대부분의 사람들이 그런 상황이겠지만), 이 간의 소화 효소들이 원래의 능력을 발휘하지 못하고, 따라서 지방의 분해와 소화를 원하는 만큼 돕지 못한다. 셀러리 주스의 효소는 우선 지치고 약해진 간

---

2 AST, ALT, GGT, ALP 등이 있으며, 혈액 검사를 통한 간의 기능이나 이상 여부를 평가하기 위해 측정된다.—옮긴이

의 소화 효소들을 다시 자극하여 자기 역할을 수행할 수 있도록 돕는다. 또한 음식을 통해 들어와서 주로 소장에 머물고 있는 소화 효소들도 활성화시킨다. 셀러리 주스는 아예 간을 재생시키기도 하는데, 셀러리 주스가 체내로 들어가 간에 이르면 간은 먼저 아주 강력한 담즙 관련 소화 효소들을 만들게 된다. 또한 셀러리 주스의 효소는 췌장을 강화하고 췌장 효소를 자극한다. 여기에 하나 더 보탠다면, 셀러리 주스의 효소는 담즙이나 위산이 처리하지 못하는(우리의 소화 과정은 아주 복잡하다) 특정 영양소들을 분해하고 소화·흡수시키는 데도 아주 탁월한 능력을 발휘한다. 이것만으로도 이미 대단해 보이지만 여기서 그치지 않는다.

음식이 위장胃臟에 들어갔을 때 실제로 무슨 일이 벌어지는지 우리 의학계는 아직 정확히 알지 못하고 있다. 그저 이론이 있을 뿐이다. 모든 답을 아직 가지고 있지 않다. 셀러리 주스의 소화 효소가 이런 다양한 역할을 수행한다고 할 때, 이때의 효소는 어떤 특정한 하나의 효소를 일컫는 것이 아니다. 그것은 세 가지 종류의 효소인데, 과학으로는 발견된 것이 아니므로 당연히 아직 이름은 없다. 편의상 봄, 여름, 가을이라고 부르기로 하자. 나중에 연구를 통해 밝혀진다면 아마도 374, 921, 그리고 813 같은 이름이 붙을 것이다.

이름과 상관없이, 이 세 가지 미발견 효소들이 셀러리 주스에 실제로 존재한다. 방금 설명했듯이 이 효소들은 다른 원천으로부터 나온 지치고 약해져 있으며 분비량도 적은 소화 효소들이 살아남을 수 있도록 돕고, 또 부분적으로는 소장 내의 무익한 산과 점액 따위를 줄이는 데도 관여한다. 대부분의 사람들은 소장의 윗부분이 점액과 독성을 띤 산으로 가득 차 있는데, 이러한 효소들은 이 점액을 집어삼킨 다음 해체, 분해하여 결국 소장 밖으로 배출시킨다. 산성을 약화시켜 체내의 산도 균형을 이루는 핵심 요소가 바로 셀러리 주스의 효소들이다. 일단 점액이 제거되고 나면 셀러리 주스의 나트륨 클러스터 염이 우리 몸속 미생물에 훨씬 쉽게 접근할 수 있고, 그때 연쇄상 구균(소장 내 세균 과잉 증식small intestinal bacterial overgrowth(SIBO)의 주원인)과 같은 세균이나 소장에 사는 다른 무익한 박테리아와 바이러스 들을 파괴하게 된다.(어떤 사람들은 장 속에 기생충이 있다고 믿는다. 몸에 기생충이 있다면 병원에 바로 가야 할 정도로 아플 것이고, 누구나 바로 알아차릴 게 틀림없다. 그럼에도 당신의 장 문제가 기생충 때문이라고 생각한다면, 그렇다, 셀러리 주스의 효소는 기생충도 처리할 것이다.)

셀러리 주스에는 실제로 24개 이상의 다양한 효소들이 있다. 대부분의 효소는 아직 발견되지 않았으며, 거의 대부분 소장 내의 노폐물 처리에 관여한다. 앞서 언급한 3개(봄, 여름, 가을) 효소가 특히 소장 내 활약이 두드러지는데, 아픈 사람들이 확연하게 변화를 느끼게 하는 많은 일들을 뒤에서 묵묵히 수행하는 것이 이 효소들이다.

셀러리가 어디서 자랐고, 물을 어떻게 얼마나 주었으며, 토양 영양분은 어땠는지 등등에 따라, 어떤 셀러리에는 위의 세 가지 효소가 훨씬 많이 함유되어 있을 수도 있다. 이런 셀러리로 주스를 마신다면 당연히 효과도 훨씬 높을 것이다. 어떤 셀러리는 이 중 한두 가지 효소를 조금 더 가지고 있을 수도 있는데, 이것은 셀러리마다 다르다. 하지만 이 특별한 세 가지 효소들은 모든 셀러리에 다 들어 있다.

항산화제

셀러리 주스의 항산화 기능 중 하나는 우리 몸에 쌓여 있는 독성 중금속 주변에서 지방 침전물을 제거하는 것이다. 독성 중금속이 주로 쌓이는 곳은 뇌와 간이다. 지방 침전물은 독성 중금속 퇴적물에 딱 달라붙어 있는데 그 모양이 마치 부항 컵suction cup 같아 보인다. 그리고 지방 침전물과 독성 중금속이 이렇게 접촉하면 중금속이 산화되기 시작한다. 독성 중금속은 파괴적인 전하電荷를 가지고 있는데, 이 때문에 독성 중금속들은 지방 침전물과 다른 독성 중금속에 공격 반응을 일으키고, 그 과정에서 산화가 일어나는 것이다. 즉 우리 몸 안에서 금속들이 녹슬면서 부식성 유출액corrosive runoff이 만들어져 인접한 조직을 파괴하는 것이다. 지방 침전물은 무엇이든 잘 흡수하는 성질을 지녔는데, 이렇게 독성을 띠며 지방에도 잘 녹는 배출물 역시 쉽게 끌어들인다. 그 결과 지방 침전물은 강한 독성을 갖게 되고, 수많은 바이러스와 세균이 먹고 번성하는 연료가 된다. 여기에는 엡스타인 바 바이러스Epstein-Barr virus(EBV)나 대상포진, 인간 헤르페스 바이러스 6형human herpesvirus 6(HHV-6), 혹은 뇌에 침입하여 자가면역 질환을 포함한 수많은 증상과 질환을 일으키는 여타 병원체들이 모두 포함된다.

중금속과 산화 중금속은 브레인 포그brain fog[3], 기억 상실, 우울증, 불안, 조울증, 주의력 결핍/과잉 행동 장애ADHD, 자폐증 등을 일으키고 알츠하이머나 루게릭병, 파킨슨병과 같은 극심한 정신적·육체적 쇠진을 유발하는 주요한 원인 중의 하나이지만 이런 사실은 아직까지 제대로 알려져 있지 않다. 셀러리 주스의 항산화 물질은 중금속 퇴적물 주변에서 지방 침전물을 제거한 다음 중금속만 코팅하여 산화를 억제하는데 이런 방식으로 금속의 부식을 막는다. 셀러리 주스의 항산화 성분에 결합된 나트륨 클러스터 염은 독성 중금속의 파괴적

---

3 머리에 안개가 낀 것처럼 멍한 느낌이 지속되는 상태로, 생각과 표현을 분명하게 하지 못하고 집중력과 기억력이 떨어지며, 피로감, 우울, 식욕부진 등의 증상이 나타나기도 한다. 장기간 방치할 경우 치매 발병 위험이 커진다고 한다.—옮긴이

인 전하를 제거함으로써 중금속의 공격성을 완화시킨다. 파괴적인 전하가 무력화되면 셀러리 주스의 특별한 항산화제가 훨씬 효율적으로 산화를 막을 수 있다. 이것은 증상과 장애, 질병을 멈추게 만드는 셀러리 주스의 특별한 능력, 아직 알려지지 않은 수많은 능력 중 겨우 한 가지에 불과하다.

비타민 C

비타민 C라는 특별한 항산화제를 떠올릴 때 아마도 셀러리 주스를 생각하지는 않을 것이다. 셀러리 주스에 비타민 C가 조금 함유되어 있다고 하더라도 왠지 큰 의미는 없을 것 같다. 그렇지 않은가? 하지만 사실은 정반대다. 셀러리의 비타민 C는 토마토에 함유된 것보다 훨씬 뛰어나다. 브로콜리 속의 비타민 C보다도 더 훌륭하고, 심지어 오렌지에 든 비타민 C보다도 더 낫다. 그 이유는 셀러리 속의 이 특별한 비타민 C가 간의 메틸화 과정[4] 없이 바로 사용될 수 있다는 점에 있다. 즉 셀러리 주스의 비타민 C가 면역계의 작용을 증진시킬 수 있다는 의미인데, 이것이 가능한 것은 다른 비타민들과 달리 셀러리 주스의 비타민 C가 생체에 바로 이용되는 선先 메틸화 형태로 되어 있기 때문이다.

병에 걸렸거나 어떤 증상에 시달리는 사람들은 대부분 간 문제를 가지고 있다. 그들의 간은 기능이 부진하고 활기가 없으며, 온갖 독소와 병원체로 가

---

4 유기화합물에 메틸기(-CH3)를 덧붙여 여러 기능을 가능하게 만드는 과정으로 어떤 기능이나 작용의 스위치를 켜고 끄는 역할을 한다.—옮긴이

득 차 있다. 바이러스, 박테리아, 독성 중금속, 살충제, 제초제, 오래된 DDT 등은 물론이고, 심지어 방사선 잔여물이 들어 있는 경우도 있다. 매일 먹는 고지방(좋은 기름, 나쁜 기름 모두 포함해서) 음식들로 인해 우리도 알지 못하는 사이에 간은 엉망이 되어버렸다. 보통은 영양소의 메틸화가 간에서 일어나지만, 의료계나 과학계는 이 전환 과정, 즉 비타민과 미네랄이 간을 지나자마자 신체의 나머지 부위에서 사용될 수 있도록 하는 과정에서 간이 얼마나 큰 역할을 하는지 아직 모르고 있다. 과로하고 약해진 간 문제를 안고 사는 사람이 요즘 너무나 많다는 사실과 우리 몸에서 간이 실제로 맡고 있는 중요한 역할을 종합해 보면, 메틸화 문제가 이미 만연해 있다는 걸 알 수 있다. 이 말은 음식에서 섭취한 비타민 C가 우리 몸에 도움이 되긴 하겠지만, 그러려면 간이 비타민 C의 메틸화 과정을 여전히 처리해야 한다는 뜻이다. 즉 간이 해야 하는 일이 엄청 많은데 거기에 한 가지가 더 얹어진 셈이니, 어쩌면 간이 이 일을 완벽하게 수행하지 못할 가능성이 큰 것이다.

셀러리 주스 속에 든 비타민 C의 경우 간이 해야 할 이런 과정이 생략된다. 비타민 C를 우리 몸에 유익하게 사용할 수 있도록 처리·변형·전환하는 메틸화 과정을 거치지 않기 때문이다. 이미 최대치로 선 메틸화된 비타민인 것이다. 다른 과일과 채소의 비타민 C도 모두 중요하지만, 셀러리 주스의 비타민 C는 이 부분에서 단연 독보적이다. 셀러리 주스로 사람들이 치유되는 또 하나의 이유이다.

이 비타민 C는 셀러리 주스의 나트륨 클러스터 염과도 특별한 관계를 맺고 있다. 클러스터 염은 셀러리 주스의 다른 영양 성분들을 둘러싸서 이것들을 신체 각 부분으로 운반하는 능력이 있는데, 비타민 C에도 달라붙어 면역계가 이 두 물질을 필요로 하는 곳까지 함께 이동하기 때문이다.

셀러리 주스의 비타민 C는 많으면 많을수록 좋다. 셀러리 안의 비타민 C

는 아주 적은 함량이라고 생각하겠지만, 당신이 한 단을 모두 주스로 갈아 마신다면 실제적으로는 꽤 많은 양이다. 셀러리 한 단 전체에서 추출한 선 메틸화된 비타민 C를 공복 상태에서 16온스 잔에 따라 마신다면, 면역력이 곧바로 높아질 것이다.

자가면역 질환자들(즉 몸에 높은 수준의 바이러스와 박테리아 감염이 일어난 사람들)은 해독에 특히 어려움을 겪는다. 그들의 간이 이미 과부하에 걸려 제대로 작동하지 못하기 때문인데, 이는 혈액 속에 독성 물질, 특히 바이러스 잔해물이 계속해서 투입된다는 증거이다. 신경 독소와 피부 독소, 그리고 다른 바이러스의 폐기물로 찌든 혈액은 다발성경화증에서부터 라임병(이것은 혈액 검사에서 바이러스 부산물이 검출되었거나, 이른바 라임병 증상들이 이런 바이러스에 의한 것임이 밝혀졌다는 뜻은 아니다. 검사에서는 단지 '미상의 염증 지표들'을 감지할 뿐이다)에 이르기까지 엄청나게 다양한 질환을 일으킬 수 있다. 보통 바이러스 수치가 이렇게 높을 때에는 비타민 C의 처리와 흡수가 어려워지는데, 이는 고용량일수록 더 어렵다.

셀러리 주스의 비타민 C는 다르다. 이것은 아주 순하고, 몸에서 활용하기 쉬우며, 면역 기능이 약한 사람에게도 훨씬 쉽게 적용된다. 몸에서의 배출 역시 쉽다. 우리 몸을 빠져나갈 때 셀러리 주스의 비타민 C는 혈액 속의 바이러스 폐기물과 결합해서 그 상태 그대로 신장이나 피부를 통해 우리 몸 밖으로 나온다. 이는 곧 자가면역 증상을 계속해서 악화시킬 수도 있는 바이러스 잔해물이 제거된다는 뜻이다. 셀러리 주스의 비타민 C는 바이러스로 인한 여러 증상과 질병으로 고생하는 사람들을 위한 해답이다. 물론 강력한 해독제이기도 하다.

프리바이오틱 인자

일반적인 프리바이오틱$_{prebiotic}$[5] 음식들은 유해한 박테리아를 굶겨서, 적어도 그 음식을 섭취하는 동안에는 유해 박테리아가 먹이를 조달하지 못하게 하는 데, 이것은 거꾸로 유익한 박테리아들이 잘 자랄 수 있는 기회가 된다. 셀러리 주스의 프리바이오틱 인자는 다른 프리바이오틱들과는 다른 수준에서 기능한 다. 유해 박테리아를 굶기는 것은 말할 것도 없고 이들을 적극적으로 타격하 고 약화시키며 파괴하는 것이다.

셀러리 주스는 또한 내장 속 미생물에게 활용되는 먹이 공급원을 제거한 다. 유해 박테리아 집단은 우리 소화 기관에서 썩고 있는 소량의 음식 찌꺼기 만으로도 살아남을 수 있다. 너무 작아서 잘 보이지도 않는 이러한 음식물 주 머니들은 어려운 시절에 대비한 일종의 군량품과도 같다. 셀러리 주스는 수류 탄처럼 이 주머니들을 향해 날아가, 말라비틀어진 지방과 단백질 더미를 파괴 하고 산산조각을 낸다. 셀러리 주스에 의한 초기 박테리아 전멸 작전에서 살아 남은 유해 박테리아는 결국 먹이 공급원을 잃고 만다. 이 모두 나트륨 클러스 터 염이 지닌 세정력 덕분이다.

다른 허브나 과일, 채소 혹은 다른 프리바이오틱들이 하지 못하는, 셀러리 주스의 장기가 또 하나 있다. 셀러리 주스는 이렇게 부서지거나 죽은 박테리아 를 내장 속 유익 박테리아의 먹이로 공급한다. 나트륨 클러스터 염으로 흠뻑

---

5 장 내에서 유익한 박테리아의 생장을 돕는 물질로, 소화 효소로 분해되지 않는 저분자 섬유질을 가리킨다. 올리고당과 같이 탄수화물로 이루어져 있는 경우가 많고, 거의 대부분이 식이섬유의 형 태로 존재한다.—옮긴이

적셔진 유해 박테리아를 우리 몸의 유익 박테리아들이 먹어치우는 것이다. 셀러리 주스의 나트륨 클러스터 염이 유해 박테리아를 죽이면서 이들 박테리아의 독성을 완전히 제거하기 때문에, 죽은 박테리아 세포들은 속이 빈, 맛있는 사체가 되어 유익 박테리아에게는 더없이 좋은 먹이가 되는 것이다.

생리활성수

셀러리 주스는 대부분의 성분이 물이라고 흔히 말한다. 이는 셀러리라는 이 허브와 이것이 우리 몸에서 하는 아주 중요한 일에 대해 모르고 하는 말이다. 셀러리 주스 안에는 물론 우리가 보통 물이라고 부를 수 있는 물질이 들어 있다. 그러나 이것은 수영장을 채우는 그런 물과는 다르다. 어항에 들어가는 물도 아니다. 호스나 수도관을 통해 나오거나 비처럼 하늘에서 떨어지는 그런 물과도 다르다. 지구상의 어떤 계곡 물도 셀러리 주스의 물과는 다르다. 쉽게 말해 이것은 우리가 알고 생각하는 물이 아니다. 셀러리 주스는 살아서 숨을 쉬는 음료이다. 셀러리 주스의 물은 특별한 방식으로 그 안에 생명을 담고 있다. 이 물에는 생물체의 기능을 증진하고 활성화시키는 능력이 있다.

셀러리 주스와 일반적인 물은 완전히 달라서, 그 둘을 섞는 것은 별로 좋은 생각이 아니다. 내가 물이나 얼음을 넣어 셀러리 주스를 희석하지 말라고 하는 이유이다. 일반적인 물은 셀러리 주스의 효과를 무효화시킨다. 그래서 나는 절대로 셀러리나 셀러리 주스를 건조시킨 것을 나중에 물에 타 다시 주스로 만들지 말라고 당부한다. 일반 물은 살아있는 물이 아니기 때문에 셀러리 주스로 다시 만들어지지 않는다.

갓 걸러낸 셀러리 액체에는 생명이 담겨 있으며, 그것을 마시는 우리 역시 생명을 얻게 된다. 물과 다르지 않다는 표현은 셀러리 주스를 깎아내리는 것이다. 마치 학교 과제에 열심인 당신 딸에게 지금 하고 있는 프로젝트가 다른 친구들 것과 비슷하고 별로 특별할 게 없다고 말하는 것과 다르지 않다. 당신은 절대 그렇게 말하지 않을 것이다. 그 프로젝트는 다른 아이들 것과는 완전히 다르다. 거기에는 그 아이만의 세계와 개성이 담겨 있다.

위에서 설명한 이유로, 혹시라도 셀러리 주스 한 잔 마시는 것이 물 한 잔 마시는 것과 별반 다르지 않다는 소문 따위를 듣더라도 의심하거나 걱정할 필요가 없다. 셀러리 주스는 치유의 액체이다. 이 식물의 에너지, 영양소, 그리고 살아온 삶의 이야기로 만들어지고 이 허브의 생명으로 가득 채워진 강장 음료이다. 식물로 자라면서 빨아들인 단순한 물 같은 거라고 셀러리 주스를 얕잡아봐서는 안 된다. 셀러리 주스가 약간의 영양소가 떠 있는 보통 물 한 잔에 지나지 않을까 하는 걱정일랑 접어두라.

셀러리 주스 한 잔에는 정보가 가득하다. 주스는 지성 intelligence 으로 가득 차 있고, 그 안에는 엄청난 양의 미량 미네랄과 나트륨 클러스터 염이 들어 있다. 그뿐 아니다. 셀러리 주스의 물은 필수 영양소와 파이토케미컬 성분을 매달고 있는 독특한 형식의 생리활성수 hydrobioactive water 로, 이런 유익 성분들을 즉각적으로 우리 몸에 전달할 수 있다. 이 물은 살아있고, 그 안에 분명한 시스템이 있다. 언젠가 미래의 연구에서 밝혀질 때가 올 것이다.

우리 혈액 속의 물은 우리가 잔에 부어 마시는 물과 다르다. 우리 혈액의 물은 우리 생명력의 일부분을 이룬다. 혈액의 일부가 되면 더 이상 물이라 부를 수 없다. 셀러리 주스가 바로 그렇다. 우리는 셀러리 주스의 수분 성분을, 식물로서의 셀러리가 가지고 있는 생명력의 일부로 보아야 한다. 마치 우리 몸의 피가 우리의 생명력의 일부인 것처럼 말이다. 셀러리 주스의 생명 에너지는 우리의 피, 즉 우리의 생명 에너지와 한데 합쳐지도록 만들어졌다. 살아있는 유기체인 인간이 이 살아있는 물을 마신다면, 일반적인 물을 마시는 것보다 훨씬 큰 효과를 얻을 것이다. 셀러리 주스의 생리활성수는 사실 살아있는 물 그 이상이다. 이것은 생명 그 자체이다.

당신의 고통은 실재하지만, 결코 당신의 잘못이 아니다.
당신의 몸은 당신을 저버리지 않았다.
올바른 정보만 주어진다면 당신은 치유될 수 있다.

—앤서니 윌리엄 (메디컬 미디엄)

3장

증상과 질환으로부터 벗어나기

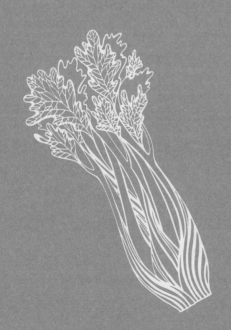

이 장에는 왜 사람들이 고통을 받고 또 어떻게 치유되는지에 대해 조금 더 깊은 정보들을 담았다.

이른바 진단명들이 있다. 그런데 당신이 겪고 있는 증상이나 몸의 상태, 장애나 질병에 붙는 그런 이름만으로는(특히 만성질환의 경우) 문제의 원인을 알기가 어렵다. 의학계가 비록 답을 찾으려 노력은 하고 있지만, 아직 원인을 밝히지 못했거나 이론에 머물러 있는 경우가 많다. 건강 문제로 씨름하는 것은 굉장히 힘든 경험이다. 신체적·정신적으로 힘든 것에 더해 감정적인 시련도 만만치 않은데, 자신의 몸에 대한 신뢰를 잃어버리기도 하고, 때로는 남의 고통을 아주 가볍게 취급하거나 심지어는 진짜 아픈지 의심하는 사람들을 만나기도 한다. 상충되거나 혼란스런 메시지도 대단히 많아서, 사람들은 자신이 아픈 게 당연한 일인지, 혹시 부정적인 생각을 많이 해서 병이 생긴 것인지, 아니면 사람들의 관심을 얻으려고 자기도 모르게 증상을 만든 것은 아닌지 의심하기도 한다. 미스터리의 해답을 찾는 과정에서 만나는 이런 식의 고립감과 결례를 견뎌내기란 정말이지 힘든 일이다.

이 장의 목적은, 페이지의 제약 때문에 최대한 간략할 수밖에 없지만, 이러한 미스터리를 풀고 만성질환의 실제 증상과 진짜 원인을 확실히 보여주는 것이다. 이와 동시에 셀러리 주스가 어떻게 당신의 건강 문제를 더 이상 걱정 않게 하거나 아예 예방할 수 있는지 그 통찰도 제공할 것이다. 이 장은 당신을 위한 증언이 될 것이다. 당신의 고통은 실재하지만, 결코 당신의 잘못이 아니다. 당신의 몸은 당신을 저버리지 않았다. 올바른 정보만 주어진다면 당신은 치유될 수 있다.

이 책을 읽는 많은 사람들이 원인불명의 만성질환의 비밀을 파헤친 메디컬 미디엄 시리즈 책들에 대해 아마 잘 모르고 있을 것이다. 이제는 알기를 바란다. 미국은 물론 세계 각국의 수많은 의사들이 진료실에서 바로 이 시리즈 책들을 참고하고 있다. 많은 환자들이 이 책들을 의사에게 가져가 보여주면서 이 책들 도움으로 자신이 좋아지고 있다고 말했고, 또 이 책들에 나오는 정보를 진료에 참조하고 포함해 달라고 요청해 왔다. 나도 이 책들이 출판되기 오래전부터 의사들과 함께 일하면서 그들에게 원인불명의 만성질환을 앓고 있는 환자들을 도울 고급 의료 정보를 제공해 왔다.

당신이 갖고 있는 증상이나 고민이 혹시 이 장에 들어 있지 않더라도 너무 실망하지 않기를 바란다. 모든 사람의 문제를 빠짐없이 짚고 싶었으나 사정상 그러지 못했다. 더 많은 질환과 증상의 원인은 물론 이를 치유하는 방법까지 심도 있게 다루고 설명한 내용이 다른 메디컬 미디엄 책들에 들어 있다. 아울러 이 장에서 당신이 앓고 있는 증상이나 병이 다뤄지지 않았다고 해서 셀러리 주스가 도움이 되지 않는다는 뜻이 아니니 계속 끝까지 읽어보기를 바란다. 당신이 겪었을 증상이 이 장에서 적어도 하나는 나올 것이고, 그 한 가지를 해결하려 노력을 기울이다 보면 전반적인 건강에 한 발짝 더 다가서 있을 것이다.

자, 여기부터가 핵심이다. 이 장에서는 모두 합쳐 100여 개의 증상과 질환을 다루고 그 배후의 진짜 원인을 들여다볼 것이다. '원인불명cause unknown' 이니 '특발성idiopathic'이니 하는 말만 들어왔던 사람들에게는 이런 내용이 충격적일 수도 있다. 당신의 관절이 왜 아픈지, 당신이 어렸을 때 엄마는 왜 늘 그렇게 피곤에 절어 있었는지, 동생이 임신이 안 되는 이유가 도대체 무엇인지, 삼촌은 이명에 시달리고, 사촌은 자가면역 질환에 걸렸다고 하고, 조카는 밤에 잠을 잘 수 없다고 하는데 그 이유들을 아무도 알려주지 않았으니 어쩌면 당연하다. 이 각각의 사례를 통해 나는 사람을 아프게 하는 원인들을 셀러리 주스가 어떻게 해결하는지도 알려줄 것이다. 여러분과 여러분의 가족이 병을 회복하고 건강해질 수 있도록 말이다.

중독

중독은 영양소 부족 때문에 촉발되는 경우가 많다. 간의 기능이 약해지면 영양소를 전환해서 혈액을 통해 뇌를 비롯한 신체 기관으로 전달하기가 불가능해지는데, 이것이 중독의 주요 원인 중 하나이다. 간이나 뇌에 수은이나 구리, 알루미늄 같은 독성 중금속이 많이 침투해 있다면 그것 역시 이유가 될 수 있다. 심리적인 압박이나 스트레스, 감정적·신체적 상처, 부상 역시 중독을 일으킬 수 있다. 셀러리 주스는 이 모든 경우에 도움을 준다.

셀러리 주스는 간의 포도당 수용을 포함해 간에서 일어나는 모든 일에 안정제 역할을 한다. 중독증 환자 중 많은 사람들이 인슐린 저항성insulin resistance 문제를 가지고 있기 때문에 이것은 매우 중요한 사실이다. 셀러리 주스는 인슐린 저항성을 완화시키고, 세포가 잘 열리도록 도와 인슐린에만 기대지 않고도 포도당을 수용할 수 있도록 해준다.

셀러리 주스는 뇌에 영양을 공급하며, 뉴런을 복구하고, 신경 전달 물질을 보충한다. 셀러리 주스는 뇌 속의 독성 중금속을 중화하고 그 독성을 제거하여 뇌 밖으로 배출하도록 돕는다. 또 금속들이 서로 충돌하거나 상호 작용하면서 생기는 부산물의 체외 배출도 돕는다. 셀러리 주스의 식물성 호르몬 역시 뇌 세포를 보호하는 데 중요한 역할을 하기 때문에(뇌 세포의 죽음을 지연시키고, 나아가 새로운 세포의 생산을 돕는다), 감정적 문제로 고통받는 사람들이 균형과 안정을 찾을 수 있다. 더 나아가 셀러리 주스의 식물성 호르몬은 부신의 기능을 개선하고 강화하며 그것의 활력을 북돋아주는데, 이는 중독 행동에 대응하기 위해 부신이 항진 또는 저하될 때 균형을 잡아주는 역할을 한다.

우리 몸과 혈액을 알칼리성으로 만드는 것은 셀러리 주스의 또 다른 이점이다. 산성증酸性症을 완화시켜 중독적인 충동을 자연스럽게 억제하고, 담배가 필요하다거나 초콜릿을 꼭 먹어야 할 것 같은 그 느낌 자체를 줄여준다. 우리 몸속에 들어간 오래된 약물과 여러 제조 약들은 중독증과 관련이 깊은데, 셀러리 주스는 그것들이 간이나 혈액 밖으로 배출되도록 도와서 중독 행동의 재발을 억제한다.

부신 합병증

부신 피로, 스트레스, 허약증, 신장 관련 질환들

망가진 부신adrenal gland 조직과 약해진 부신을 복구하는 셀러리 주스는 모든 종류의 부신 장애 개선에 도움을 준다. 부신의 문제가 어떤 다른 질병 때문이든지, 혹은 오래 지속된 투쟁-도피fight-or-flight[1] 방식의 삶의 태도나 습관 때문이든지 상관없이 말이다. 의학계는 우리 몸의 부신이 얼마나 많은 일을 하는지 아직 완전히 이해하지 못하고, 부신이 생산하는 수십 개의 다양하고 정교한 호르몬 복합체들(이것들은 우리가 삶에서 하는 모든 일을 지원하는 역할을 한다)에 대해서도 알지 못하고 있다. 부신은 우리 신체 기관 중 호르몬 제조의 끝판왕이다. 이는 우리 생식계보다 훨씬 더 강력하다. 괴롭다고 느낄 때나 사랑과 기쁨, 행복감 등에 빠질 때, 화장실에 가거나 샤워를 하거나 양치를 하고 음식을 먹고 소화를 시킬 때, 혹은 그 중간에 일어나는 모든 일들에 부신이 관여한다. 부신이 관련 아드레날린 혼합물을 만들어 이 모든 작용을 돕는 것이다.

---

1 갑작스러운 자극에 대해 싸울지 도망갈지를 결정하는 본능적 반응을 일컫는 심리학 용어. ─ 옮긴이

우리 몸에는 오른쪽과 왼쪽에 하나씩 총 두 개의 부신이 있다. 이 두 개는 각기 다른 호르몬들을 생산한다. 양쪽 부신이 모두 강한 경우는 드문데, 보통 하나가 먼저 과로로 약해져 아드레날린을 적게 생산하게 되고, 그러면 다른 쪽 부신이 점차 일을 더 많이 하게 되어, 결국 두 개 모두가 약해지는 결과가 된다. 셀러리 주스의 성분들은 부신에 진입해서 그 조직에 잘 스며드는데, 이때 이 성분들이 병약한 부신 세포들을 고치고 보살피고 달래면서 부신 세포들의 모든 면이 골고루 강해진다. 부신을 재건하는 엄청난 효과를 생각하면 나트륨 클러스터 염sodium cluster salts을 부신 염sodium glandular salts이라는 별명으로 불러야 할 것 같다.

부신의 입장에서 나트륨 클러스터 염의 존재는 정말 기적과도 같다. 바다소금과 산에서 나는 암염은 우리 몸에 좋은 것이라고 알려져 있고, 우리가 최고로 치는 소금들이다. 물론 이 두 소금은 고품질의 소금임에 틀림없다. 그렇지만 이들 소금 속의 나트륨 성분은 약성을 갖지 않는다. 이 나트륨에는 셀러리 주스의 나트륨 클러스터 염이 제공하는 약효가 없다. 미량 미네랄이 셀러리 주스의 나트륨 클러스터 염과 결합된 독특한 방식은 지구상의 다른 어떤 음식이나 소금에서도 찾아볼 수 없다. 나트륨 클러스터 염은 부신 세포의 생명력을 자극하고 복원시키며, 부신이 건강하고 강력한 새로운 세포를 빨리 만들 수 있도록 도와준다.

셀러리 주스는 양쪽 부신의 균형을 잡아줌으로써 약한 쪽 부신이 강한 쪽 부신을 따라잡을 수 있도록 한다. 또 양쪽 부신이 서로 소통할 수 있도록 돕는데, 이런 소통 능력은 아직 의학계에 알려지지 않은 부신의 고유 기능 중 하나이다. 셀러리 주스의 초강력 전해질이 양쪽 부신 간의 이런 소통을 가능하게 만든다. 셀러리 주스의 미네랄 염은 한쪽 부신으로 들어간 후 혈액을 타고 다른 쪽 부신으로 이동하는데, 이때 미네랄 염에 먼젓번 부신의 정보가 담겨

져 전해지는 것이다.

부신 피로adrenal fatigue에 대해서는 이 장의 '피로감' 부분을 참조하기 바란다. 나의 첫 번째 책인 《난치병 치유의 길》에서는 부신 피로를 아예 한 장 전체로 다루었다. 그 책에는 매일매일 우리에게 필요한 56가지의 독특한 아드레날린 혼합물들에 대한 정보도 담겨 있다. 셀러리 주스는 부신을 되살리는 데 커다란 축복으로, 더 이상 부신 관련 질환, 부신 기능 장애나 부신 합병증 같은 것을 걱정할 필요가 없게 해준다.

알츠하이머, 치매, 기억력 이상

기억력 이상은 여러 가지 모습으로 전개되는데, 장기 기억을 불러오지 못하거나 단기 기억을 잃어버리기도 하고, 장·단기 기억 이상이 서로 오락가락 반복되기도 한다. 스트레스는 쌓이고 기억할 것은 많은 바쁜 날에도 셀러리 주스가 도움이 된다는 사실은 변함이 없지만, 여기서 다루는 기억력 문제는 너무나 바빠 소지품을 깜빡 두고 나오거나 혼잡한 쇼핑 센터에서 주차한 자리가 기억나지 않는 그런 수준 이상의 것이다. 우리가 알츠하이머나 치매와 같은 심각한 기억 장애를 이야기할 때 그냥 흘려 넘기는 것이 있는데, 바로 뇌 속의 독성 중금속이다. 가장 흔한 것으로는 수은과 알루미늄이 있으며, 그 다음으로는 구리, 니켈, 카드뮴, 납 그리고 비소가 있다. 뇌 속에 든 중금속의 양은 사람마다 다르며, 이것들이 혼합된 양상도 각기 다르다. 어떤 금속들은 서로를 가로지르고 있고, 어떤 것들은 옆으로 나란히 맞닿아 있으며, 어떤 것들은 합금 형태로 존재하기도 한다.

기억력 이상은 바로 이런 중금속들이 산화할 때 발생한다. 중금속이 산화하면 유출액이 생긴다. 자동차의 금속 조각이 녹슬면 딱딱해지면서 거품이 일어나는 걸 생각해 보라. 비록 아주 미세한 규모이긴 해도 우리 뇌에서 벌어지는 일도 이와 비슷하다. 이러한 산화 반응을 일으키는 가장 큰 원인은 혈액 속의 고농도 지방(건강에 좋은 지방과 그렇지 않은 지방 모두 해당된다)이다. 당신의 식단이 고품질의 오일과 견과류, 씨앗류, 아보카도, 치즈, 달걀, 닭, 생선, 쇠고기 혹은 경화유, 케이크, 쿠키, 도넛, 그리고 그 밖의 튀김 요리들로 구성되어 있다면, 거기에서 발생한 혈액 속의 기름이 뇌 속의 독성 중금속과 만나 산화 작용을 일으키게 된다. 이때 독성 중금속은 바람직하지 않은 방식으로 파괴되기 시작한다. 녹이 슬고 모양과 형태가 바뀌며 보통은 파열되지만, 어떤 경우에는 자기들끼리 붙어서 더 커지기도 한다. 지구에서 가장 강력한 전해질인 셀러리 주스(다시 말하지만 어떤 것도 이보다 뛰어난 것은 없다)가 이러한 손상을 복구하는 데 도움을 준다.

첫째로, 셀러리 주스의 미량 미네랄 복합체는 신경 전달 화학 물질의 복구를 도울 뿐만 아니라 아예 완전한 신경 전달 화학 물질을 만들기도 한다. 녹슨 금속의 산화 유출액은 신경 전달 물질을 뒤덮어 오염시키고 무용하게 만들어 버리기 때문에 이것은 특히 중요한 내용이다. 둘째로, 셀러리 주스는 뉴런에서 독성 중금속의 유출액을 씻어낸다. 뉴런은 중금속 유출 세례를 받는 동안 스스로를 유지할 수가 없으므로 이것 또한 매우 중요한 기능이다. 셀러리 주스는 산화 물질과 결합해 그것을 중화하는 방식으로 그 독성을 줄인다. 또한 뉴런의 훼손된 신경 전달 물질을 회복, 재생시키고 완전한 형태의 신경 전달 화학 물질을 제공한다. 이와 같은 작용으로 셀러리 주스는 사람들의 기억력이 개선되도록 돕고, 나아가 알츠하이머 극복에도 도움을 주게 된다.

당신이 혹시 중금속으로부터 안전하다고 생각한다면, 다시 한 번 생각해 보기 바란다. 참치 통조림을 먹어본 적이 있는가? 알루미늄 캔에 든 음료는?

알루미늄 호일에 싼 샌드위치나 간식은 어떤가? 별로 깨끗하지 않은 물, 즉 전세계 수많은 식당에서 주는 수돗물 같은 것을 마셔본 적이 정말 없는가? 약을 복용해 본 적도 없는가? 일상 속의 이러한 것들이 우리 몸에 중금속을 들여온다. 그렇다. 심지어 약국에서 사는 약 속에도 중금속이 들어 있다. 우리가 숨 쉬는 공기에도 미량의 독성 중금속이 있는데, 배기 가스나 제트 연료로 인해 만들어진 것이다. 또 하나 보태자면, 우리 몸속에는 세대를 거쳐 전해지는 중금속도 들어 있다.(수은과 구리가 가장 많다.) 우울증은 뇌 속 독성 중금속으로 인한 증상일 수도 있다. 불안증도 마찬가지다.

이러한 금속의 영향은 어떤 사람들에게는 굉장히 빨리 드러나기도 하고(산화 스트레스는 청소년들에게도 일어날 수 있다), 때로는 여러 해에 걸쳐 천천히 발전되기도 한다. 이것은 중금속이 자리한 뇌의 위치, 오래된 정도, 그리고 산화의 심각성 정도에 따라 다르다. 이런 중금속이 기억력 장애를 일으킬 때 환자들에게 공통으로 일어나는 일이 있다. 바로 금속들이 파괴되고, 금속의 형태가 바뀌고, 산화가 일어나고, 인접한 뇌 조직이 침식되며, 이때 뉴런과 신경 전달 화학 물질이 모두 그 영향을 받게 된다는 것이다. 기억력 감퇴가 시작되기 전이든 후든 만일 신경 전달 물질의 양이 감소하고 기능도 떨어진다면, 브레인 포그 역시 그 요인의 하나일 수 있다.

치매와 알츠하이머 등 기억력 상실을 가져오는 이들 질환의 심각성을 고려하면, 일주일에 한두 모금 마시는 셀러리 주스로는 결코 문제를 해결할 수가 없다. 이런 경우라면 다음 장에서 고용량의 셀러리 주스로 심각한 질병을 치유하는 법을 찾아서 읽어보기 바란다. 8장의 '중금속 해독 스무디' 편도 도움이 될 것이다.

근위축성 측색경화증(루게릭병)

근위축성 측색경화증amyotrophic lateral sclerosis(ALS)(일명 루게릭병)은 의학계의 여전한 미스터리다. 이것은 우리 몸에서 어떤 일이 벌어진다는 구체적인 정황이 발견되어서 붙여진 병명이 아니다. 이 진단을 받은 사람에게는 너무나도 다양한 신경학적 증상이 일어날 수 있다. 사실상 많은 진단명이 의사의 눈에 환자의 증상이 어떻게 비치느냐를 가지고 만들어지는데, 그만큼 그 원인이 미스터리이기 때문이다.

근위축성 측색경화증, 즉 루게릭병의 진짜 원인은 뇌 속의 바이러스 감염이다. 가장 흔한 것은 HHV-6(인간 헤르페스 바이러스 6형)인데, 보통은 뇌가 아닌 신체의 다른 곳에도 한두 가지 다른 바이러스들(예를 들면 대상포진이나 엡스타인바 바이러스)이 존재할 확률이 높다. 바이러스성 신경 독소가 루게릭 증상을 일으키는 주범이고, 그 신경 독소는 우리 몸의 시스템에 독성 중금속이 아주 많을 때에만 만들어진다. 보통은 알루미늄이 가장 많고 그 다음으로 수은, 구리 순이다. 이런 금속들이 서로 반응하면서 부식이 생기고, 이것이 뉴런을 손상시킨다. 부식성 금속 침전물들은 또한 주로 뇌 속에 사는 HHV-6의 아주 손쉬운 먹이가 된다. 독성 중금속과 그 부식성 침전물이 몸의 다른 곳에 있다면 이것도 근처에 있는, 역시 이 병과 연관된 헤르페스 바이러스의 먹잇감이 된다.

루게릭 환자들은 온 몸이 아프다. 이들은 몸 전체에 걸쳐 나타나는 다양한 결핍 현상과 만성 염증으로 고통받는다. 간이 제대로 작동하지 않으니 영양소의 전환도 어려울 수밖에 없는데, 이것이 체내 결핍 현상의 원인이 된다. 셀러리 주스는 생체에서 바로 이용할 수 있으므로 셀러리가 지닌 대부분의 영양소(셀러리만의 독특한 비타민 C를 포함한)와 화학 성분이 간의 전환 과정 없이 바로 활용된다. 셀러리 주스가 가진 치유력을 바로 얻을 수 있다는 점에서 루게릭 환자에게는 그야말로 신이 보낸 선물이 아닐 수 없다.

루게릭 증상은 호전이 가능하다. 강한 항바이러스 치료법과 적절한 중금속 해독이 병행된다면 뉴런 역시 재생될 수 있다. 이 두 가지에 관해서는 《메디컬 미디엄의 갑상선 치유*Medical Medium Thyroid Healing*》를 참조하기 바란다. 셀러리 주스 역시 증상의 호전과 뉴런 재생이 더 빨리 일어나도록 만든다. 루게릭 환자의 경우 뉴런이 빠르게 보충되어야 하는데, 셀러리 주스는 이 상황에서 최고의 전해질이다. 나트륨 클러스터 염과 이것과 결합된 미량 미네랄들은—항산화제, 생체 이용률이 높은 비타민 C, 그리고 (나트륨 클러스터 염의 엄청난 속도 덕분에 쉽게 운반될 수 있는) 다른 영양소들과 더불어—뉴런의 영양을 보충해 줄 뿐 아니라 인근 뇌 조직까지도 기운 나도록 에너지를 보내고 보호해 준다. 또한 바로 이 나트륨 클러스터 염 덕분에 셀러리 주스는 완성된 형태의 신경 전달 화학 물질을 공급할 수 있다. 이는 루게릭 환자는 물론이고 뉴런이 손상된 모든 사람에게 치유의 기회가 아닐 수 없다. 32온스(약 950밀리리터)로 올린 고용량 셀러리 주스와 중금속 해독 스무디(8장에서 자세히 소개)를 매일 마시면서, 내가 《메디컬 미디엄의 갑상선 치유》와 《난치병 치유의 길》에서 제시한 다른 방법들을 병행한다면 루게릭병의 치유를 위한 현명한 선택이 될 것이다.

자가면역 질환

당신이 만약 자가면역 질환이라 이름 붙은 질환이나 증상을 겪고 있더라도 그것은 절대 당신 몸이 스스로를 공격한 결과가 아니다. 당신의 몸은 오히려 병원체들을 열심히 물리치는 중이다. 자가면역 질환 이론은 1950년대에 처음 나왔지만, 지금까지도 과학계는 이에 대해 아무것도 입증한 바가 없다. 물론 자가면역 질환의 증상은 매우 심각하다. 진짜 증상이고 진짜 질환이며, 사람들은 실제로 고통에 시달린다. 그렇지만 '자가면역autoimmune'이라는 용어는 분명히 잘못 만들어졌다. 만약 이런 증상이 사람들에게 처음 나타나기 시작했을 당시 우리 의학계가 충분히 발전해 있었다면 아마도 '바이러스 면역viral immune'이라는 이름을 붙였을 것이다. 왜냐하면 우리 몸은 외부 침입자를 쫓아내게 되어 있고, 그 대부분은 바이러스이기 때문이다.

환자들에게 자신의 몸이 스스로를 공격하고 있다고 말한다고 해서 의사의 잘못은 아니다. 의사들도 '자가면역'의 덫에 꼼짝 없이 붙잡혀 있다. 의대에서는 내과의들에게 정말 많은 증상들의 진짜 원인이 무엇인지 가르치지 않는다. 과학적으로 아직 규명된 바가 없으니 가르칠 것이 없는 게 당연하다. 뭐가 문제인지 아무리 찾아도 알 수 없자 연구자들은 인간의 면역계가 자기 몸의 장기나 분비선, 조직 등을 공격하는 것에 틀림없다고 결론지었다. 아마도 몸이 '잘못되었다at fault'고 말하는 것이 가장 그럴싸한 설명이 될 것이다. 이게 사실이라면 환자에게 그렇게 알려주어야 하겠지만, 현실에서는 이렇게 전개되지는 않는다. 그리고 자신의 몸이 스스로를 공격하는 중이라고 듣는다면 이는 치유 과정에도 해로울 수밖에 없다.

어린아이들이 자가면역 진단을 받고 있는 오늘날에는 특히 더 그러하다. 나이가 어릴수록 자기 몸이 잘못되고 망가져서 스스로를 해치고 있다는 메시지는 자아에 더 깊이 각인된다. 자가면역 질환이 유전되었다는 말도(이것 역시 사실이 아니다) 힘들기는 마찬가지다. 한 젊은 여성이 지금 막 의사에게서 하시모토병이라는 진단을 새로 받았다고 치자. 그녀가 방금 들은 설명은 자신의 면역계가 갑상선을 스스로 파괴하는 중이고, 이 기능 장애가 그녀라는 존재를 이루는 모든 조각들 속에 암호화되어 있다는 것이다. 이는 그녀가 원래 가지고 있던 증상을 개선하는 것은 물론이고, 이런 정신적 이미지들로 인한 심리적 충격까지 회복해야 하는 완전히 다른 차원의 치유 과정이 필요하다는 말이다.

지금으로선 자가면역 질환 진단을 받은 사람에게 딱히 위안이 될 만한 것이 없다. 세상이 당신의 고통을 보고, 인정하고, 그래서 그 고통을 부를 이름이 생기는 것이 어쩌면 유일한 위로가 될 것이다. 의학계가 만성질환들에 당혹해하는 대신 그냥 "당신의 고통은 진짜다"라고 말해줄 수 있다면 좋겠다. 지금 당신의 몸은 항체를 생성해 병원체들을 찾아서 파괴하고 있다. 그것이 실제로 벌어지고 있는 일이다. 다시 말해 당신의 면역계는 균과 바이러스를 쫓고 있다. 이런 작은 벌레들을 찾아내기란 아주 어려운 일이다. 누구나 가지고 있는 흔한 바이러스만 하더라도 수백 가지가 있으며, 매년 또 새로운 변종이 등장한다. 그 바이러스들은 사람의 장기를 비롯해 신체 곳곳에 해를 끼치고, 그것이 이른바 자가면역 질환에 해당하는 다양한 증상으로 나타난다. 의사들이 자신들도 설명할 수 없는 염증 반응을 보고 그렇게 진단하는 것이다.

자가항체autoantibody들이 연구에 의해 발견되었다고 한다면, 즉 면역계가 자신의 몸을 타깃삼아 만든 항체를 알아냈다고 생각한다면 완전한 착각이다. 자가항체는 우리 몸의 면역계가 만든 진짜 항체이다. 스스로를 공격하기 위해서가 아니라, 바이러스를 공격하기 위해 만들어진 항체이다. 하지만 보통 바이러스들은 우리 시스템 아주 깊숙이 숨어 있어서 현재의 검사법으로는 찾아내기가 매우 어렵다.

실제로 염증을 일으킨 것은 우리 몸에 숨어 발견되지 않은 이런 병원체들이다. 면역계가 헛발을 짚은 것이 아니다. 또한 염증을 일으킨다는 음식 때문도 아니다. 가끔 어떤 음식을 먹어서 염증이 생기는 것은 병원체가 그것을 먹이로 삼기 때문인데, 이렇게 번성하게 된 균들이 염증을 일으킨 것뿐이다. 우리의 면역계는 바이러스와 박테리아를 찾아내 없애는 것이 그 임무이다. 만일 면역계의 기능이 떨어져 있다면 이 작업은 매우 힘들 것이다. 아무리 허약한 면역계라도 자신의 몸을 타깃으로 삼아 공격하지는 않는다. 반드시 숨어 있는 균이 있게 마련이다.

자가면역이라는 진단을 받은 사람이라면 당연히 내분비계 문제도 가지고 있을 것이다. 셀러리 주스만이 가지고 있는 식물성 호르몬이 이 문제를 해결하는 핵심이다. 이 식물성 호르몬들은 모든 내분비선에 들어가 이를 지원하고 강화하며, 내분비계가 항진이나 저하 상태에 이르지 않고 적절한 균형을 유지하도록 해준다. 부신에서 췌장에 이르기까지 이렇게 내분비선의 균형을 잡아주면 우리 몸의 호르몬 생산량도 적절해진다.

앞서 말했듯이 자가면역 질환자는 모두 바이러스에 감염되어 있다. 어떤 이들은 만성의 경증 감염으로, 예컨대 엡스타인 바 바이러스EBV와 같은 바이러스를 가지고 있을 수 있고, 어떤 사람들은 인간 헤르페스 바이러스 6형HHV-6과 같이 좀 더 심각한 바이러스에 감염되었을 수도 있다. 그런가 하면 대상포진 바이러스로 인한 3차 신경통trigeminal neuralgia[2]을 앓고 있는 사람도 있을 것이다. 어떤 사람들은 EBV로 인한 다발성경화증을 앓고 있을 수도 있다.(예전에는 자가면역 질환에 몇 가지 질병만 해당되었지만, 지금은 그 리스트가 매우 길다. 이런 추세는 계속될 것 같은데 언젠가는 의학계가 밝히지 못한 모든 증상을 자가면역 질환으로 진단하고 유전성이라고 말할지도 모르겠다. 아무런 과학적 근거도 없이 말이다.) 이 모든 경우와 위에 언급하지 않은 다른 상황에도 셀러리 주스의 나트륨 클러스터 염은 최고의 바이러스 해결사이다.

---

2 3차 신경은 얼굴과 머리에서 오는 통각과 온도 감각을 뇌에 전달하는 뇌신경으로서 귀 위쪽에 위치한다. 여기에 문제가 생기면 얼굴 감각 이상과 씹기 근육 약화 등의 증상을 겪을 수 있다. ─옮긴이

자, 셀러리 주스를 마신 사람들이 왜 염증 반응이 사라지는지 이제는 알았을 것이다. 염증이란 바이러스에 의해 일어나기 때문에, 나트륨 클러스터 염이 바이러스의 세포막을 파괴하고 세포를 약화시켜 그 수를 줄이면 수수께끼 같던 염증이 사라진다. 나트륨 클러스터 염의 활약은 여기서 그치지 않는다. 이 것은 (독성 중금속과 같은) 독성 물질을 먹은 바이러스가 배출한 (신경 독소와 같은) 독성 폐기물에 흡착한다. 바이러스성 신경 독소 역시 과학으로 아직 밝혀지지 않은 자가면역 질환의 또 다른 측면인데, 사실상 이 바이러스성 신경 독소가 자가면역 질환자의 신경계에 염증을 만들고 있는 것이다. 셀러리 주스의 나트륨 클러스터 염은 바로 그 원인(축적된 바이러스)을 없애버린다. 그러면 독성이 약화된 신경 독소 폐기물들이 신경계를 더 이상 괴롭히지 못하고, 사람들은 비로소 삶을 되찾게 된다.

식물성 호르몬과 나트륨 클러스터 염이라는 셀러리 주스의 두 가지 강력한 성분 덕분에 사람들은 이른바 자가면역 질환에서 벗어나 건강을 회복하기 시작했다. 우리는 의학계가 아직 모르는 이러한 자가면역 질환의 진짜 이유를 더욱 구체적으로 다루게 될 것이고, 동시에 셀러리 주스가 어떤 역할을 하는지도 알게 될 것이다. 증상이 심각한 경우라면 셀러리 주스 섭취와 함께 메디컬 미디엄 시리즈 책에 담긴 다른 치유 방법들을 병행해 보는 것도 좋을 것이다.

섬유근육통

셀러리 주스는 섬유근육통fibromyalgia에도 매우 유용한데, 그 원인이 되는 독성 물질(즉 엡스타인 바 바이러스로 인한 신경 독소)을 해독하기 때문이다. 신경에 붙는 이러한 신경 독소들은 말초 신경과 중추 신경 모두에 염증을 일으키는데, 이것이 섬유근육통 환자들의 몸에서 벌어지는 일이다. 셀러리 주스가 체내로 들어오면, 나트륨 클러스터 염은 신경 독소에 흡착하여 독소를 몸 밖으로 안전하게 데리고 나오고, 그러면 자연스레 신경과 (엡스타인 바 바이러스로 인한) 신경 독소 간의 접촉이 줄게 된다. 더 놀라운 작용도 있다. 보통 섬유근육통을 가진 사람들은 간에도 독소가 가득한데 모르고 지나는 경우가 많다. 셀러리 주스는 간을 해독하고 정화하는데, 내장에서 바이러스가 만드는 많은 신경 독소들도 신체 곳곳의 신경에 이르기 전에 이때 미리 제거되는 것이다. 셀러리 주스를 장복하면 전반적인 몸의 통증이 감소하고 섬유근육통 특유의 압통점들도 상당히 개선될 수 있다.

라임병

셀러리 주스는 보렐리아Borrelia, 바르토넬라Bartonella, 바베시아Babesia와 같은 박테리아를 제거한다. 당신이 박테리아에 감염된 것 같다면 셀러리 주스가 제대로 된 해결책이다.

그런데 라임병Lyme disease[3]이 박테리아 감염이 아니라 만성의 바이러스 감염이라면? 병원 진단상으로는 박테리아 감염일지 몰라도 라임병의 증상은 바이러스 감염과 일치한다. 실제로 보렐리아 같은 박테리아가 몸에서 검출되었더라도 그 박테리아가 라임병 환자들이 겪는 증상을 일으키는 것은 아니다. 라임병의 증상은 신경학적인 증상인데, 박테리아는 신경 독소를 만들지 않으므로 신경 관련 증상을 일으키지 않는다. 수은이나 알루미늄, 구리 같은 독성 중금속을 먹고사는 바이러스만이 라임병을 일으키는 신경 독소를 만들어낸다. 다른 범인으로는 간이나 몸의 다른 부위에 축적된 글루텐, 달걀, 유제품, 살충제,

---

3 의학 사전에는 "라임병은 진드기가 사람을 무는 과정에서 나선형의 보렐리아 균이 신체에 침범하여 여러 기관에 병을 일으키는 감염 질환"이라고 설명되어 있다. ─옮긴이

제초제, 살균제를 들 수 있다.

더 정확하게 말하자면 헤르페스 군herpetic family⁴의 바이러스들만이 여기에 해당된다. 즉 EBV(엡스타인 바 바이러스)와 아직 미발견된 EBV의 돌연변이 및 그 변종 바이러스들(60여 개에 이른다), 대상포진 바이러스와 눈에 보이는 발진이나 농포를 만들지 않는 그 변종 바이러스들, HHV-6(인간 헤르페스 바이러스 6형)과 HHV-7(인간 헤르페스 바이러스 7형)의 다양한 돌연변이들, 그리고 아직 발견되지 않은 HHV-10(인간 헤르페스 바이러스 10형)부터 HHV-16(인간 헤르페스 바이러스 16형)까지가 바로 그 문제의 바이러스이다. 이러한 바이러스들은 온 신경계에 염증을 일으키는 신경 독소를 내뿜고, 라임병과 같은 신경학적 증상을 야기한다. 이것이 라임병을 앓는 사람들이 결국 다발성경화증, 류마티스 관절염, 하시모토병, 섬유근육통, 만성피로증후군 같은 다른 만성질환에도 걸리게 되는 이유이다. 이것들을 포함해 더 많은 병들이 사실은 EBV가 일으키는 질환이다. 라임병도 마찬가지다. 모두가 같은 원인에서 나왔다.

의사들은 아직 모르고 있다. 그들이 배운 바로는 그 중 몇 가지 증상이 EBV와 관련이 있을 뿐이다. 의학계는 EBV가 이 모든 것의 진짜 원인이라는 사실을 모른다. 그렇기 때문에 병의 진단에서도 경계가 불분명하고 실수가 생긴다. 당신이 알아야 하는 것은 진실이다. 라임병 환자들이 겪는 셀 수도 없이 다양한 신경학적인 증상들은 모두 만성의 경증 바이러스 감염에 의한 것이다. 즉

---

4 다양한 감염증을 일으키는 바이러스로 80종 이상이 존재하지만 이 가운데 인간에게 질병을 유발하는 것은 8종으로 알려져 있으며, 인간 헤르페스 바이러스human herpes virus(HHV)라고 한다. 단순 헤르페스 바이러스 1형, 2형, 대상포진 바이러스, 엡스타인 바 바이러스, 거대 세포 바이러스, 인간 헤르페스 바이러스 6, 7, 8형 등이 있다. 아직 헤르페스 바이러스를 예방할 수 있는 백신은 없다. ─ 옮긴이

바이러스가 자신들이 좋아하는 먹이를 먹고는 신경 독소를 방출하는 것이다.

　설령 당신이 라임병에 대한 낡은 사고 방식이나 고정 관념(즉 박테리아 이론)에 사로잡혀 있더라도 셀러리 주스는 여전히 당신의 답이 될 수 있다. 왜냐하면 셀러리 주스가 보렐리아, 바르토넬라, 바베시아를 제거하고, 아직도 헤매고 있는 의학계가 라임병의 원인이라고 못 박으려 하는 다른 모든 박테리아 후보들도 모조리 죽이기 때문이다. 당신과 당신의 의사가 라임병이 바이러스 질환임을 믿지 않더라도 셀러리 주스의 가치는 변하지 않는다. 셀러리 주스는 아주 강력한 항박테리아 물질이며, 여전히 당신에게 도움이 될 테니 말이다. 약간 다른 이야기를 해보자면 내가 앞서 언급한 바와 같이 《난치병 치유의 길》이 출판되자 의사들이 진료하면서 이 책을 참조하기 시작했다. 의사들은 라임병 쪽에 특히 관심을 보였는데, 라임병이 박테리아가 아니라 바이러스와 관련이 있다는 것이 의사들에게도 훨씬 이치에 맞았기 때문이다. 지금은 나의 바이러스 이론을 지지하는 의사들이 아주 많다. 당신이 라임병에 관한 가장 앞선 정보(즉 바이러스 이론)에 공감한다면 당연히 셀러리 주스가 유용할 것이다. 앞서 자가면역질환의 도입부에서 읽은 대로 셀러리 주스는 아주 강력한 항바이러스제이다.

다발성경화증

　다발성경화증multiple sclerosis에도 셀러리 주스는 훌륭한 치유 효과를 발휘한다. 이 강력한 치유력은 여러 가지 원리로 설명이 가능하다. 다발성경화증의 진짜 원인은 EBV가 신경 독소를 배출하고 중추 신경계에 염증을 일으키는 것이다. 셀러리 주스의 나트륨 클러스터 염은 바이러스를 방해하고 무력화시킨다. 바이러스 세포막을 분해하고 세포를 약화시켜 제 기능을 못하게 하기 때문이다. 일단 체내에 축적된 바이러스가 줄어들면 증상도 사라지기 시작하므로, 다발성경화증 환자는 비로소 한숨 돌리게 된다.

셀러리 주스는 다발성경화증 환자들의 체내 독소 또한 해독시킨다. 다발성경화증 환자들은 기능이 저하된 부실한 간이 문제인데, 이들의 간 속에는 바이러스성 독소와 바이러스의 잔해들, 독성 중금속, 그 밖에도 간에 문제를 일으키는 이상 물질이 가득하다. 셀러리 주스는 이러한 독소와 신경 독소들을 중화한 다음 그것과 흡착하여 몸 밖으로 데리고 나오는 방식으로 간의 해독을 돕는다.

바이러스와 독소를 청소하는 이 모든 작용은 다발성경화증의 대표적 증후인 염증을 경감시킨다. 그 염증은 우리 몸의 미엘린초myelin nerve sheaths[5]나 관절에 발생하는데(장기 및 단기 염증 둘 다 가능), 셀러리 주스는 이 두 경우 모두에 도움을 준다.

다발성경화증 환자들에게는 내분비계의 불균형 문제도 나타난다. 내분비선을 재생·회복시키는 셀러리 주스의 식물성 호르몬의 가치는 그래서 더욱 빛을 발한다. 생체에 바로 이용되어 흡수되는 셀러리 주스 특유의 비타민 C도 우리 몸에서 즉시 사용된다. 다른 모든 영양소와 마찬가지로 간이 이것을 전환시켜야 하는데, 셀러리 주스의 비타민 C의 경우에는 이 과정이 생략된다. 따라서 즉각적으로 면역계를 활성화시킨다. 다발성경화증 환자에게는, 다시 말해 엡스타인 바 바이러스에 감염되었고 그래서 강력한 면역이 필요한 사람에게는 이것은 전부라고 할 수 있다.

셀러리 주스는 그 자체로 다발성경화증에 대처하는 가장 강력한 무기가 될 수 있다. 메디컬 미디엄 시리즈에서 밝힌 다발성경화증과 관련한 여러 가

---

5 신경 세포 구성 요소의 일종으로 신경을 둘러싼 보호막 역할을 한다.—옮긴이

지 사실들과 치유법을 함께 적용한다면, 이 질병으로 인한 수많은 증상들에서 벗어날 수 있을 것이다.

만성피로증후군, 만성피로 면역기능장애증후군, 전신적 활동불능병

의학계의 최근 변화로서 만성피로증후군myalgic encephalomyelitis/chronic fatigue syndrome(ME/CFS)에 새로운 이름들이 생겨났다. 장시간 피로감을 느끼고, 마치 다리에 시멘트를 발라놓은 것 같고, 눈을 계속 뜨고 있기도 힘이 들고, 불면에 시달리고, 어떤 특이 증상들 때문에 일상의 기능을 수행하는 것마저 버거워졌다는 사람들의 호소를 드디어 인정하기 시작했기 때문이다. 사람들이 느끼는 이러한 증상과 고통은 진짜였다. 이런 호소들을 진지하게 받아들이기 시작하면서 의학계에서는 이들 증상이 뇌의 염증과 연관이 있을 거라고 여겼다. 그래서 뇌척수염encephalomyelitis(brain and spinal cord inflammation) 같은 용어가 등장하게 되었다.

의학계에서 만성피로증후군을 인정하기 전부터 나는 이것을 하나의 질병으로 보고 이를 '신경 피로neurological fatigue'라고 표현해 왔다. 앞에서도 누누이 말했듯이 EBV가 바로 그 원인이다. 만성피로증후군으로 힘들어하는 전 세계 수많은 사람들에게 모두 통하는 흔들리지 않는 진실이다. 만성피로증후군이 더 심각한 경우는 EBV의 특정한 변종 때문인데, 이 바이러스는 좀 더 공격적이며 신경계 전체에 염증을 일으키는 훨씬 강한 신경 독소를 만들어낸다. 뇌 속의 뉴런도 영향을 받아 브레인 포그가 생기거나, 머릿속이 뒤죽박죽이 되거나, 활기차게 걷기가 힘들어지기도 한다.

다른 바이러스 감염과 마찬가지로 만성피로증후군에도 셀러리 주스가 최고의 무기이다. 우선 EBV는 셀러리 주스의 나트륨 클러스터 염에 대한 면역을 절대 만들 수 없다. 다음은 만성피로 환자들이 공통으로 가지고 있는 약해진 면역 시스템에 끼치는 영향인데, 셀러리 주스의 미량 미네랄은 백혈구에 안정을 가져오고 셀러리 주스 속의 비타민 C 역시 면역계에 힘을 보태어, 마침내 원인균인 EBV를 찾아내고 파괴할 수 있게 된다.

최근에는 대부분의 만성피로증후군 환자들이 라임병이라는 진단을 받고 있다. 이제 그 연관성이 보일 것이다. EBV가 처음부터 이 두 질병의 배후에 있었다. 마치 두 개의 다른 병처럼 취급되지만, 이제 여러분도 이 질병들이 같은 데서 나왔다는 사실을 안다. 셀러리 주스는 EBV로 인해 손상되고 약화된 당신의 신경계를 재생시키는 놀라운 힘을 가지고 있고, 그렇기 때문에 만성피로증후군이나 라임병 혹은 두 질환 모두에 탁월한 효과를 발휘한다.

류마티스 관절염, 건선성 관절염, 피부경화증

이러한 관절 통증들은 EBV에 의한 바이러스 감염이다. 류마티스 관절염rheumatoid arthritis(RA)과 건선성 관절염psoriatic arthritis(PsA)이 자가면역으로 오인되는 이유는 의학계가 자가면역 항체autoantibody라고 주장하는 항체를 발견했기 때문이다. 다시 말하지만 이러한 항체들은 면역계의 고장이나 교란이 아니다. EBV가 관절과 신경에 염증을 일으킨 것이다. 우리의 면역계는 바이러스를 무찌르기 위해 항체를 만들 뿐 우리 몸을 공격하지 않는다. 바이러스에 대해 엄청난 파괴력을 발휘하는 셀러리 주스는 EBV를 제거하고 류마티스 관절염과 건선성 관절염 모두의 증상을 경감시키는 데 도움을 준다.

건선성 관절염은 칼슘석 때문에 생기는 것이 아니라는 점도 밝혀둔다. 주범은 간에 서식하는 EBV이고, 이 바이러스가 구리와 수은을 먹고 혈액으로 방출한 신경 독소들이 결국 관절 주위에 자리를 잡은 것이 건선성 관절염이다. 이때에는 EBV가 피부 독소도 방출하기 때문에 관절 주위의 피부에 독소가 올라와 발진을 일으키기도 한다. 건선성 관절염은 간의 독성화 정도와 바이러스의 농도에 따라 여러 가지 형태로 나타난다. 셀러리 주스는 간에서 구리와 수은을 제거하는데, 이것만으로도 체내 바이러스 축적도가 낮아진다. 바이러스가 가장 좋아하는 먹이가 바로 이런 독성 중금속이기 때문이다. 이와 동시에 셀러리 주스의 나트륨 클러스터 염의 활약으로 몸 전체에 분포된 EBV 다발들이 제거되면 우리는 이제 치유의 길로 들어서게 된다.

피부경화증scleroderma을 보면 거기에는 피부 독소와 신경 독소가 존재한다. 이것들은 수은과 구리를 먹는 EBV 변종에서 발생하며, 특히 살충제나 각종 농약, 진균제 등이 바이러스의 연료가 된다. 그 결과로 생긴 신경 독소로 인해 열이 나고 심층 조직에서 통증을 느끼게 된다. 셀러리 주스의 간 해독 작용은 살충제와 진균제, 제초제 등을 중화해서 몸 밖으로 배출시킨다. 셀러리 주스가 간에 남은 피부 독소마저 제거하면 피부경화증 증상도 마침내 사라진다.

자가면역 피부 질환

피부염

내가 '전통적 피부염classic dermatitis'이라고 명명한 피부염이 있는데, 이는 사람에게 흔히 발견되는 EBV 변종들이 간에 쌓인 알루미늄이나 구리, 살충제들을 먹고 일으키는 문제이다. 피부가 건조해지거나 비듬이 생기거나 피부가 얼룩덜룩해지고 뒤집히기도 한다. 셀러리 주스는 경증의 EBV 바이러스 감염을 물리치고, 알루미늄과 구리의 부산물은 중화하며, DDT[6]와 같은 오래 쌓인 살충제 성분을 몸 밖으로 배출시키는 데 도움을 준다.

지루성 피부염은 혈액이 오염되고 걸쭉해지는 지방간이나 지방간 전 단계의 결과로 보아야 한다. 이 경우는 바이러스 문제가 아니라, 간이 온갖 것들로 가득 차 있는 상황에서 간을 빠져나온 독소가 (간으로 되돌아가거나 몸 밖으로 배출되는 대신) 피부로 들어가서 일어나는 현상이다. 셀러리 주스는 간을 재생시킨다. 즉 넘치는 독소들을 배출시켜 간 세포들이 활기를 되찾게 함으로써 간이 2천 가지도 넘는 화학 작용(아직 의학계는 이 중 많은 부분을 알지 못한다)을 제대로 수행할 수 있도록 만든다. 간의 중요한 기능 중 하나는 영양소를 피부와 같은 다른 신체 기관에 전달하는 것인데, 이 기능만 가능해져도 지루성 피부염은 호전된다.

습진, 건선, 주사비(딸기코), 광선 각화증

습진과 건선psoriasis은 간에 경증 헤르페스 바이러스 감염이 있을 때 생긴다. 가장 흔한 바이러스는 EBV이다. 이 바이러스가 역시 간에 침투한 독성 구리와 수은을 먹고 배설하면 그 구리는 피부 독소로 바뀐다. 이렇게 쌓인 피부 독소가 간을 빠져나가서 결국 피부에 가장 가까운 층에 도착한다. 우리 몸은 이 피부 독소들을 피부 밖으로 밀어내는데, 이것이 바로 100가지도 넘는 다양한 발진으로 나타난다. 그 중 어떤 것은 습진이나 건선이 되고 또 그 밖의 다른 것으로 나타나지만, 이들 가운데 어떤 것도 면역 체계가 피부를 공격해서 나타나는 것은 없다. 자가면역 질환이라는 오류는 습진이나 건선이 어떻게 만들어지는지 제대로 이해하지 못해서 빚어진 것이다.

셀러리 주스가 피부에 영양을 공급해 주므로 셀러리 주스를 마시는 사람들은 놀라운 피부 개선 효과를 경험한다. 습진과 건선이 점차 사라지는 것도

---

6 인체 잔류 독성이 밝혀져 현재는 제조·판매·사용이 금지된 해충 구제약이자 농업용 살충제로, 인체에 들어오면 지방 조직에 축적된다. 앤서니는 부모나 조부모의 몸에 들어와 축적된 이 DDT 성분이 세대를 이어 전해질 수 있다고 주장한다.─옮긴이

여기에 포함된다. 셀러리 주스의 쿠마린coumarin 성분은 피부 안쪽 깊은 곳에서부터 세포들을 활성화하면서 피부 표면 위로 떠오른다.(쿠마린에 대한 더 많은 정보는 7장 참조) 이렇게 되면 피부 세포의 죽음과 노화는 줄어드는 반면 피부를 지나는 신경과 혈관 및 혈행은 좋아진다. 셀러리 주스만의 특별한 비타민 C는 간의 (특화된) 면역계를 복원시켜 잔존 바이러스의 퇴치를 돕는다.

주사비酒皶鼻(딸기코 증상)는 얼굴과 목에 다양한 형태로 나타나는 습진의 한 종류이다. 셀러리 주스는, 소장관에 살면서 역시 그곳에 사는 EBV의 먹이가 되는 수은 독소들을 몸 밖으로 배출시킨다. 셀러리 주스의 나트륨 클러스터 염이 내장 내 바이러스 축적을 줄이고 수은 독소와 그 부산물을 중화해서 무력화하면 딸기코 증상은 사라지기 시작한다. 달걀이나 유제품, 글루텐과 같이 EBV가 좋아하는 음식을 먹지 않으면 훨씬 빨리 호전된다.

광선 각화증actinic keratosis 역시 습진의 한 형태로, 수은과 일부의 구리가 연료원인 경증 바이러스 감염이다. 셀러리 주스는 주사비와 습진의 경우에서처럼 몸속의 금속을 제거하고 숨어 있는 바이러스를 파괴하는 방식으로 효과를 발휘한다.

중증의 습진이나 건선일 경우 보통은 간 내부에 독성 중금속과 바이러스가 아주 많이 쌓여 있다. 처음 셀러리 주스를 마셔 간에서 배출을 하기 시작할 때에는 바이러스 사체들이 다량 발생할 수 있는데, 이는 셀러리 주스가 독성 중금속 주위로 움직이면서 바이러스와 싸우기 때문이다. 이 사체들 때문에 평소보다 많은 피부 독소들이 체내에 배출되고, 따라서 습진이나 건선이 더 악화된 것으로 오인할 수 있다. 혹시 이런 일이 발생한다면 일시적인 치유 반응임을 알기 바란다. 셀러리 주스의 섭취량을 약간 줄이면서 조금 기다린다면 셀러리 주스는 결국 피부병을 다스리는 최고의 해결사가 되어줄 것이다. 그러면서 8장 '심화 치유 가이드'와 메디컬 미디엄 시리즈의 다른 책들을 찾아 공부하면서 여러분의 피부 문제에 도움이 될 방법들을 더 연구해 보기 바란다.

사람들은 온갖 건강 정보를 찾아다니며 그다지 도움될 것 같지 않은 것들을 이것저것 시도하기도 한다. 셀러리 주스를 마시는 것처럼 뭔가 새로운 루틴을 시작할 때에도 많은 사람들이 다른 프로그램을 같이 시작하곤 한다. 예를 들어 (자신에게 딱히 필요하지도 않고 잘 맞지도 않는) 새로운 식이요법을 이것과 동시에 시작하는 식이다. 이제 막 셀러리 주스를 시작했으므로 어떤 상황에서는 셀러리 주스 탓을 하기가 쉽다. 만약 여러분에게 셀러리 주스의 치유 반응 같은 것이 생긴다면 이 점은 꼭 기억하길 바란다. 셀러리 주스 마시기를 시작하면서 혹시 동시에 또 다른 건강 프로토콜을 따르고 있는가? 물론 당신 몸의 이상 반응이 바이러스가 대량으로 죽거나 간이 해독되면서 나타나는 반응일 수도 있지만, 어쩌면 바이러스를 살찌우는 음식을 먹어서 생긴 결과일지도 모른다. 도움이 되지 않는 음식들을 멀리하기 시작했다면(8장 참조) 당신은 이미 치유에 힘을 보태고 있다.

경화태선[7]

이 피부 증상은 구리와 수은, 그리고 세대를 통해 전해진 오래된 DDT와 경증 바이러스 감염의 합작품이다. 셀러리 주스는 간에 있는 오래된 DDT 침전물과 독성 중금속을 헐겁게 만들어 배출하고 제거하므로 몸에 쌓인 바이러스는 점점 줄어든다. 따라서 꾸준히 오랫동안 셀러리 주스를 마시면 경화태선硬化苔癬, lichen sclerosus 환자들은 효과를 보게 된다.

---

7 경화위축성 태선은 피부와 점막의 만성위축성 질환으로 여성과 남성의 항문 및 생식기 주변에 주로 생기며, 극심한 가려움증을 동반한다.—옮긴이

루푸스성 발진

이런 유형의 발진은 수은과 알루미늄을 먹은 EBV로 인해 생기는데, 이 EBV가 배출한 피부 독소들이 주요 림프선들이 위치한 부위의 피부 표면에 드러난 경우이다. 얼굴에 나비 모양의 발진이 나타날 수도 있고, 루푸스lupus[8]라는 진단명이 붙을 다른 형태의 습진이 함께 나타날 수도 있다. 다시 말하지만 이것은 우리 몸이 자신을 공격하는 것이 절대 아니다. 이것은 경증의 바이러스 감염이다. 루푸스를 가진 많은 사람에게서 혈액 검사시 EBV가 검출되는 경우가 많아 이들은 별개로 EBV 진단까지 받게 되지만, 일반적으로 아직 의사들은 바이러스와 루푸스성 발진lupus-style rashes을 연결 지어 생각하지 못한다. 만약 루푸스 환자가 라임병 의사를 찾는다면 라임병 진단도 같이 받게 될 것이다. 이것들이 모두 EBV라는 같은 원인에서 기인한 줄 모르고 말이다. 셀러리 주스는 이 모든 것의 치유책이다. 나트륨 클러스터 염은 근본 원인인 바이러스 감염을 낮추고, 발진 증상을 촉발하는 피부 독소의 독성을 제거한다.

백반증

셀러리 주스는 백반증vitiligo에도 도움이 된다. 혈류 속을 떠돌며 이러한 증상을 일으키는 알루미늄 부산물을 무력화시키기 때문이다. 의학계는 아직 백반증이 HHV-6나 EBV 같은 바이러스가 원인이라는 사실을 모른다. 바이러스는 간을 포함한 신체 곳곳에서 알루미늄이나 포름알데히드 조각들을 먹은

---

8 결핵성 피부병의 하나. 얼굴, 특히 코 중심으로 좌우 대칭으로 생기며 전신으로도 나타난다. 늑대에게 긁히고 물린 것 같은 모양의 발진이 일어난다고 해서 늑대를 뜻하는 라틴어 '루푸스'라고 불린다.—옮긴이

후 알루미늄 성분의 피부 독소를 방출하고, 이 독소가 피부에 침투하여 피부 세포에 있는 멜라닌 색소를 파괴한다. 이 때문에 흰 반점이 생기거나 피부에서 색소가 제거되는 백반증이 나타난다. 이처럼 이것은 명확한 원인이 있는 분명한 질병이다. 피부의 면역 체계가 피부 색소를 공격하는 것이 아니다. 셀러리 주스는 원인 바이러스를 추적해서 간과 체내에 쌓인 알루미늄과 포름알데히드 조각들을 몸 밖으로 내보내도록 돕는다.

균형 이상

현기증, 메니에르병, 어지럼증

균형 감각 이상balance issue은 매우 다양하게 나타난다. 증세가 심각한 사람의 경우 방이 빙글빙글 도는 것 같다고 하고, 조금 덜한 경우라면 흔들리는 배 안에서 바닥이 울렁거리는 정도의 느낌일 수 있다. 부상이나 뇌진탕 혹은 뇌종양 같은 구체적인 이유가 있는 게 아니라면, 의학계에서는 이 모든 증상이 아직도 미스터리일 뿐이다. 설명 불가한 이 모든 균형 이상과 밀접한 관련이 있는 것이 바로 미주 신경vagus nerve[9]이다.

미주 신경은 뇌신경의 하나로, 뇌간brain stem에서 시작해 목과 가슴을 거쳐 복부까지 이어져 있다. 미주 신경은 대단히 예민한 신경이다. 그리고 이 예민한 신경의 가장 큰 적이자 방해꾼이 바로 EBV가 발생시킨 신경 독소들이다.

---

9 쌍으로 된 12개의 뇌신경 중 하나로 10번째 뇌신경에 해당된다. 심장, 폐, 소화관 등에 작용하는 부교감신경의 조절에 관여하며, 12쌍의 뇌신경 중 가장 길고 복잡한 구조를 지닌다.—옮긴이

EBV의 활동이 왕성하면 이것이 방출하는 신경 독소들이 쉽게 미주 신경에 달라붙는데, 그 결과로 미주 신경이 붓게 된다. 붓는 정도는 다양하다. 어떤 때는 미주 신경이 갈라지는 지점인 위장 근처 신경의 끝부분만 살짝 붓기도 하고, 어떤 때는 훨씬 더 위쪽, 거의 가슴 정도 위치에 문제가 생기기도 한다. 이렇게 위쪽 신경이 붓게 되면 가슴이 답답하고 숨쉬기가 어려워진다. 호흡기 내과에서는 분명히 폐에 아무 이상이 없다고 들었을 테니 이런 상황에 직면하면 참으로 답답할 수밖에 없다.

어떤 사람들은 뇌에서 시작되는 미주 신경의 맨 꼭대기 부분에 손상을 입기도 한다. 이때도 물론 신경 독소가 염증을 일으킨 것이다. 이 경우는 미주 신경성 뇌 염증과 매우 유사해서 울렁이는 배 안에 있는 듯한 느낌이 지속되거나, 조금만 목을 움직여도 주변이 갑자기 돌고 심한 경우에는 구토로 이어지는 경험을 하게 된다. 어지럼증이나 균형 감각 이상 증세의 정도는 우리 몸에서 EBV가 잘 숨는 곳, 즉 간의 상태에 달렸다. 바이러스가 좋아하는 음식을 자주 먹는 사람인가, 체내에서 바이러스의 먹이가 되는 살충제나 살균제에 얼마나 노출되었는가 등도 여기에 영향을 미친다.

그럼 메니에르병Ménière's disease은 어떨까? 돌이나 칼슘 결정체가 내이內耳에 걸려서 생긴 문제라는 것이 이 질병에 관한 흔한 오해이다. 이런 이론이라도 듣게 되면 어지럼증 환자들이 병원을 나설 때 적어도 원인은 알았다고 할지 모르겠지만 결코 정확한 사실이 아니다. 정확하게 말하자면 귀 속의 (칼슘) 돌들은 오랜 기간 지속되는 어지럼증이나 현기증, 주위가 빙빙 도는 느낌을 포함해 어떤 식의 균형 이상 문제와도 관련이 없다. 메니에르병은 만성의 경증 바이러스 감염에 의해 발생하는 신경계 질환 중의 하나이다.

셀러리 주스는 역사상 최고의 소염제 중 하나이다. 어떠한 염증 반응도 안정시키는 강력한 치료제이며, 균형 이상과 관련한 고민도 모두 해결한다. 셀러리 주스의 성분들은 뇌 속으로 신속히 진입하는데, 그 중 미량 미네랄 성분은 뉴런을 복원하고 또 미주 신경 같은 주요 중추 신경을 포함한 신경 전체에 영양을 공급한다. 이때 셀러리 주스의 나트륨 클러스터 염 성분은 EBV의 파괴와 박멸을 돕는다. 또한 간과 체내에 있는 신경 독소, 살충제, 제초제, 살균제, 그 밖의 독성 물질과 결합한 후 이 물질들을 체외로 배출시켜 이것들이 미주 신경과 반응하지 못하도록 돕는다. 만약 신경 독소가 미주 신경의 표면에 자리 잡고 앉아 염증 반응을 촉발한다면, 셀러리 주스는 자성磁性으로 독소를 유인해서 신경으로부터 떼어낸다. 한마디로 모든 오염 물질과 독소, 그리고 모든 종류의 (특히 EBV!) 신경 독소를 미주 신경 세포에서 떼어내고 청소하는 것이 셀러리 주스의 역할이다.

복부 팽만[10]

셀러리 주스는 여러 가지 이유로 복부 팽만bloating(고창증)에 효과가 있다. 우선은 셀러리 주스의 간 재생 능력을 들 수 있다. 간이 좋아지면 담즙의 생산과 보유량이 늘어나고, 담즙이 풍부해지면 요즘 대부분의 사람에게 과다한 지방의 체내 흡수가 좋아진다. 즉 건강에 도움이 되는 지방이든 그렇지 않은 지방이든 간에 모든 종류의 지방을 더 쉽게 부수고 소화시키게 된다. 강력해진 담즙은, 내장 벽을 따라 단단하게 굳어 있어 복부 팽만 등의 문제를 일으키는 오

---

10 배에 가스가 차고 부풀어 오르는 현상.─옮긴이

래된 지방은 물론 새로 유입되는 지방까지 모두 용해시킨다.

셀러리 주스가 간을 회복시킬 때에는 위선stomach gland에도 활력을 주게 된다. 위선은 다양한 소화 효소들을 만들어내는데, 이 효소 중 몇몇은 단백질 같은 중요한 영양소의 소화·흡수·분해에 핵심적인 역할을 한다. 이때 단백질이 제대로 소화되지 않아 내장에서 부패되면 복부 팽만이 발생한다. 정확히 말하자면 그 원인 하나만으로도 많은 사람이 만성적인 복부 팽만을 겪을 수 있다. 셀러리 주스의 나트륨 클러스터 염은 위선에 들어가서 세포들에게 영양을 공급하고, 보존제나 천연향(MSG가 가득 담긴 것들. 더 자세한 내용은《난치병 치유의 길》을 참조) 등의 유독한 식품 화학 물질로부터 독성 성분을 제거한다. 위선의 조직이 살아나면 위선은 더 빠른 속도로 훨씬 더 강한 염산(정확하게는 각기 다른 일곱 가지 산酸의 복합물)을 분비할 수 있는데, 이는 자연스럽게 단백질의 분해를 돕게 된다.

셀러리 주스는 또한 소장 내 세균 과잉 증식small intestine bacterial overgrowth(SIBO)과 관련된 병원체들을 죽인다. 연쇄상 구균이 그 대표적인 예이다.(《메디컬 미디엄의 간 소생법》에서도 썼듯이, 아직 의학계는 연쇄상 구균이 SIBO의 가장 대표적인 박테리아라는 사실을 알아내지 못했다.) 연쇄상 구균과 같은 해로운 박테리아 무리는 장 속의 완전히 소화되지 못한 단백질과 지방을 먹고는 암모니아를 배출한다. 그 암모니아는 소화관에 스며들어 위장을 거쳐서 심지어 입으로까지 올라가면서 지나는 곳을 모두 훼손시킨다. 입 속에 암모니아가 침투하면 잇몸이 약해지고 치아 부식도 빨라진다. 셀러리 주스가 연쇄상 구균과 기타 병원체를 제거하고, 이와 동시에 소화 효소가 소화관 내 음식의 소화 흡수 과정을 도와준다면, 복부 팽만은 점차 가라앉는다.

어떤 사람은 복부 팽만의 여러 원인(담즙 부족, 염산 부족, 병원체의 암모니아 배출) 중 한 가지가 문제가 되기도 하고, 어떤 사람은 두세 가지 원인을 동시에 갖기도 한다. 대부분의 사람들은 하나 이상의 요인을 갖고 있으며, 어떤 원인이 되었든 만성 복부 팽만은 간 질환이 시작되었다는 초기 신호이다. 어쩌면 그래서 더욱 셀러리 주스에 눈을 돌려야 하는지도 모른다. 셀러리 주스야말로 간에는 특효이니 말이다.

브레인 포그

브레인 포그brain fog에는 두 가지 주요 원인이 있다. 이 두 가지 원인이 따로 나타날 때도 있고 동시에 나타날 때도 있다. 가장 대표적인 원인은 경증 바이러스 감염으로, 일반 엡스타인 바 바이러스 같은 바이러스가 간肝에 있을 때이다. 일상 환경을 통해 유입되는 문제 물질들(오래된 조제 약물, 수은, 알루미늄, 구리 등 독성 중금속, 각종 용매제와 석유 화학 제품과 같은)이 간으로 흘러들고, 이것을 먹은 EBV가 신경 독소를 방출하는데, 이 신경 독소들이 혈액을 타고 뇌로 이동하여 신경 전달 화학 물질을 약화시키고 뇌의 전기 자극을 줄이거나 방해한다. 그 결과가 바로 브레인 포그이다. 의학계는 아직 왜 이런 현상이 발생하는지 제대로 밝혀내지 못하고 있다.

바이러스성 브레인 포그를 가진 사람들이 보통은 뇌 속에 바이러스가 든 게 아니라는 사실을 기억하기 바란다. 그들에게 문제가 되는 바이러스는 바로 간에 사는 바이러스이다. 셀러리 주스의 화학 성분들은 간문맥을 거쳐 간으로 들어간다. 간에 들어간 셀러리 주스의 나트륨 클러스터 염은 바이러스가 방출한 신경 독소에 달라붙어 꼼짝 못하게 만드는 한편, EBV가 뇌에 당도하기 전에(즉 브레인 포그를 일으키기 전에) EBV의 세포 독성 또한 제거한다.

브레인 포그를 일으키는 또 다른 원인은 뇌 속에 자리한 독성 중금속이다.

수은과 알루미늄은 뇌에서 흔히 발견되는 중금속들로 뇌의 전기 신호를 방해한다. 전기 신호가 이런 독성 중금속 침전물에 가서 닿으면 중간에 끊어지고, 따라서 또렷이 사고하기가 어려워진다. 브레인 포그는 사람들이 생각하는 것보다 훨씬 복잡하다. 정말 셀 수 없이 많은 유형이 존재하는데, 사람들은 각기 자신만의 버전으로 브레인 포그를 겪는 셈이다. 브레인 포그가 모두에게 다르게 나타나는 한 가지 이유는 사람마다 중금속이 뇌 속에 쌓여 있는 위치가 다르다는 것이다. 어떤 사람은 중금속이 뇌 속 여기저기에 흩어져 있고, 어떤 사람은 한 곳에 치우쳐 있다. 또한 뇌 속에 있는 중금속들의 종류도 다양하고, 구성 형태도 다르며, 중금속들의 농도에도 차이가 있다.

셀러리 주스의 나트륨 클러스터 염은 신경 전달 화학 물질과 전기 신호를 강하게 만들어서, 이것들이 먼 거리를 훨씬 빠르게 이동하도록 돕는다. 제대로 된 연료가 공급되면 뇌의 전기 불꽃은 더 밝게 타오른다. 그렇게 되면 브레인 포그가 걷히면서 모든 것이 선명해질 것이다. 셀러리 주스의 나트륨 클러스터 염이 바로 그 제대로 된 연료이다. 이 나트륨 클러스터 염은 또 뇌 속의 중금속들을 무력화하고 몰아내어 뇌 속에 더 이상 발붙이지 못하게 한다.

산화酸化는 브레인 포그의 한 가지 요인이자 뇌 속 중금속의 또 다른 종착역이다. 체내의 금속이 오래되었거나 음식이나 혈액 속에 지방이 너무 많으면 독성 중금속은 산화되기 쉽다. 그리고 이 산화 중금속의 유출액은 뇌 기능을 더 방해하게 된다. 셀러리 주스는 산화 물질을 무력화하고 중화 및 분산시키는 경향이 있는데, 이때 뉴런 안팎과 뇌 조직에는 더 많은 공간이 만들어지면서 뇌 세포는 중금속 오염에서 벗어난다. 결과적으로 전기 자극과 뉴런의 활동이 훨씬 원활해지면서 브레인 포그는 누그러진다.

부러지고 굽은 손톱과 손톱 곰팡이

셀러리 주스는 간을 재생시키므로, 손상되고 약해져서 잘 부러지거나 굽은 손톱도 강하게 만들어준다. 정말 그렇다. 간에서 독과 독소들을 배출하면 손톱이 강해진다. 그 이유는 우리 몸에 보물 같은 미네랄인 아연 때문인데, 음식을 통해 들어오는 이 소중한 아연을 간은 우리 몸의 치유에 활용할 수 있는 미네랄 형태로 전환시킨다. 만약 간이 튼튼해서 제 기능을 한다면, 간은 이 전환 과정을 거친 새로운 아연을 다시 혈액으로 내보내 손톱이 재생되도록 돕는다. 손톱에 문제가 있다는 말은 간에 이상이 있고 또 아연이 부족하다는 의미이다. 셀러리 주스에는 아연의 미네랄이 생체에서 이용하기 쉬운 형태로 들어 있어 손톱 문제를 개선하는 데 탁월한 효과가 있다.

셀러리 주스를 마시면 손톱 곰팡이 문제도 시간이 지나면서 해결될 것이다. 나트륨 클러스터 염은 우리 몸에 도움이 되지 않는 곰팡이 균들을 파괴하고 없애기 때문이다. 심각한 경우에는 별도의 도움과 처치가 필요한데, 셀러리 주스와 함께 다른 치유법을 병행한다면 드라마틱한 치유 효과를 기대해도 좋다. 8장 '심화 치유 가이드'에서 도움될 만한 정보를 다루었다.

암

거의 모든 암이 바이러스 때문에 생긴다. 극소수이지만 독성 화학 물질 혹은 산업 화학 물질만으로 생기는 암도 있다. 바이러스의 관여 없이 암을 일으키는 독성 물질로는 석면을 예로 들 수 있다. 하지만 대부분의 암은 바이러스성이며, 특히 독성 물질을 먹은 바이러스에 의해 생긴다. 물론 우리 몸에 바이러스와 독소가 있다고 해서 항상 암이 생기는 것은 아니다. 어떤 특정 바이러스에 돌연변이 변종이 생기고, 여기에 독성이 아주 강한 먹이가 공급될 때 비로소 암이 만들어진다.

공격적 성향의 어떤 변종 바이러스가 공격적인 특정 독소를 먹으면 독성 폐기물을 방출하는데, 이렇게 되면 원래 독소가 훨씬 더 고약한 상태가 된다. 이러한 독성 폐기물은 건강한 세포들을 지속적으로 오염시켜 독살하기에 이른다. 이렇게 인간의 건강한 세포들이 죽으면 그것 역시 바이러스의 먹이가 된다. 건강한 세포들이 계속 변형되어 마침내 암세포들로 바뀔 때까지 이 사이클이 계속된다. 이때 바이러스 역시 돌연변이 과정을 통해 암세포로 바뀔 수 있다. 바이러스나 독소는 몸 어디에나 있을 수 있기에 이 과정은 신체의 모든 부위에서 일어날 수 있다.

셀러리 주스는 가장 강력한 예방 효과가 있는 항암 허브 또는 항암 음식 중 하나이다. 하루에 셀러리 줄기 몇 개를 씹어 먹는 것도 물론 건강에 도움을 주지만, 이것은 셀러리 주스와 같은 약은 아니다. 현재 암과 싸우고 있거나 암을 예방하고자 하는 사람들은 다음 장에 안내한 용량에 따라 셀러리 주스를 마시면 두 가지를 기대할 수 있다. 첫째, 셀러리 주스는 바이러스의 먹이가 되는 독소를 제거하는 데 도움을 준다. 이러한 독소의 예를 몇 가지 들자면, 우리 몸 밖에서 들어간 외부 호르몬, 독성 중금속, 독성 제조 약, 유해 플라스틱, 기타 석유 화학 제품이 있다. 셀러리 주스는 이러한 독소들에 결합하여 그 조직을 느슨하게 만들고, 독소가 간이나 신체 부위로부터 방출되도록 도와주며, 체내 독성 수준을 낮추어 암을 예방할 수 있는 확률을 높인다. 만약 이미 암에 걸린 경우라면, 셀러리 주스는 이와 같은 독성 물질의 제거를 통해 암의 진행을 늦추고 새로운 암의 발생을 방지한다. 둘째, 셀러리 주스는 항바이러스제라는 점이다. 나트륨 클러스터 염은 독소를 먹고 더 강한 독성 물질을 배설하는(이 과정을 통해 세포가 손상되고 그 본성이 바뀌어 마침내 암세포가 된다) 공격적인 바이러스들을 무찌른다. 바이러스의 힘을 빼앗아, 암세포가 덩어리를 이루거나 몸 여기저기로 퍼져 나가는 것을 막아준다. 따라서 셀러리 주스는 독소와 바이러스 두 가지 모두 처리한다는 점에서 이득이다.

셀러리 주스의 비타민 C는 강력한 항산화제로서 흡수가 아주 잘되어 암과 싸우는 우리 몸의 세포들에게 영양을 공급한다. 셀러리 주스의 식물성 호르몬은 내분비계를 활성화시켜 내분비계가 항진 상태가 되지 않도록 도와준다. 이것이 도움이 되는 것은 신체의 수많은 투쟁-도피 반응들이 공포에 기반한 아드레날린(이 또한 바이러스로 인해 만들어진 암세포의 먹이가 된다)을 분비하기 때문이다.

암 투병 중인 대부분의 사람들은 이미 자신들의 아픔을 이해하는 잘 훈련된 의사들에게 자연 요법이나 일반적인 표준 치료(또는 두 가지 모두)를 받고 있을 것이다. 그게 어떤 것이든 지금의 암 치료법에 셀러리 주스를 추가하는 문제를 의사와 상의하기 바란다. 암을 이겨낸 사람에게 셀러리 주스는 재발을 막는 그야말로 환상적인 예방책이다. 왜냐하면 셀러리 주스가 바이러스를 계속 살찌우는 각종 독성 물질을 끌어 모아 몸 밖으로 배출시키기 때문이다.

오한, 전신 열감, 식은땀, 더운 감각, 불안정한 체온 변화

이 증상들은 모두 여러 독소들로 점령된 약하고 부실한 간과 관련이 있다. 이 독소들을 나열하자면, 삶의 반복된 투쟁-도피 반응이 만들어낸 유해 호르몬을 비롯해 수은·알루미늄·구리와 같은 독성 중금속, 엡스타인 바 바이러스·HHV-6·대상포진 바이러스·거대 세포 바이러스와 같은 각종 바이러스들, 병원 조제약, 그리고 마지막으로 살충제, 제초제, 살균제 등이 있다. 이 모든 것에 시달리는 상태에서 간이 고지방 식사로부터(건강한 지방이냐 아니냐 여부를 떠나서 사람들의 지방 섭취량은 대부분 매우 높다) 몸을 지켜내려고 애쓰다 보면, 간은 결국 한계 상황에 이른다. 이런 상황은 사람마다 찾아오는 시기가 각기 다르다. 어떤 사람들은 태생적으로 약한 간을 가지고 있어서 이러한 증상이 아주 어린 나이에 나타날 수도 있다. 보통은 30대 후반과 40~50대 초반에 나타난다.

셀러리 주스는 이 모든 것에 통한다. 셀러리 주스는 간문맥을 통해 간으로 들어가 바로 손상된 간 세포를 치유하고 복원하기 시작한다. 그곳의 쓰레기와 유해한 독성 물질을 제거하고, 신경 독소와 피부 독소와 같은 바이러스성 폐기물을 중화하며, 또한 지방 세포들을 분해해서 분산시킨다. 그 결과로 혈액이 더 신선하고 깨끗해지는데, 그래서 혈류를 타고 혈액이 다시 간으로 들어갈 때에는 독성이 훨씬 낮춰져 있는 상태가 된다. 결국 한마디로 셀러리 주스는 체내 독성 물질의 함량을 낮추어 간을 되살리는 것이다. 간이 새로워지고 쌩쌩해지면 이러한 체온 관련 증상들은 자연스럽게 개선된다. 셀러리 주스와 함께 더 나은 식사를 병행할 때 그런 일이 가능해지는데, 이에 대해서는 8장 '심화 치유 가이드'를 참조하기 바란다.

수족냉증(추위, 더위, 습도, 태양 빛에 대한 과민 반응)

온도에 지나치게 예민한 사람들은 보통 신경계 과민인 경우가 많다. 체내 염증이 발생하면 우리 몸의 다양한 부위에 퍼져 있는 신경(삼차 신경trigeminal nerve[11]을 비롯한 여러 안면 신경에서 시작해 좌골 신경까지)과 신경 말단들이 예민해지는데 그것이 바로 염증 반응이다. 셀러리 주스는 이러한 염증의 근본 원인을 다스린다.

극심한 추위나 더위를 잘 견디는 사람들은 섭씨 10도에도 너무 힘들어하는 사람들의 심정을 이해하지 못할 것이다. 얼굴 신경이 과민한 사람들은 바람이 마치 얼굴을 무는 것 같다고 느낀다. 이런 과민증 환자들에게는 종종 두통이나 편두통도 함께 나타나고 균형 감각 이상까지 겹쳐서 어지럽거나 종종 가벼운 현기증을 겪기도 한다. 추운 날씨에는 녹초가 되기 쉽고, 더운 날씨 역시 만만치 않다. 햇빛에 아주 예민한 사람들이 있는가 하면, 높은 습도를 견디지 못하는 사람들도 있다. 이런 증상을 사람들이 무어라 부르든, 의사들이 무슨 병명으로 진단하든, 이 모든 것은 과민해진 신경계 때문에 벌어지는 일이다.

만약 신체적 부상을 입은 게 원인이 아니라면, 과도한 신경 감각은 늘어난 몸속 독소로 인해 신경에 염증이 생긴 것이다. 엡스타인 바 바이러스 같은 바이러스들은 너무나 많은 신경학적 증상과 질환의 원인이다. 이러한 바이러스들은 신경 독소라는 자신의 폐기물을 만들어 분비하는데, 이것이 혈액을 타고 다니다가 신경에 달라붙어 크고 작은 염증을 일으킨다. 염증의 정도는 물론 사람마다, 또 몸에 쌓인 바이러스의 양에 따라 다르다. 이것이 온도에 극도의 예민 반응이 생기는 이유이다. 수족냉증이 있다면 이러한 바이러스성 신경 독소와 부실한 간에 의한 순환 장애가 원인이다.

셀러리 주스의 고유한 나트륨 클러스터 염은 안정적으로 곧 작업에 착수하는데, 신경 독소를 중화하고 꼼짝 못하게 해서 덜 공격적으로 만든 뒤에 소

---

11 얼굴의 감각과 일부 근육 운동을 담당하는 신경으로, 눈과 귀의 중간에 위치한다. —옮긴이

변이나 대변 또는 땀을 통해 신체에서 빨리 빠져나가도록 돕는다. 이렇게 신경이 이완되고 치유되면 몸 전체의 신경 염증이 가라앉는다. 따라서 습도가 높은 시기에 몸이 붓더라도 신경에 무리가 가지 않기 때문에 통증이 잘 느껴지지 않는다. 신경을 방해하는 신경 독소가 줄어들면, 추위에 노출되었을 때에도 신경이 더 빨리 회복되어 통증과 피로를 덜 느끼게 된다.

지속적인 공복감

장기에 포도당이 결핍될 때 나타나는 지속적인 공복감은 글리코겐(글루코스, 즉 포도당의 저장 형태)을 새로 넣어달라는 배고픈 간의 신호이다. 간은 고지방 식단으로 인해 쌓여온 지방 세포는 물론이고 독소 등 문제를 일으키는 많은 요인으로 가득 차 있는 경우가 많다. 이러면 간이 포도당을 받아들이기가 더 어렵기 때문에 계속해서 많이 먹어도 여전히 배고픔을 느낄 수 있다. 셀러리 주스는 간의 독소를 제거하고 지방 세포의 용해와 분산에 도움을 주므로, 간이 포도당을 흡수해 글리코겐 형태로 저장하기가 쉬워진다. 이 포도당(그리고 글루코겐)은 신선한 과일과 감자, 고구마, 겨울 호박 같은 탄수화물이 풍부한 채소에서 얻을 수 있다. 이 책의 8장과 《메디컬 미디엄의 간 소생법》에서 이러한 필수 순수 탄수화물critical clean carbohydrates에 대해 자세히 알아보기 바란다.

변비

컨디션이 좋은 날에는 셀러리 주스의 소화 효소 성분만으로도 소장의 음식을 분해하고 신체 시스템을 작동시킬 수 있다. 물론 만성 변비에도 셀러리 주스의 도움을 받을 수 있다.

변비가 있는 사람들 대부분은 간 역시 느리고 정체되어 있다. 젊은 사람이 변비가 있다면, 아마도 조상에게서 물려받은 독소로 인해 이미 약해진 간을 가지고 태어났을 것이다. 나이든 사람인 경우에는 수십 년 세월을 거치며 간이 점차 나빠졌을 수 있다. 어쩌면 당신도 간이 약한 상태로 태어난 뒤 평생 동안 (이제는 모두가 길들여진) 고지방 음식을 섭취하면서 간에 과부하를 안 겼을 수도 있다. 과부하에 걸리고 기능도 약해진 간에서는 담즙 생산도 줄어 드는데, 담즙은 식단에서 지방을 소화하는 데 매우 중요하다. 담즙이 감소하면 지방은 분해되거나 흩어지지 않으며, 결국 장에서 산패되어 유해한 박테리아 집락集落의 먹이가 된다.

소화가 원활하지 않는 또 다른 경우는 위장에서 염산이 약해질 때이다.(《메디컬 미디엄의 간 소생법》에서 위장이 만드는 일곱 가지 산酸 복합물에 대해 자세히 알아보기 바란다.) 손상되거나 약해진 간을 보완하기 위해 위선이 염산을 오랜 기간 과잉 생산하면 결국 힘을 잃게 되고, 그에 따라 위액 수치가 낮아지면 단백질(식물성 단백질과 동물성 단백질 모두)이 제대로 분해되지 않는다. 이러한 단백질은 장에서 부패하고, 이는 다시 유해한 박테리아 집락의 먹이가 된다.

유해한 박테리아가 소화관에서 증식하면 염증이 발생하고 연동 작용이 줄어든다. 가장 빈번히 일어나는 곳은 소장과 결장으로, 그곳에서 박테리아 주머니가 만들어지거나 협착이 발생해 시간이 지남에 따라 더 많은 변비가 생긴다. 최근 들어 변비를 가진 많은 사람들이 소장 내 세균 과잉 증식SIBO 진단을 받고 있다. 특히 대체 의학에서 그렇게 보는 경향이 있다. 의학계는 SIBO의 주요 박테리아 유형이 연쇄상 구균이며, 이 균은 아직 확인되지 않은 수십 가지 유형이 있다는 사실을 모르고 있다.

셀러리 주스의 나트륨 클러스터 염은 병원체를 죽이는 최고의 해결사이다. 이 특수한 성분이 연쇄상 구균을 포함한 유해균 집단을 즉각적으로 파괴하므로, 셀러리 주스는 변비(및 SIBO)에 대한 핵심 치료법이 될 수밖에 없다. 연쇄상 구균은 항생제에 대해서는 내성이 있는 것과 달리 셀러리 주스의 클러스터 염에는 면역이 되지 않는다. 따라서 셀러리 주스의 효능은 계속 발휘되고, 이전 장에서 읽은 것처럼 결과적으로 장의 유익균들이 번성하게 된다.

셀러리 주스는 또한 정체된 간을 재생시켜 간의 담즙 생산이 정상화되도록 한다. 위선을 되살려 염산의 생산도 회복된다. 염산을 만드는 위선은 자신의 조직에 영양을 공급하는 셀러리 주스 고유의 미량 미네랄을 알아보고 찾는다.

가끔 소장이나 결장이 꼬여서 변비가 생길 수도 있다. 이것은 장 폐색과는 다르며, 장 주변의 약화된 결합 조직이 살짝 꼬여서 배변 운동이 어려워진 것이다. 독소, 박테리아, 바이러스로 장 주변의 결합 조직이 포화 상태가 되고 이미 과부하 상태인 간이 이를 여과시키지 못하면 그 조직들은 당연히 약해질 수밖에 없다. 따라서 간 독성의 결과로 종종 이런 꼬임 현상이 나타난다. 이러한 유해 물질들은 물론 장관腸管 내부에서도 발견된다. 어떤 음식을 먹느냐 역시 중요한데, 만약 우리가 먹는 것에 섬유질이 충분하지 않다면 연동 운동을 자극하는 음식을 섭취할 필요가 있다. 많은 사람들에게 가장 쉬운 치료법은 식단에 식물성 식품을 조금 더 추가하는 것이다. 셀러리 주스 역시 연동 운동을 자극한다.(주스에는 물론 섬유질이 없지만 이건 틀림없는 사실이다. 섬유질과 관련해 혼란스럽다면 4장의 내용 중 '섬유질 관련 질문' 부분과 7장 '셀러리 주스에 대한 소문과 걱정, 잘못된 정보들'을 참조하라.) 셀러리 주스는 자연스럽게 연동 운동을 유도한다. 다시 말해 매일 먹는 식단에 섬유질이 충분하지 않은 경우라면 셀러리 주스가 연동 운동을 자극하여 장을 통해 음식을 이동시킬 수 있다. 나아가 셀러리 주스는 장의 내벽을 재건하고 주변의 결합 조직을 젊게 만들어 소장 및 결장의 꼬임을 완화하는 데에도 도움을 준다.

그리고 정신적인 원인으로 인한 변비도 있다. 너무 오래 참거나 감정적으로 힘든 상황일 때, 또는 걱정이나 스트레스, 고난, 배신을 겪을 때 이러한 내면의 긴장과 불안이 변비로 이어지기도 한다. 이럴 때 셀러리 주스를 마시면 뇌에 크게 도움을 준다. 셀러리 주스의 전해액이 지닌 강렬한 파워는 신경 전달 화학 물질을 재건하여 마음과 뇌를 차분하게 이완하고 진정시킨다. 나트륨 클러스터 염이 뉴런에 들어가서 영양을 공급하면 그 사람의 현재 내면적 상태를 바꾸어 결국 장의 연동 운동이 일어나도록 이끈다.

당뇨병(1형, 1.5형, 2형), 고혈당증, 저혈당증

고혈당증이나 저혈당증 또는 높은 수치의 당화혈색소$_{A1C}$[12]와 같은 초기 인슐린 저항 증상은 부실하고 침체된 간에서 시작된다. 간이 약해지면 지방을 소화하는 능력이 떨어지면서 장과 다른 장기, 심지어 혈액에까지 더 많은 지방이 축적된다. 이것이 인슐린 저항성을 불러일으키는 원인이다. 또한 간에 지방이 쌓이면, 포도당을 조절해 글리코겐 형태로 저장하는 간의 능력도 떨어지게 된다. 셀러리 주스는 간을 소생시켜, 간으로 하여금 축적된 지방을 분해 및 제거해서 과도한 지방으로부터 뇌와 심장을 보호하게 한다. 이렇게 회복되어 건강해진 간은 갖고 있는 글리코겐을 필요에 따라 보존하거나 방출해서 자연스

---

12 당화혈색소란 적혈구의 혈색소에 당이 결합된 것을 말한다.—옮긴이

럽게 인슐린 저항성을 예방한다.

셀러리 주스가 2형 당뇨병에도 도움이 되는 것은 바로 간을 재생시키기 때문이다. 메디컬 미디엄 시리즈를 통해 소개한 권장 식이요법과 셀러리 주스는 모두 2형 당뇨병 치료에 아주 유용하다. 셀러리 주스와 여타 식이요법의 도움으로 간이 다시 살아나면(즉 간 소엽 liver lobule [13]이 활성화되고, 오래된 지방이 간에서 제거되며, 글루코겐 저장 작업이 다시 제대로 이루어지면) 췌장의 회복도 더 빨라진다. 그렇게 되면 훨씬 강한 담즙이 계속 저장될 수 있고, 담즙의 지방 분해 및 분산 능력도 더욱 강력해진다. 혈류에 지방이 줄어들면 (건강한 것이든 아니든 모든 종류의) 탄수화물이 체내로 들어가도 2형 당뇨병을 일으키는 인슐린 저항성이 쉽게 발생하지 않는다.

1형 및 1.5형 당뇨병(잠재성 자가면역 당뇨병 또는 LADA로도 알려짐)은 병원체의 활동이나 신체적 상해로 인한 췌장 손상 때문에 발생한다. 바이러스는 췌장으로 들어가 췌장을 공격하고 염증을 유발해 만성 당뇨병을 낳을 수 있다. 이론가들은 1형과 1.5형 당뇨병이 자가면역이라고 주장한다. 즉 신체의 면역 체계가 췌장을 공격하고 있다는 것이다. 이런 혼란스러운 말들에 걸려들지 않길 바란다. 췌장에 물리적 타격을 입은 것이 아니라면 실은 외부에서 침입한 병원체가 췌장을 덮친 것이고, 면역 체계가 (췌장)샘을 구하기 위해 반응하는 것이다. 이 병원체는 셀러리 주스의 나트륨 클러스터 염에 알레르기 반응을 일으키므로, 셀러리 주스가 체내 시스템에 들어가면 병원균을 죽이는 데 도움이 된다. 또한 셀러리 주스의 식물성 호르몬은 췌장을 포함해 신체의 모든 내분

---

13 간은 수천 개의 소엽小葉으로 구성되어 있으며, 간 소엽은 보통 오·육각형의 결합 조직으로 연결되어 있다. 모서리에는 간문맥을 포함한 연결관의 잔가지들이 지나간다.─옮긴이

비선을 강화시킨다는 점도 기억하자. 셀러리 주스를 장기간 섭취하면 1형 또는 1.5형 당뇨병을 개선하는 데 분명 도움이 될 수 있다. 다만 췌장의 바이러스 감염도를 낮춰줄 적절한 보충제를 섭취하고 지방을 줄이는 개선된 식이 노력이 병행되어야 한다. 이렇게 인슐린 저항성이 낮아지면 인슐린 보충제를 먹을 필요성도 낮아진다.

사람들은 셀러리 주스가 당뇨병 환자에게 안전한지를 무엇보다 궁금해한다. 방금 읽은 것처럼 셀러리 주스는 물론 안전하다. 당뇨병 환자에게 셀러리 주스는 신이 주신 선물이다. 당뇨병 환자에게 좋지 않은 것은 달걀, 치즈, 돼지고기, 우유, 버터와 같은 음식을 식단에 포함시키는 것이다. 그 이유에 대한 좀더 심층적인 이해와 여러 형태의 당뇨병에 대한 자세한 설명은《난치병 치유의 길》과《메디컬 미디엄의 간 소생법》을 참조하기 바란다.

설사

셀러리 주스가 설사를 유발한다는 루머가 있다. 루머와 달리 셀러리 주스는 설사를 멎게 해준다. 어떤 사람이 셀러리 주스를 마신 후 설사를 한다면 이는 일시적인 치유 반응으로, 장에 (연쇄상 구균과 같은) 유해한 박테리아와 곰팡이들이 많고, 거기에 아마도 약간의 바이러스와 점액 덩어리, 곰팡이와 효모균까지 살고 있다는 뜻이다. 간에도 세균과 각종 유해 물질(세제에서부터 각종 청소용액, 화장품, 향수, 수은, 알루미늄, 구리와 같은 독성 중금속, 가솔린과 같은 석유 화학 물질, 살충제, 살균제, 제초제에 이르는)이 만든 폐기물이 쌓여 있을 수 있다. 과민성 대장증후군IBS을 앓고 있는 사람이라면 장, 담낭 및 간에 이미 염증이 있다는 의미일 수 있다. 독성과 염증이 이미 심각한 수준으로 진행되고 있는 상태에서 셀러리 주스를 마시면, 이런 기저 질환 때문에 나트륨 클러스터 염은 전방위 활약(세균을 죽이는 것에서부터 간을 청소하는 것까지)을 펼치게 되고, 그 결과로 설사가 발생한다. 클러스터 염은 세정제로서, 사람 몸에 독성이 얼마나 있는지에 따라 그 치유 반응이 달라질 수 있다. 독성이 심각한 상황이라면, 셀러리 주스의 용량을 16온스 미만에서 시작하여 점차 늘려가는 것이 좋다.

셀러리 주스를 마시지 않았는데도 설사를 하는 사람은 여러 가지 원인이 있을 수 있다. 일반적인 것은 달걀, 우유·치즈·버터 등의 유제품, 글루텐, 그리고 옥수수와 콩 같은 음식에 대한 몸의 불편 반응이다. 이 음식들은 장 속에 (위장부터 직장까지 장 전체에) 서식하는 병원체들을 먹여 살린다. 연쇄상 구균은 이러한 먹이를 좋아하는 대표적인 세균이고, EBV, 대상포진, 까칠하고 공격적인 곰팡이류(온순한 칸디다Candida는 제외)도 마찬가지이다. 이러한 균과 바이러스의 확산은 장 속에 불균형을 초래하여, 무익한 미생물들을 억제할 수 있는 유익한 미생물들이 충분치 않게 된다. 결과적으로 이러한 도움이 되지 않는 균들이 번식해 소장과 결장 전반에 걸쳐 만성적으로 염증을 일으킬 수 있다. 유해한 미생물들의 군락은 위장관 전체로 퍼져 나갈 수 있으며, 어떤 부위는 심지어 수축되기도 한다. 그 결과 크론병, 셀리악병, 소장 내 세균 과잉 증식SIBO, 과민성대장증후군IBS, 그리고 심지어는 대장염 같은 진단이 내려지는 것이다. 가벼운 장 자극에서부터 심각한 궤양 및 염증과 같은 증상이 생길 수 있고, 어떤 사람은 특별한 병명도 없이 항상 설사를 달고 살 수도 있다.

셀러리 주스는 이런 유해한 박테리아와 바이러스를 파괴하고 제거하여 설사 증상을 없애도록 도와준다. 유해균들을 약화시키고 파괴하여 소화관에서 내보내도록 돕는 것이다. 또한 유익한 박테리아에 미네랄과 항산화 물질(보호 및 강화 기능을 가진 셀러리 주스에만 있는 그 특별한 항산화 물질을 일컫는다)을 공급해 이들 박테리아가 건강한 수준으로 회복될 수 있도록 도와준다. 일단 체내 병원체들이 줄어들면, 간은 활력을 되찾아 독소를 씻어내고, 장은 몸 밖으로 독소를 밀어낸다. 그러면 만성 염증이 극적으로 개선되면서 설사는 사라지게 된다. 만일 염증이 췌장에까지 퍼진 경우라면, 셀러리 주스가 그 원인균을 제거하고 췌장 조직을 되살리도록 도와줄 것이다. 셀러리 주스를 장기간 꾸준히 섭취하면서 메디컬 미디엄 시리즈의 다른 책들에서 소개한 식이요법 및 보충제 지침을 따른다면 설사를 완전히 없앨 수 있다. 우선 이 책의 8장에서 소개하는 방법부터 시도해 보기 바란다.

건조하고 갈라진 피부

건조한 피부는 탈수증의 첫 징후 중 하나이다. 피부가 늘 건조하고 갈라진다면 혈액에 지방과 독소가 꽉 차 있을 가능성이 높다. 산소는 건강한 피부에 매우 중요한데, 지방은 산소가 피부 속으로 쉽게 들어가지 못하게 방해한다. 오늘날 대부분의 사람들은 고지방 식사를 하는데, 아무리 건강한 지방이라도 혈액을 걸쭉하게 하고 산소 양을 줄여서 독소가 번성하는 좋은 조건을 만든다. 이러한 독소들은 피부 하부의 조직들에 스며든 뒤 진피 바로 밑까지 올라가기도 하는데, 이때 피부가 독소들을 몸 밖으로 내보내려 하므로 표면이 갈라지는 것이다. 건조하고 갈라진 피부의 근본 원인은 지방과 독소로 채워진 부실한 간이다. 그 결과로 산소가 적고 탁한 혈액이 만들어져 피부가 이런 상태에 이르게 되는 것이다.

셀러리 주스는 간을 정화하고, 독소와 결합해 그 독성을 빼앗고 중화한 뒤 몸 밖으로 배출하도록 돕는다. 또한 혈액 속의 지방과도 결합하여 지방들이 뭉치지 않고 더 쉽게 몸 밖으로 빠져나갈 수 있도록 만든다. 건조하고 갈라진 피부가 얼른 낫는 방법은 없다. 바이러스 조각을 비롯해 독성 중금속과 기타 독소들로 오염된 간이 치료되려면 어느 정도 시간이 걸리기 때문이다. 우리의 간은 혼자서 매일 엄청난 양의 독소를 처리한다. 만약 독소에 심각하게 찌들었다면(대부분의 사람들이 실제로 그러하다) 간은 본래 해오던 일들을 제대로 수행할 수 없다. 간이 더 이상 독소들을 붙잡아둘 수 없으면 독소들이 혈류를 타고 결국 피부에 도달하기 때문에, 이 상황만으로도 많은 양의 독소가 올라와서 진피층에 스며들 수 있다. 간에 지나친 부하가 걸리면 문제를 일으키는 이런 물질들을 무력화하거나 그 독성을 중화할 수 없으므로, 진피층에 도달한 독소들은 훨씬 더 사나워진 상태에 있다.

일단 간을 정화하기 시작하면(5장 '셀러리 주스로 해독하기'에서 소개하는 건강하고 안전한 해독법을 통해 해독하거나, 혹은 내 생각에는 별 도움이 되지 않겠지만 세상에 떠도는 수많은 방법들을 시도할 수도 있다), 간은 독소를 밖으로 씻어내기 시작한다. 그동안에도 일부 독소들은 진피로 들어가 피부를 통해 빠져나가기 때문에 한동안은 계속 피부가 건조하고 갈라지는 현상을 겪을 것이다. 셀러리 주스를 오랫동안 꾸준히 그리고 열심히 마시면서 메디컬 미디엄 시리즈의 책들에서 소개한 다른 방법들(특히 《메디컬 미디엄의 간 소생법》에서 밝힌 방법들)을 병행한다면 간과 혈액 내의 독소가 충분히 제거되어 마침내 건조하고 갈라진 피부를 회복할 수 있다.

섭식 장애

여러 종류의 섭식 장애가 존재하고 원인도 다양하다. 거식증, 폭식증, 과식 등이 일반적으로 가장 두드러지는 섭식 장애들이다. 이러한 증상은 감정적 고통이나 극심한 스트레스, 독성 중금속 노출, 혹은 어떻게 보여야 한다는 사회적 기대 등이 원인일 수도 있고, 이 모든 것이 조금씩 섞인 결과일 수도 있다. 만성질환 역시 소화 과정과 식이 습관 전반에 문제를 일으킬 수 있고, 이것이 섭식 장애로 이어질 수도 있다. 지구상의 모든 사람은 비록 심하거나 분명하지는 않더라도 약간의 식이 장애를 가지고 있다. 다만 스스로 알아차리지 못하고 지낼 뿐이다. 어렸을 때의 힘든 경험에서 비롯되었든 독성 물질에 노출되었기 때문이든 이런 문제들은 계속해서 음식과 관련한 부정적인 패턴을 만든다.

셀러리 주스는 이 모든 것에 도움이 될 수 있다. 우선 신경 전달 화학 물질을 복원하는 데 도움을 주는데, 나트륨 클러스터 염과 여기에 결합된 미량 미네랄은 뇌에 최고의 신경 전달 화학 물질을 제공한다. 또 셀러리 주스는 뉴런을 강화하고 뇌 속의 전기를 훨씬 역동적이고 자유롭게 만들어 감정적 상처가 더 빨리 치유되도록 한다. 수은과 알루미늄(많은 섭식 장애의 원인이다) 같은 독성 중금속의 침전물에 의해 전기 신호가 차단되거나 방해되지 않을 때 건강한 사고 패턴이 만들어질 수 있다. 뇌에게 최고의 전해질 공급원인 셀러리 주스는 다른 많은 원인들로 인한 섭식 장애도 치유가 되도록 이끈다.

셀러리 주스의 식물성 호르몬이 전체 내분비 시스템을 회복시키는 데 도움이 된다는 것은 말할 것도 없다. 섭식 장애가 있는 사람들은 내분비선(특히 부신)이 약한 경우가 많은데, 식물성 호르몬이 이를 회복하는 데 도움이 되는 필수 화학 물질들을 제공하기 때문이다. 이 식물성 호르몬의 도움으로 뇌 세포 간에 의사소통이 활발해지면 섭식 장애의 감정적 측면을 극복하기가 한결 쉬워진다.

셀러리 주스는 또 위장의 염산을 재건하여 폭식증으로 고통받는 사람들의 회복을 돕는다. 그뿐만 아니라 장의 염증을 줄이고, 유해 박테리아와 같은 장내 병원체를 죽임으로써 전반적인 회복에 도움을 준다. 제대로 먹지조차 못하던 사람들이 셀러리 주스의 도움으로 다시 원래의 건강 상태를 회복하고, 음식에 대한 두려움과 혼란에서 벗어나게 된다.

부종

다양한 신체 부위에서의 붓는 증상

심장이나 신장에 문제가 있는 등 부종이 생길 만한 특별한 원인 질환이 없는데도 몸의 여러 곳이 붓는 증상에 대해서는 의학계가 아직 답을 가지고 있지 않다. 수백만 명의 사람들이 온갖 유형의 부종을 가지고 있지만 의사들은 아직 그 원인을 설명하지 못한다. 가끔 의약품의 부작용으로 생기는 부종에 대해서는 의사들도 알지만, 부종이 직접적인 부작용으로 명시되지 않은 경우라도 그 약물이 간에 부담을 줄 경우 부종이 생길 수 있다는 사실은 모르고 있다. 심장이나 신장과 관련이 없는 부종의 대부분은 (의약품과의 관련 여부와 상관없이) 간과 관련이 있다.

부종을 일으킬 수 있다니, 간 내부에서 도대체 무슨 일이 일어나는 것일까? 이것은 독소로 가득 찬 정체되고 부실한 간 때문에 생길 수 있는 증상 중 하나이다. 이럴 경우 대부분 간에 바이러스 감염이 있겠지만 이는 병원에서도 발견하지 못하는 경우가 많다. 부종이 생기는 사람들은 종종 다른 신체 증상도 겪게 되지만, 아무도 이것들이 (발견되지 않은) 동일한 바이러스 감염 때문임을 알아차리지 못한다. 예를 들어 하시모토병, 섬유근육통, 만성피로증후군, 라임병, 류마티스 관절염 또는 다발성경화증 환자는 경증에서부터 중증에 이르는 부종을 경험할 수 있으며, 이 모든 것은 간이 바이러스에 감염되면서부터 시작된다. 가끔은 간이 하나 이상의 바이러스에 감염될 때도 있는데, 대상포진 바이러스를 비롯해 EBV의 여러 변종과 돌연변이가 여기에 해당한다. 연쇄상 구균 역시 간에서 증식할 수 있다.

바이러스와 박테리아는 모두 엄청난 양의 부산물과 노폐물을 만들 수 있는데, 이런 독성 폐기물이 간에 쌓이면 우리 신체는 방어 메커니즘을 작동시켜 이것을 림프계로 보낸다. 이때 림프계가 독소를 희석시키기 위해 물을 끌어 모으면서 결과적으로 부풀어 오르게 된다. 림프계는 대량의 바이러스 및 박테리아 부산물이나 잔해를 처리하도록 설계되지 않았다. 우리 몸에서 만들어지거나 음식을 통해 외부에서 들어오는 독소와 생활 속 환경 오염 물질을 처리하는 것이 림프계가 보통 하는 일이다. 우리의 림프계는 병원체의 샌드백 신세가 되어서는 안 된다. 하지만 일상 생활에서 들어오는 문제 물질들을 처리하는 원래의 임무를 수행하는 한편으로 엄청난 양의 바이러스와 박테리아 폐기물의 펀치까지 얻어맞는다면 문제가 달라진다.

셀러리 주스는 림프계에서 이러한 퇴적 노폐물을 씻어내는 데 도움을 준다. 또한 간 내부의 병원체를 분해하고 파괴하여 바이러스 감염을 낮추는 동시에, 간(및 기타 장기)의 독성 수준을 낮추고, 독소들을 혈류로 내보내 계속해서 몸 밖으로 배출한다. 이 모든 과정에서 체내에 보유되어 있던 수분이 감소된다.

하지만 몸속에 보유되어 있던 그 물은 별로 좋은 것이 아니다. 우리 몸이 붓고 체액이 쌓일 때 그것은 깨끗하고 투명한 체액이 아니라 변색되어 노란색의 점액처럼 보인다. 거기에 독소와 바이러스성 폐기물로 오염되어 있으므로 대개 더 걸쭉하고 끈적거린다. 셀러리 주스는 이렇게 점성을 띤 탁한 물을 깨끗이 정화하는 데 도움을 주는데, 이는 독소를 중화하고 체액을 정화하는 나트륨 클러스터 염의 고유한 능력에 힘입어 체액이 몸속을 흐르면서 체액 속의 독소들을 쉽게 내보내기 때문이다.

감정적 문제들

걱정, 불안, 감정 기복, 죄책감, 슬픔, 짜증, 조울증, 우울증

누구도 짜증이 나거나, 우울하거나, 걱정하거나, 지속적으로 죄책감을 느끼거나, 오르락내리락하는 감정 기복 속에서 살기를 원하지 않는다. 우리 모두는 기분 좋고, 행복하고, 명확하고, 평화로운 삶을 살고 싶어 한다. 정신 건강에 대해 이야기할 때는 항상 이 지식에서 출발해야 한다. 감정과 관련한 문제로 힘들어 하는 사람들에게 우리 사회는 모든 것이 생각하기 나름이니 관점을 바꿔 바라보라는 충고를 너무나 자주 건넨다. 그 사람이 만일 여성이라면 대부분 호르몬 때문이라는 말을 듣는데, 이는 의학계가 정신 건강을 제대로 이해하지 못한다는 뜻이다.

셀러리 주스는 감정과 기분 문제의 근본 원인인 독소를 직접 해결하기 때문에 우리 모두가 바라는 기분 좋음, 행복, 명확함과 평화를 얻는 데 도움을 준다. 살면서 마주치는 힘들고 어려운 사건과 상황은 짜증, 걱정, 슬픔과 같은 감정을 일으킬 수 있고, 이때의 인과 관계는 우리 모두가 비교적 쉽게 이해한다. 셀러리 주스는 감정적 손상을 이겨내는 우리 뇌의 감정 센터를 포함해 전반적인 뇌 조직에 활기를 불어넣는다는 점에서 이러한 상황에 도움이 된다. 만약 특별할 것 없이 무난한 삶을 사는 중에 이런 감정과 기분의 이상 증상이 사라지지 않고 오래 지속된다면 이때에는 독소 문제로 다루어야 한다. 모든 사람의 몸에는 저마다 다른 독소의 조합이 존재한다. 어떤 사람들이 지닌 체내 독성 물질은 뇌의 신경 전달 물질과 뉴런에 더 치명적일 수 있는데, 이는 정신 건강의 변하기 쉬운 특성을 일부 설명해 준다.

대부분의 사람들에게서 공통으로 나타나는 현상 하나는 주로 간에 중금속이나 바이러스 독소가(때로는 두 가지 모두) 쌓인다는 것이다. 이 '바이러스 독

소$_{viral\ toxins}$'란 과연 무엇일까? 간에 숨기 좋아하는 어떤 바이러스가 간에 남아 있는 독성 중금속이나 달걀, 합성 화학 물질 같은 자기가 좋아하는 먹이를 섭취하면 보통 신경 독소를 내뿜게 된다.(많은 사람들이 달걀을 먹는 것이 건강하다고 믿기에 이것은 매우 안타까운 소식이다.) 이러한 신경 독소는 몸 여기저기를 떠다니다 뇌로 이동해 신경 전달 화학 물질을 방해하고 뇌 전체의 전기 신호를 약화시킨다. 이로 인해 짜증과 걱정, 불안, 감정 기복, 심지어는 조울증으로 진단될 수 있는 행동과 기분의 변화가 일어날 수 있다. 증상의 심각도는 독성 중금속의 독성 수준과 바이러스 감염의 정도, 그리고 어떤 유형의 바이러스 돌연변이가 간에 존재하는지에 따라 달라진다.

이러한 신경 독소를 주로 방출하는 바이러스는 엡스타인 바 바이러스$_{EBV}$인데 이 EBV에만 60개 이상의 변종이 있다. 각 바이러스 변종마다 좋아하는 먹이도 다르다. 그리고 다시 말하지만 사람들이 체내에 가지고 있는 독성 물질(여러 다른 독성 중금속, 살충제, 제초제 및 기타 물질)의 구성 또한 다르다. 이런 사실과 바이러스의 다양성을 염두에 두면 사람들이 경험하는 불안이나 우울증, 기타 감정적 증상이 얼마나 다양할지 어느 정도 이해할 수 있다. 간에 심각한 바이러스 감염이 있는 경우 그 바이러스는 자신이 좋아하는 살충제, 제초제, 글루텐, 달걀 및 유제품을 먹어치운 후 다량의 신경 독소를 방출한다. 그러면 이 독소는 혈류를 통해 뇌로 이동하여 가벼운 우울증이나 조울증 혹은 불안증을 만들어낸다.

모든 사람이 자신만의 독특한 개성을 지녔듯이 그들 몸속의 바이러스 독소나 중금속의 수준도 각기 다르다. 이는 인간이 감정적 고통을 경험하는 방식도 제각각일 수밖에 없음을 의미한다. 신경 독소가 뇌에 스며드는 방식, 신경 전달 화학 물질이 줄어들거나 약해지는 과정, 뇌의 전기적 활동이 장애를 일으키는 과정과 그 영향은 모든 사람에게 다르게 나타난다. 뇌 속으로 들어가는 독성 중금속도 마찬가지이다. 수은, 알루미늄, 구리, 기타 중금속이 뇌에 자리를 잡는 방식과 경로 그리고 그 양에 따라 우울증이나 조울증, 밀려드는 슬픔, 설명할 수 없는 죄책감 등이 다르게 나타나며 사람들은 저마다 이런 감정 상태들을 완전히 다르게 느낀다. 조울증이나 우울증 증상이 심각하다면 이는 보통 뇌 안에 독성 중금속이 더 많이 있는 경우이다. 이로 인해 뇌의 전기 신호와 신경 전달 물질 사이에 단락短絡[14]이 발생하게 된다. 일반적인 감정 기복 증상은 보통 체내 독소의 전체적인 과부하로 인해 생기는데, 부실하고 기능이 떨어지는 간이 그 원인 혹은 결과로 나타날 수 있다. 감정적인 상처가 있다면 이것이 간에 쌓인 독성 중금속이나 바이러스와 결합해 과도한 짜증이나 걱정, 병적인 불안감을 유발할 수도 있다.

셀러리 주스가 정신적인 고통을 완화하는 데 필요한 시간은 사람마다 각각 다르다. 과도한 짜증의 경우라면 매일 셀러리 주스를 마시고 일주일 후에 나아질 수도 있다. 심각한 불안이나 우울증 또는 기타 뚜렷한 감정적 고통이 있는 사람은 더 오래 걸릴 것이다. 물론 초반부터 컨디션도 조금씩 개선되고 견디기도 쉬워지면서 점점 더 좋아질 것이다.

셀러리 주스를 마시는 것은 우리의 의식에 신선한 공기를 불어넣는 것과 같다. 우리 뇌에 들어가서 독소들을 한데 모아 배출하는 세정제, 즉 셀러리 주스 덕분에 신경 독소와 독성 중금속에 수년 동안 찌들어 있던 우리의 뇌 조직은 자유를 맞는다. 정신 건강을 회복시켜 주는 셀러리 주스의 힘은 바로 신경 전달 화학 물질을 되살리고 또 새로 만들어 제공하는 나트륨 클러스터 염

---

14 현상 회로의 한 부분이 저항체를 거치지 않고 곧장 연결되는 것. 합선 또는 누전.—옮긴이

에 있다. 이렇게 손상된 신경 전달 물질을 재정비하고 완전한 신경 전달 물질을 새로 제공하여 뉴런이 원래 기능을 수행하도록 돕는 이 클러스터 염은 또한 수은, 알루미늄, 구리와 같은 독성 중금속을 비롯한 뇌 속의 독소들을 끌어 모아, 이들을 무력화하고 중화해서 분산시키도록 돕는다. 나트륨 클러스터 염은 뇌 세포를 활성화하는 한편 신경 전달 물질과 뉴런에 있는 신경 독소와 결합해 이들을 강제로 분산시킨다.

오늘날 대부분의 사람들 뇌는 열악한 식단(진짜 건강한 식단이 무엇인지 배우지 않았기 때문이다)과 과도한 스트레스 그리고 독성 물질에 노출됨으로 인해서 영양이 부족한 상태에 있다. 오래 일하는 행위도 우리의 두뇌를 소진시킨다. 셀러리 주스는 뇌를 위한 종합 비타민과 같은데, 뇌 세포를 재생하고 강화하는 최고의 약 중 하나이다. 셀러리 주스는 세포 하나하나를 재건해서 결국 뇌가 스스로 자연스럽게 치유될 수 있도록 한다. 이와 동시에 셀러리 주스는 우리의 감정에 문제를 일으키는 유해 물질들 역시 직접 해결한다.

셀러리 주스의 나트륨 클러스터 염은 처음부터 신경 독소의 출발점인 체내 병원체 수준도 낮춘다. 이 클러스터 염은 우리 몸의 면역계가 병원체를 없앨 수 있도록 먼저 바이러스의 세포 외벽을 찢고 분해하여 완전히 힘을 빼놓는다. 거기에 더해 셀러리 주스는 간을 정화하고 부신까지 지원한다. 부신에게 셀러리 주스의 또 다른 성분인 미네랄 염은 최고의 연료이다. 불안이나 걱정, 감정 기복, 죄책감, 슬픔, 짜증, 조울증 또는 우울증을 가진 사람은 사실 모두 부신 합병증을(부신이 약해지거나 피로한 증상 포함) 가지고 있다. 이는 이러한 상태에 수반되는 불안감으로 인해 부신이 계속 '투쟁 또는 도피'의 경계 태세를 취하기 때문인데, 감정적 고통에 더해 부신의 피로까지 겪어내기란 너무나 힘든 일이다. 셀러리 주스가 부신에 힘과 활력을 줄 때 우리에게는 더 많은 에너지가 생기며, 이는 회복의 핵심이 된다.

안과 질환

우리는 보통 눈 건강을 위한 음식으로 비타민 A와 함께 주황과 빨강의 두 가지 색소(베타카로틴 및 카로티노이드)를 떠올린다. 이보다 더 좋은 것은 베리 종류의 식품에 포함된 항산화 성분인데, 야생 블루베리의 푸른색과 라즈베리와 블랙베리의 진한 색깔이 그 좋은 예이다. 셀러리 주스가 이런 풍부한 색소보다 더 큰 활약을 할 수 있다고 하면 아마도 믿기 어려워할 것이다. 하지만 분명한 사실이다.

눈 건강은 독소에 의해 손상되지만 의학계는 독소가 눈 건강을 방해한다는 사실을 인지하지 못하고 있다. 독성 중금속은 눈에 가장 크게 해를 끼치는 물질인데, 미량의 수은은 금속 아말감 치과 충전재만 하고 있어도 우리 눈으로 쉽게 들어갈 수 있다.(금속 충전재를 제거할 때는 수은이 방출될 수 있으니 조심해서 제거해야 한다. 이 부분은 《난치병 치유의 길》에서 더 자세히 다루었다.) 또 우리가 먹는 물과 생선에도 수은이 들어 있고, 우리 몸속에도 혈통으로 전해진 이전 세대의 수은이 있다. 수은은 우리의 조상으로부터 정자와 난자를 통해 전해 내려오기 때문에, 우리의 눈에 가장 많이 영향을 끼치게 된다. 조상들로부터 질병이 유전되는 것이 아니라 이런 중금속이 전해지는 것이다. 비록 의학계가 아직 밝히지는 못했지만, 모든 종류의 퇴행성 안구 질환에는 수은이 관련되어 있다. 유전성으로 간주되는 원인미상의 실명 역시 이런 중금속에 의한 것인데, 바로 시력을 담당하는 눈 안의 세포에 부식성 알루미늄 부산물(알루미늄과 수은의 상호 작용 결과물)이 들어찰 때 발생한다.

눈 건강에 있어 또 다른 골칫거리는 바이러스의 활동이다. 수년간 단순포진을 앓았다면 결국 눈에 영향을 줄 수 있다. 단순포진이나 대상포진 바이러스들, 다양한 EBV 바이러스들, 거대 세포 바이러스 및 HHV-6 등은 모두 망막을 비롯한 눈의 여러 부분의 기능을 서서히 떨어뜨리는 길항성拮抗性 독소 및 부산물을 충분히 만들 수 있다.

셀러리 주스는 시력과 눈의 회복을 위한 가장 강력한 식품 중 하나이다. 지구상에서 우리의 눈과 시력을 이 정도까지 보호할 수 있는 다른 음식으로는 야생 블루베리 정도가 있겠지만, 셀러리 주스는 이와 효력이 동일하거나 더 나을 수도 있다. 야생 블루베리가 도움이 되는 이유는 항산화 물질 때문이다. 셀러리 주스로 치유가 일어나는 이유 중 하나는 우리 몸에서 독성 구리를 제거하는 데 도움을 주기 때문인데, 나트륨 클러스터 염에는 미량 미네랄 아연과 미량 미네랄 구리 등 눈에 중요한 미량 미네랄이 포함되어 있다. 미량 미네랄 아연은 시신경을 따라 안구 주변과 내부의 모든 바이러스 활동을 차단하는 반면, 셀러리 주스 속의 미량 미네랄 구리는 독성을 띤 구리와 결합해 이것을 움직이기 쉽게 느슨하게 만든다. 그 결과 독성 구리가 눈에서 흘러나와 혈류를 거쳐 결국은 몸 밖으로 배출된다. 미량 아연 역시 퇴행성 안구 질환과 안구 주변의 부식을 일으킬 수 있는 수은과 알루미늄 사이의 상호 반응을 방해한다.

셀러리 주스의 비타민 C는 나트륨 클러스터 염에 올라타 우리 눈으로 들어간다. 클러스터 염이 안구 조직을 재생하고 복원을 돕는 동안, 비타민 C는 세포에 직접 들어갈 수 있다. 눈에 문제가 있는 거의 모든 사람이 간 문제를 가지고 있기 때문에, 어떤 식이든 눈이 불편한 사람들은 대부분 비타민 C가 결핍되어 있다. 느리거나 정체되거나 처리할 일이 너무 많거나 기능 장애가 있는 간은 들어오는 비타민 C를 '커스터마이즈customize'할 수 없다. 즉 비타민 C를 적절히 메틸화하여 신체의 나머지 부분이 바로 이용할 수 있도록 만들 수 없다는 뜻이다. 셀러리 주스의 비타민 C는 안구 세포에 즉각 투입되어 안구 세포를 유지하고, 질병의 진행을 역전시키거나 적어도 더 진행되지 않도록 돕는다. 시신경에 신호를 전달하는 뇌의 뉴런 역시 셀러리 주스의 나트륨 클러스터 염의 도움으로 더 향상된 신경 전달 물질을 갖게 된다. 이것만으로도 사실 많은 눈의 불편 증상이 개선될 수 있다.

이제 셀러리 주스가 몇몇 구체적인 눈의 증상과 상태에 어떻게 도움이 되는지 살펴보자. 아래에 혹시 당신이 찾는 문제가 없더라도 안심하기 바란다. 셀러리 주스는 반드시 도움이 된다.

백내장

살충제, 제초제, 살균제 및 오래된 DDT로 가득한 독성 간이 초래한 만성의 비타민 C 결핍이 원인이다. 셀러리 주스는 강력하고 유용한 비타민 C를 제공하여 간의 부담을 덜어주며, 이로써 백내장의 진행을 예방하는 데 도움을 준다.

색맹

자궁 안에서나 혹은 출생 직후에 안구 내부와 주변이 알루미늄 독성에 노출되면 색맹이 발생한다. 색맹을 가진 사람들은 나이가 들면서 바로 이 알루미늄 노출로 말미암아 눈이 점점 더 민감해지기도 한다. 셀러리 주스는 이런 후천적 민감 반응과 같은 증상을 예방하고 해결하는 데 도움을 준다.

선천적 안구 결함

이런 문제들은 보통 유전자 때문이라고 간주된다. 의학계는 이전 세대에서 실제로 전해지는 것이 (유전자가 아니라) 바로 독성 중금속이라는 사실을 모른다. 유독성 중금속인 수은은 출생시 눈에 결함을 유발하는데, 셀러리 주스는 수은이 확산되는 것을 막기 때문에 성장하는 동안 안구 세포가 수은에 의해 더 이상 손상되지 않도록 보호한다.

결막염

결막염은 연쇄상 구균에 의한 만성 세균 감염이다. 급성 결막염과 장기적이고 심각한 결막염으로 나눌 수 있으며, 어떤 상태가 발생하는지는 연쇄상 구균의 구체적 종류와 그것이 항생제에 얼마만큼 강하고 내성이 있는 변종인지에 따라 달라진다. 감염을 막기 위해 셀러리 주스의 나트륨 클러스터 염과 바로 이용 가능한 비타민 C가 쓰이는데, 이들은 눈 깊숙한 곳과 안와眼窩 주변에 있는 연쇄상 구균의 세균 집락을 축소시키는 데 도움을 준다. 연쇄상 구균 박테리아는 셀러리 주스의 클러스터 염에 대한 면역을 만들 수 없다.

각막 질환

각막 질환은 오래 지속된 만성적인 바이러스 감염 때문에 발생한다. EBV는 배후에 있는 가장 흔한 바이러스이다. 뿌옇게 보이는 물질은 바이러스가 배출한 부산물이 눈 안에 축적된 것이다. 셀러리 주스의 나트륨 클러스터 염은 바이러스를 파괴하므로 바이러스의 침입으로부터 안구 세포를 보호해 바이러스 감염을 낮춘다. 주스의 또 다른 성분인 필수 비타민 C는 영양이 부족한 눈을 보호한다.

당뇨성 망막증

망막 병증이 있는 사람이 당뇨병을 가지고 있다면, 사람들은 자동적으로 이 두 가지를 연결 짓겠지만 사실은 그렇지 않다. 당뇨병 없이 망막증을 앓는 사람들도 많다. 당뇨병을 같이 앓든 그렇지 않든 결국 같은 문제로 귀결된다. 수많은 살충제, 제초제, 석유 화학 물질, 용제, 독성 중금속 및 바이러스로 인해 부진하거나 정체되거나 지방이 과도한 간이 바로 그것이다. 망막증의 유무와 관계없이 오늘날 대부분의 사람들은 고지방 식사를 하고 있다. 케이크,

쿠키, 도넛 등 당뇨병과 관련된 단 음식은 모두 단맛만큼이나 지방이 많으며, 이 지방은 간에 문제를 일으킨다. 그 결과로 당뇨병을 앓게 될 수도 있고, 그냥 모르는 채로 혈당 문제를 안고서 살아갈 수도 있다. 간은 비타민 및 기타 영양소의 저장고이자 전달 시스템이기 때문에 간이 약해졌다는 것은 몸 전체에 심각한 영양 결핍이 일어났음을 의미하고, 이것이 결국 망막증에 이르게 한다. 셀러리 주스는 간을 정화하고 서서히 회복시켜 망막증을 최소화하거나 경감시킬 수 있다.

안구 건조증

대부분의 안구 건조증은 만성 탈수의 결과이다. 청량음료와 커피를 마시면서 깨끗한 물, 코코넛 워터, 주스나 신선한 과일을 충분히 섭취하지 않으면 몸이 장기적으로 탈수 상태가 된다. 음식을 너무 많이 조리하는 경우에도 세포에 영양을 공급하는 고품질의 살아있는 물이 부족해진다. 몸이 만성 탈수 상태일 때는 주로 눈과 피부에 가장 먼저 건조 증상이 나타나는데, 이는 우리 몸이 우선 뇌와 심장을 보호하는 데 집중하기 때문이다. 셀러리 주스는 간을 시작으로 몸 전체에 수분을 공급한다. 이로써 간은 다시 활력을 찾고,《메디컬 미디엄의 간 소생법》에서 설명한 것처럼 살아있는 물의 저장고로 되살아난다. 또한 몸속의 유독하고 오염된 피는 줄어들고, 충분한 수분을 갖추게 된 림프계가 몸 전체에 중요한 전해질을 제공한다.

일부 안구 건조증은 부신의 기능이 활발하지 못해 생기는데, 이 경우에는 셀러리 주스의 나트륨 클러스터 염이 피로한 부신의 재생을 돕는다.

비문증

시신경의 염증 발생을 줄이는 셀러리 주스는 비문증飛蚊症[15]에도 도움을 준다. 의학계는 이 미스터리한 증상에 아직 혼란스러울 뿐이다. 망막이나 동공을 포함한 눈의 여러 부위에 별다른 손상이 없는데도 흰색 반점, 화염, 흰색 섬광 또는 검은 반점 등이 나타난다면, 이는 EBV의 신경 독소가 수은과 같은 중금속과 결합되어 시신경에 염증을 일으킨 것이다. 셀러리 주스의 강력한 플라보노이드와 비타민 C는 나트륨 클러스터 염과 함께 몸속을 이동하면서 시신경을 포함한 뇌와 그 주변의 특정 신경들을 돕는다. 이 성분들은 신경에 붙은 신경 독소를 분산시키고, 신경이 다시 바이러스의 침입을 받지 않도록 보호하기도 한다. 또한 신경 세포에 영양을 공급해 시신경이 다시 젊어지도록 한다.

녹내장

녹내장은 여러 종류의 EBV가 눈에 침범하여 염증을 일으킨 것이다. 염증은 안구 내 체액이 높아지게 만들고, 이 염증과 체액이 결합하면 안압이 상승한다. 셀러리 주스의 나트륨 클러스터 염과 생체에 즉각 활용이 가능한 비타민 C는 눈으로 들어가 눈의 면역 세포들을 강화해 EBV를 분해하고 파괴하도록 돕는다.

저시력

원인을 알 수 없는 시력 약화는 독성 물질로 인해 시신경 내부의 신경 세포가 약해지고 감소한 결과이다. 문제가 되는 이 독성 물질에는 살충제, 제초제, 살균제, 진균제, 석유 화학 제품 등에서 나온 독성 성분과 바이러스성 독

---

15 눈앞에 물체가 날아다니는 듯이 보이는 증상.—옮긴이

소가 모두 포함된다. 셀러리 주스를 마시면 시신경이 회복되는데, 높은 전해질 수치를 가진 셀러리 주스가 시신경 세포의 복원을 돕기 때문이다. 미량 미네랄과 나트륨 클러스터 염은 세포에 곧장 들어가서, 시신경에서 새로운 신경 세포가 만들어지도록 돕는다. 이것은 저시력底視力 증상의 악화를 막고, 시력의 회복과 개선 가능성을 높인다.

시력 감퇴

시력 감퇴는 독성 중금속과 바이러스 활동이 합쳐져 발생한다. 이전 내용에서 이미 다뤘듯이, 셀러리 주스는 이 두 가지 문제의 근원에 접근하여 이를 해결하는 데 도움을 준다.

시신경 위축

이것은 불가사의한 저시력 증상이 더 발전된 것으로, 독성 중금속, 석유 화학 물질, 용매, 살충제, 제초제, 살균제 그리고/또는 시신경을 장악한 바이러스성 신경 독소로 인해 신경 세포가 약해진 결과이다. 시신경 세포가 퇴화되어 눈에서 뇌로 가는 메시지가 제대로 전달되지 않는 것이다. 어떤 시신경 위축은 순전히 바이러스 감염에 의한 것이다. 시신경을 침범할 가능성을 따지자면 EBV가 첫 번째 원인이고, HHV-6과 대상포진이 뒤를 따른다. 이런 바이러스들이 만드는 염증은 다양한 증상을 일으키지만 의사들은 이것이 바이러스 문제임을 깨닫지 못한다. 셀러리 주스의 나트륨 클러스터 염은 시신경에서 바이러스를 제거하는 동시에 시신경 세포를 복원하여 새로운 세포 성장이 활발해지도록 돕는다. 또한 셀러리 주스의 활약 중 하나인 신경 전달 화학 물질의 보충 덕분에 시신경 주위의 뉴런들이 더 강해지고 활발해지는데, 이 뉴런들은 신경으로부터 정보를 수신하는 부위이다. 따라서 뉴런이 강해지면 시신경 위축 증상 역시 크게 개선될 수 있다.

피로감

만성피로증후군ME/CFS과 같이 이유가 없는 피로가 매일 반복된다면 만성적인 바이러스 축적을 의심해 볼 수 있다. 가장 흔한 바이러스는 EBV이다. 독성 중금속인 수은, 살충제, 제초제, 제조 약, 석유 기반 제품 등과 같은 유해 물질을 먹이로 섭취한 EBV는 그 결과로 신체 주위에 떠다니는 신경 독소를 만들어내고 결국 신경계의 민감성과 알레르기 반응을 일으키는데, 이때 내가 신경 피로neurological fatigue라고 부르는 현상이 나타난다. 만일 당신이 겪고 있는 것이 이런 종류의 피로라면, 강력한 항바이러스 특성을 가진 셀러리 주스가 큰 도움을 준다.

나트륨 클러스터 염은 신체 여러 곳을 통과하는 동안 바이러스 독소와 살아있는 바이러스를 모두 찾아낸다. 우선 이렇게 찾아낸 바이러스의 세포막을 훼손시켜 바이러스 세포들이 점차 약해지거나 죽게 만든다. 이와 동시에 몸속을 떠돌아다니는 신경 독소들을 무력화하는데, 이 독소들은 뇌 조직에 스며들어 그곳의 뉴런과 신경 전달 화학 물질을 방해하거나 손상시킬 수 있는 것들이다. 나트륨 클러스터 염은 또한 심장, 간, 췌장, 심지어 폐에까지 스며드는 신경 독소들도 찾아내어 독성을 중화한다. 셀러리 주스의 도움으로 이러한 체내 독소를 매일 중화한다면 시간이 지나면 누구든지 체력을 회복할 수 있다. 다른 항바이러스 요법을 같이 실행한다면 예전의 에너지 수준 혹은 그 이상을 회복할 수 있다.

만약 당신의 현재 증상이 부신이 피곤해서 생긴 진짜 부신 피로adrenal fatigue

라면, 그래서 하루 종일 피곤하다가 밤이 되어야 쌩쌩해지거나 혹은 낮에도 피로가 밀려와 잠깐이라도 자야 한다면, 셀러리 주스는 최고의 전해질 역할을 하면서 부신에 나트륨 클러스터 염을 공급해 부신의 재생과 회복을 돕는다. 조금씩 부신이 강해지면 과하지도 모자라지도 않게 안정성을 갖추게 되고, 이때는 부신 피로로부터 훨씬 쉽게 회복할 수 있다. 부신에 대한 자세한 내용은 '부신 합병증' 부분을 참조하기 바란다.

운동으로 인한 피로에도 셀러리 주스가 도움을 줄 수 있다. 운동 피로는 근육을 과도하게 사용하고 신경계를 혹사시킨 결과인데, 이 느낌을 러너들이나 운동 선수들은 '한계에 부딪힌다hitting the wall'고 표현한다. 근력과 지구력이 부족한 보통 사람이라면 10분 동안 아주 기본 수준의 운동만으로도 운동 피로를 경험할 수 있다. 어느 쪽이든 셀러리 주스는 기적의 일꾼으로서 다른 어떤 것보다 근육을 잘 회복시킬 수 있다. 또 신경과 근육에 클러스터 염을 공급해 근육 내부의 신경도 지원한다. 근육 세포들은 마치 아기가 모유를 받아 마시듯 클러스터 염을 받아들이는데, 이 클러스터 염은 근육에 매일 조금씩 쌓이는 젖산과 독소를 제거하는 데 도움을 준다. 셀러리 주스가 매일의 습관으로 자리 잡으면 회복은 더욱 빨라진다.

담석증

담석은 담낭 한 곳에서만 만들어진다. 다만 담석을 만드는 재료는 간에서 나온다. 과부하에 걸리고 독성을 띤 부실한 간 속에는 사용이 불가능한 쓸모 없는 단백질과 다량의 적혈구, 바이러스와 바이러스의 배출 물질, 박테리아와 박테리아의 배출 물질이 가득 차 있다. 또한 우리가 호흡으로 들이마시거나,

먹거나, 혹은 다른 방식으로(예를 들어 DDT 또는 독성 중금속이 세대를 통해 전달되는 경우처럼) 노출되는 엄청난 양의 산업 화학 물질을 통해 들어온, 우리 신체에 매우 이질적인 독성 물질도 쌓이게 된다.

간은 세상이 쏟아내는 온갖 것을 다 처리할 수 없다. 따라서 간은, 비록 의학계에는 아직 알려지지 않았지만, 쌓인 독성 물질들 일부를 담낭으로 전달해 배출한다. 보통 담낭은 간보다 온도가 낮고, 특히 무리한 사용으로 간이 과열되면 온도차가 발생한다. 따라서 배출물이 뜨거운 간에서 차가운 담낭으로 이동하면서 돌이 만들어질 수 있다. 그 돌들이 빌리루빈[16]이건 콜레스테롤 담석이건 그냥 단순한 빌리루빈이나 콜레스테롤이 아니다. 그것들은 수십 가지 독소의 조합이지만, 그 중 상당수는 아직 의학계의 연구가 이뤄지지 않았다. 담석은 깨끗한 상태가 아니다. 오염되어 있다.

셀러리 주스가 담석 용해에 도움이 된다는 말을 이미 들어보았을 것이다. 이 같은 정보들은 메디컬 미디엄 소식망을 통해 알려지기도 하는데, 가끔씩 다른 메디컬 미디엄 치유 지침 없이 단편적인 정보만 퍼져나갈 때도 있다. 그 결과 셀러리 주스를 마시는 것 외에 건강을 위해 다른 어떤 것이 필요한지, 혹은 셀러리 주스를 언제 얼마만큼 마셔야 하는지조차 몰라 헤매는 사람들이 생긴다. 이제 담석에 관한 정보가 어디서 시작되었는지 알았으니 잘 따라와 주기 바란다. 셀러리 주스는 분명 몸속 담석에 특효약이다. 담낭에 이른 나트륨 클러스터 염은 즉시 담석에 작은 굴이나 움푹한 공간을 만들어 스위스 치즈처럼 생긴 이 구멍들을 스스로 채우는데, 그러면 시간이 지나면서 돌은 부서

---

16 빌리루빈은 담즙 구성 성분의 하나로 체내에서는 주로 헤모글로빈에서 만들어진다.—옮긴이

지고 결국 용해된다. 셀러리 주스는 또한 처리할 것이 너무 많은 간을 천천히 정화해서 원래의 상태로 회복시키는 데 도움을 준다. 셀러리 주스는 그야말로 최고의 간 해독제 중 하나이며, 이는 셀러리 주스가 처음부터 담석이 생기지 않게끔 돕는다는 뜻이다.(담낭에 관한 더 많은 정보는 뒤에 이어지는 '연쇄상 구균 관련 증상들' 부분을 참조.)

가는 모발과 탈모

이유 없이 머리카락이 가늘어지고 빠지는 증상을 살펴보면 부신 호르몬이 결핍되었을 경우가 많다. 사실 부신은 대단히 복잡정교하다. 의학계는 아직 부신이 생산하는 대부분의 호르몬을 제대로 연구조차 못하는 실정이라 부신을 이해하는 데 있어서는 초기 단계에 있다. 《난치병 치유의 길》에서 밝혔듯이, 부신은 삶의 다양한 상황에 대해 56가지의 서로 다른 아드레날린 혼합물을 생산한다. 부신은 아드레날린과 코르티솔뿐 아니라 생식 호르몬을 포함한 다양한 호르몬을 만든다. 셀러리 주스는 부신만큼이나 복잡하고 정교하게 이루어졌고, 따라서 부신을 돕는 데 적합한 물질이다.

현재 우리의 식단은 부신이 필요로 하는 것을 충분히 갖추고 있지 않아서 종종 부신에서 영양소 결핍이 일어난다. 앞서 읽은 것처럼 열악한 토양에서 자란 셀러리조차도 핵심적인 나트륨 클러스터 염을 가지고 있기 때문에, 어떤 셀러리를 사용하든지 간에 셀러리 주스는 특히 부신 조직에 영양을 공급하는 나트륨 클러스터 염과 함께 부신에 스며든다. 부신이 셀러리 주스의 클러스터 염을 공급받으면 부신의 균형이 맞춰지면서 부신만의 특별한 식물성 호르몬을 풍부하게 제조하기 시작하고, 이 특수 호르몬 덕분에 모낭과 같은 우리 몸의 중요한 부분들은 자신에게 필요한 메시지를 수신할 수 있다. 이렇게 다시 만들어지는 호르몬은 마치 비료처럼 모낭을 자극해서 모발 성장을 돕는다.

사람들은 스트레스를 덜 받으며 행복하게 오래 지내다 보면 결국 탈모가 줄어들고 새로운 모발이 자라는 것을 보게 된다. 이는 부신이 안정되어 모낭을 지원할 수 있기 때문이다. 스트레스를 많이 받으면 그 반대 상황이 발생하는데, 아드레날린과 코르티솔이 모낭에 흠뻑 스며들어 탈모를 유발한다. 안타깝게도 인생에 닥치는 모든 것을 우리가 항상 통제할 수는 없다. 한 가지 다행스러운 사실은 셀러리 주스는 기쁠 때나 힘든 시간이나 어떤 경우건 부신과 모낭을 도울 수 있다는 것이다.

두통과 편두통

두통과 편두통이 생기는 이유는 매우 다양하다. 여기에서 모두 다루기에는 종류가 너무 많으므로 몇 가지만 살펴보겠다.(더 많은 정보는 《난치병 치유의 길》의 '편두통' 부분 참조.) 다만 셀러리 주스는 두통과 편두통의 수많은 근본 원인을 모두 해결할 수 있으니 우선 안심해도 좋다.

이 가운데 특히 편두통은 의학계에 여전한 수수께끼이다. 너무나 많은 사람들이 이유를 알 수 없는 편두통으로 고통받는다. 편두통의 원인 중 하나는 대상포진 바이러스에 의해 생성된 신경 독소이며, 이 독소들이 횡경막을 비롯해 미주 신경과 삼차 신경에 염증을 일으킨 것이다.(내가 《난치병 치유의 길》에서 밝혔듯이 대상포진의 종류는 30가지가 넘고, 사람들이 생각하는 것보다 훨씬 흔하다.) 셀러리 주스는 이러한 중요한 신경을 지키는 소염제 역할을 하는데, 나트륨 클러스터 염에 붙은 귀한 미량 미네랄 덕분에 이 신경들이 진정되고 활력을 되찾는다. 셀러리 주스는 또한 신경 독소와 결합해 자칫 신경을 자극할 수도 있는 독성을 중화한다. 즉 셀러리 주스는 신경 독소의 독성을 약화시켜 해를 끼치지 못하도록 돕는다. 그 결과 횡경막 신경, 미주 신경 및 삼차 신경은 대상포진이 만든 신경 독소에 덜 민감해진다. 사실상 셀러리 주스의 나트륨 클러스터 염의 보호를 받고 있는 것이다.

편두통과 두통의 또 다른 원인은 뇌 세포 내부에 존재하는 독성 중금속이다. 수은이나 알루미늄과 같은 독성 중금속 침전물이 있으면 이것이 장애물로 작용해 뇌 내부의 자연적인 전기 흐름을 막게 되고, 결국 뇌가 뜨거워지는 현상이 생긴다. 전기 신호들이 뇌 조직을 자유롭게 이동하지 못하고 계속 튀어나오게 되면, 뇌가 뜨거워지는 것은 물론 정보 처리와 사고 작용 등 일반적인 뇌 기능에 훨씬 더 많은 에너지가 필요해진다. 셀러리 주스는 모든 뇌 세포에 충분한 영양분을 공급하여 독성 중금속을 이겨내도록 돕고, 따라서 뇌 속에서 전기가 뉴런을 통해 자유롭게 흐를 수 있도록 한다. 또한 신경 전달 화학물질을 강력하게 보충해 주므로 뇌가 독성 중금속에 노출되더라도 최적의 수준으로 기능할 수 있게 해준다.

사람들이 편두통과 두통에 시달리는 것은 만성 탈수 및 산소가 부족한 오염된 혈액이 또 다른 이유일 수 있다. 이것은 우선 기능이 저하된 정체된 간이 문제이고, 그 다음 문제는 고지방 식단으로 인해 혈액 속에 넘치게 된 지방이 결국 산소를 밀어내 버리면서 (뇌와 같은) 특정 기관에 최소량의 산소만 남게 되는 것이다. 셀러리 주스는 혈류에 있는 지방을 분산시켜 혈액을 정화하는 동시에, 신체의 주요 정화 기관인 간을 청소하여 거기에 축적된 온갖 문제 물질을 제거하도록 돕는다. 간을 활성화시키면 내가 '낙타 효과camel effect'라고 부르는 간의 중요한 화학적 기능 중 하나가 되살아난다. 낙타 효과는 사과와 같은 건강한 음식에서 귀중한 물 분자를 가져와서, 그것을 이용해 커피나

홍차처럼 탈수를 일으키는 액체의 '죽은' 물을 되살리는 작용을 일컫는다.(《메디컬 미디엄의 간 소생법》에서도 설명한 바 있다.) 물론 셀러리 주스 자체가 체내 수분 공급을 돕기도 한다. 셀러리 주스는 최고의 전해질 공급원으로서 우리 몸과 혈류 속에 있는 물의 질을 높여 우리 몸에 필수 역할을 하도록 만들고, 오늘날 너무도 많은 사람이 안고 있는 (하지만 병원에서도 알아차리지 못하는) 만성 탈수 상태를 개선시킨다.

셀러리 주스는 또한 만성적인 투쟁-도피 반응으로 만들어지는 아드레날린이 뇌에서 일으키는 스트레스성·감정성·긴장성 두통 및 편두통의 완화에도 도움을 준다. 셀러리 주스는 부신을 강화하고 독성 아드레날린을 중화하기 때문에 이러한 아드레날린 분비와 연관된 두통을 완화하는 데도 도움이 된다.

심계항진, 이소성 심장 박동, 부정맥

확실한 심장 문제가 있거나 동맥이 막혀 있거나 혹은 심장 전문의가 설명할 수 있는 뭔가 다른 이유가 있지 않은데도 심계항진心悸亢進[17]이나 이소성 심장 박동ectopic heartbeats[18] 또는 부정맥不整脈[19]을 겪고 있다면, 흔히 호르몬이나 유전 문제를 의심하게 된다. 물론 맞는 답이 아니다. 이런 진단명이 붙은 것은 의사들에게는 심장이 두근거리거나 박동이 건너뛰거나 맥박이 불규칙한 증상이

---

17 불규칙하거나 빠른 심장 박동이 불편하게 느껴지는 증상.—옮긴이
18 정상적인 심장 박동 이후에 불규칙하게 한 번씩 나타나는 심장 박동.—옮긴이
19 맥박의 리듬이 빨라졌다가 늦춰졌다가 하는 불규칙적인 상태.—옮긴이

여전히 미스터리라는 뜻이다. 이런 증상이 생기는 진짜 원인은 간에서 방출된 젤리 같은 물질이 승모판이나 대동맥판 또는 삼첨판三尖瓣에 모여 심장 판막을 끈적거리게 만드는 데 있다. 셀러리 주스를 마시면 이 끈적끈적한 젤리의 근본 원인(엡스타인 바 바이러스와 같은 병원체들)을 직접 해결할 수 있다.

EBV는 거의 모든 사람의 간에 살고 있으며, EBV의 (바이러스 사체나 부산물 같은) 폐기물이 이 젤리와 같은 물질을 만든다. 이 젤리는 보통 오랜 기간에 걸쳐 간에 쌓이는데, 그러다가 어느 날부터 일부가 간에서 빠져나오기 시작한다. 그러면 심장은 이런 물질을 간정맥을 통해 끌어올리는데, 이때 이 젤리 같은 물질이 심장 판막을 가볍게 풀칠하듯 스치며 지나갈 수 있다. 만약 판막이 살짝이라도 붙기라도 하면 심장 박동이 건너뛴다거나 가슴이 크게 뛰기도 하며 박동이 목에서 느껴질 수도 있다. 이 젤리는 우리 몸의 플라크plaque[20]만큼 심각하거나 위험하지는 않지만, 간이 위급해질 수도 있음을 미리 알려주는 신호이기 때문에 해결하는 것이 좋다.

셀러리 주스는 간으로 들어갈 때 이러한 노폐물을 분해하기 때문에, 갑자기 이유 없이 뛰는 심장 박동을 미연에 방지한다. 셀러리 주스는 또 간이 우리 의학계에 아직 밝혀지지 않은 어떤 화학 성분을 분비하는 능력을 향상시키는데, 이 화학 성분은 젤리를 녹이고 분산시키는 데 도움이 되는 탈지제脫脂劑 역할을 한다.(이 부분은 《메디컬 미디엄의 간 소생법》에서도 언급한 바 있다.) 또한 셀러리 주스는 (EBV와 같은) 바이러스의 힘을 약화시키므로, 처음부터 만들어지거나 쌓이는 바이러스 폐기물의 양이 적어진다. 셀러리 주스는 젤리 같은 노

---

20 혈관 내에 쌓여 딱딱해진 덩어리로, 혈관이 좁아지고 혈류 흐름이 나빠지면서 뇌졸중이나 심근경색 등을 일으킬 수 있다. —옮긴이

폐물이 이미 심장에 침투한 경우에도 도움이 되는데, 주스의 미네랄 염이 혈류를 통해 심장 판막으로 들어가서 이 물질을 해체하고 분해하여 심장 밖으로 내보낼 수 있기 때문이다.

고콜레스테롤

콜레스테롤과 관련된 모든 것은 간과 연관이 있다. 어떤 종류이든 콜레스테롤 문제가 발생하면 조기 간 질환이 시작되었다는 신호이다. 간은 콜레스테롤을 생성, 조절, 조직하고 또 저장한다. 그래서 간이 수년에 걸쳐 둔화되고 정체되고 독성이 생겨(병원에서도 모르고 지나갈 것이다) 그 기능이 약해지기 시작하면 콜레스테롤 수치에도 변화가 생길 수 있다. 다만 콜레스테롤 수치의 변화는 검사에서 간 효소 수치가 올라가기 훨씬 전에 나타날 수 있기 때문에, 이것이 간과 관련 있음을 알아차리기가 아주 어렵다.

식사가 엉망인 사람이 어떻게 콜레스테롤 수치가 완벽할 수 있는지 혹시 궁금하다면, 그 답은 그 사람의 간이 아직 한도에 이르지 않았기 때문이다. 그 반대로 의사로부터 콜레스테롤의 추이가 나쁘다고 진단받은 사람 중에 실제로 아주 건강하고 훌륭한 식사 습관을 지키는 예도 있다. 이런 사람은 아주 오래 과부하 상태로 있던 간이 드디어 상태를 드러내기 시작한 것이다. 모든 사람의 간은 그 상태가 다르다. 어떤 사람들은 EBV나 연쇄상 구균과 같은 병원체로 간이 꽉 차 있고, 또 어떤 사람은 병원체는 물론이고 독성 중금속이나 살충제, 제초제, 살균제, 의약품, 플라스틱 및 여타 석유 제품과 같은 독성 물질까지 모두 가지고 있기도 하다. 간의 저장 능력이 한계치에 달하면 콜레스테롤을 처리·변환·생성·저장하는 능력이 감소하기 시작한다.

어떤 스타틴_{statin} [21] 보다 훨씬 더 강력한 셀러리 주스는 콜레스테롤 문제의 근본 원인에 바로 접근한다. 곧바로 간으로 들어가 거기에서 모든 독소와 병원체를 씻어내고 청소하고 정화하는 데 도움을 주기 때문이다. 셀러리 주스가 손상된 간 소엽을 복원하고 재생하는 동안, 나트륨 클러스터 염은 간 속에 쌓인 바이러스와 박테리아를 줄인다. 이 클러스터 염은 또한 콜레스테롤과 관련한 간의 여러 기능을 활성화하고 간에서 생성되는 담즙의 강도를 향상시킨다. 그리고 강력한 담즙은 지방 분해를 돕는다.

고혈압

셀러리 주스는 혈압의 균형을 맞춘다. 여기서는 고혈압에 대해 살펴보겠지만, 셀러리 주스가 고혈압 환자의 혈압을 낮출 수 있다고 해서 저혈압인 사람은 주스를 마시지 말아야 한다는 뜻은 아니다. 셀러리 주스는 당신이 어느 쪽이든 유용하기 때문이다. 혈압이 낮으면 높이는 데 도움이 되고, 건강 범위에 있으면 안정적으로 계속 유지하는 데 도움이 된다. 만약 높은 혈압이 문제라면 이제부터 찬찬히 살펴보자.

고혈압이 심장병, 동맥경화, 혈관 막힘 등과 같은 증상 없이 나타나는 경우는 의사들에게도 수수께끼이다. 명확한 이유 없이 생긴 고혈압은 사실 간이 원인이며, 이것은 아직 알려지지 않은 사실이다. 특히 독소로 가득 찬 정체되고

---

21 콜레스테롤 합성을 저해하여, 이상지질혈증 및 고지혈증에 광범위하게 사용되는 약물.—옮긴이

부진한 간이 문제가 된다. 신체의 주요한 여과 기능을 담당하는 간은 우리 몸에 들어와서는 안 되는 모든 것을 끌어 모아 우리가 안전하도록 간에 붙잡아 두기 때문에, 시간이 지나면서 점점 부담이 더해진다. 간을 나오는 혈액은 신선하고 깨끗해야 하지만, 이렇게 부담이 과중한 간에서는 독소가 걸러지지 않은 오염된 피가 흘러나오기 시작한다. 심장이 필터가 제대로 작동하지 않는 간으로부터 이 뻑뻑한 혈액을 끌어올리려면 10~50배는 더 열심히 일해야 한다. 바로 그것이 고혈압의 원인이다. 이 모든 것은 의학 검사를 통해서는 알 수 없는데, 왜냐하면 아직 약해진 간을 감지하는 진단 도구도 없고 이것이 지방간의 전조라는 인식조차 없기 때문이다.

셀러리 주스는 간을 느리고 정체되도록 만드는 온갖 독과 독소를 제거한다. 나트륨 클러스터 염은 간과 혈류에서 독성 물질을 분산시키는데, 우리 몸의 승인을 받은 안전하고 순한 혈액 희석제 같은 역할을 통해서 덩어리진 독소와 유해한 지방(혈류에 떠다니는 지방의 대부분)을 분해하여 혈액이 더욱 자유롭게 흐를 수 있게 한다. 나트륨 클러스터 염의 영양 공급으로 심장은 더욱 강해져서 무리한 일들도 크게 힘들어하지 않고 할 수 있다. 셀러리 주스를 정기적으로 마시면 간 내부의 독성 찌꺼기 역시 계속해서 제거되기 때문에, 간은 순수하고 깨끗한 혈액을 방출하게 되고, 결국은 심장이 과도하게 일할 필요도 없어진다.

불면증

과도한 스트레스, 상심, 타인과의 갈등이나 오해, 상실감, 해결되지 않는 삶의 문제 등과 같은 감정상의 교란은 불면증이 발생하는 원인 중 하나이다. 이러한 상황에서 수면까지 나빠지면 신경 전달 화학 물질이 빠르게 연소되는데, 셀러리 주스는 이 화학 물질을 복원하는 데 있어 최고의 해결사이다. 원래 나트륨은 신경 전달 화학 물질의 중요한 성분이다. 셀러리 주스의 나트륨은 다른 나트륨과는 완전히 별개의 제품이자 모델이라 할 수 있으며, 그 자체로 최고의 신경 전달 화학 성분이다. 또한 셀러리 주스의 나트륨 클러스터 염에는 뇌에 도움이 되는 수십 가지 미량 미네랄들이 같이 결합되어 있다. 셀러리 주스를 통해 신경 전달 화학 물질을 보충하면 이런 어려운 시기를 견뎌내기가 수월해질 것이다.

사람들이 잠을 잘 수 없는 또 다른 이유는 만성 바이러스 감염이다. 일반적인 EBV는 엄청난 양의 신경 독소를 배설하는데, 이 독소는 혈류를 통해 뇌로 이동해 신경 전달 물질을 약화시킴으로써 수면 장애를 일으킬 수 있다. 셀러리 주스의 나트륨 클러스터 염은 이러한 신경 독소의 비활성화·무력화·중화 과정을 유도하여 신경 전달 화학 물질의 손상을 줄인다. 셀러리 주스를 장기간 섭취하면 수면을 방해하는 신경 독소의 근본 원인, 즉 바이러스를 파괴하는 데 도움이 된다.

불면증은 간 문제로 인해서도 생길 수 있다. 독성 부산물로 가득 찬 부진하고 정체된 간은 자는 동안 경련을 일으킬 수 있으며, 설령 경련을 감지하지 못했더라도 우리는 잠에서 깨게 된다. 일단 잠이 깨면 화장실에 가야 할 수도 있고, 마음이 소란스러워져서 다시 잠들기 어려울 수도 있다. 셀러리 주스는 간에서 독소를 제거할 뿐 아니라 아예 독소를 계속 만들 수 있는 바이러스를 파괴시키므로, 과도한 긴장 상태인 간을 진정시키는 데 도움이 된다. 간이 안정되면 경련과 수면 장애도 줄어든다.

과민한 신경계로 인해 불면을 겪는 사람들도 있다. 신경 통증과 하지(下肢) 불안, 실룩거림이나 경련이 있을 때, 그리고 전반적으로 신경이 약해지면 사람들은 제대로 잠을 자지 못한다. 만성피로증후군이나 라임병과 같은 신경 관련 질환으로 진단받은 사람들도 마찬가지이다. 셀러리 주스의 나트륨 클러스터 염은 현재 지구상에서 가장 강력한 전해질로, 전해질은 중추 신경계를 보호하는 작용을 하여 많은 사람들이 겪는 여러 신경학적 증상과 자가면역 질환의 완화를 돕는다.

흔히 나타나는 또 다른 예는 염증으로 민감해진 장 내벽 때문에 잠을 못 이루는 것이다. 장에서 음식이 이동할 때 계속 잠에서 깬다는 뜻이다. 간 경련과 마찬가지로 이것은 사람이 느끼지도 못하는 수준에서 발생할 수 있는데, 아무 이유 없이 깨는 것처럼 생각될 수 있다. 셀러리 주스는 모든 수준에서 소화를 개선한다. 예를 들어 단백질이 더 잘 소화되도록 염산을 강화하고, 마모된 장 내벽에 작용해 본래의 천연 사포와 같은 질감을 복원하여 섬유질을 더 잘 잡고 처리하고 한데 모을 수 있도록 돕는다. 연동 작용을 지시하는 메시지는 장의 신경 말단이 수신하는데, 셀러리 주스는 이 부위의 복원을 돕기 때문에 더 원활한 연동 운동이 가능해진다. 그리고 이 모든 것이 더 나은 수면으로 이어진다.

관절 통증과 관절염

만약 관절염을 앓는 중이라면 아마 몇 가지 다른 상황이 동시에 벌어지고 있을 것이다. 첫째, 여러 해에 걸쳐서 관절과 관절 소켓 주변에서 석회화가 진행되는 중이며 이로 말미암아 연골에 마모가 일어난다. 석회화는 신체의 여러 관절 부위에 정착하는 (독성 중금속을 비롯한) 다양한 독소와 독을 동반할 수 있는데, 이 역시 간 기능이 떨어지고 정체된 상태가 오랫동안 지속될 때의 결과이다. 독소와 석회화는 노화에 수반되는 전형적인 관절염으로 이어져 많은 사람들이 경험하게 된다. 시간이 지나면 삶의 질을 낮추는 뼈 돌출증bone spurs[22]도 발생할 수 있다. 이것들은 모두 기본적으로 독성 노출에서 비롯된 골결절이다.

셀러리 주스는 관절과 연골에 윤활제 역할을 하고, 관절 주변의 힘줄과 결합 조직을 강화하며, 관절 부위에서 발생할 수 있는 신경 염증을 줄이는 데도 도움이 된다. 셀러리 주스에는 칼슘 침전물을 분해하고 분산시키는 독특한 능력이 있다. 이는 셀러리 주스가 담석, 신장 결석, 유착, 반흔瘢痕 조직[23]을 용해하는 능력과 동일한 것으로, 셀러리 주스를 신비한 기적의 음식으로 만드는 요인 중의 하나이다. 칼슘 침전물을 하나씩 분해하여 혈액으로 보내 몸 밖으로 배출되도록 하는 이런 능력은 셀러리 주스의 알칼리성과 관련이 있다. 셀러리 주스는 몸에 들어가면 극도로 알칼리화되는데, 알칼리수high-pH water처럼 체외에서 알칼리성을 띠면서도 우리 몸의 pH에는 전혀 도움이 되지 않는 물질들과는 완전히 다르다.(이에 대해서는《메디컬 미디엄의 간 소생법》에 더 많은 내용이 있다.) 셀러리 주스가 위장에 들어가면 빠르게 변하기 시작하여 처음보다 훨씬 더 알칼리성을 띠게 된다. 셀러리 주스를 마시면 관절염의 통증이 줄기 시작하는 이유 중의 하나이다.(류마티스 관절염과 건선성 관절염에 대한 내용은 앞의 89쪽을 참조.)

---

22 기존의 뼈에서 양성의 새로운 뼈가 자라는 상태. 외골증이라고도 부른다.—옮긴이
23 염증이 생긴 다음 조직이 정상적으로 재생되지 않아서 생긴 섬유성 흔적. 상해되어 죽은 세포와 그 주변부의 비삼투성 보호 물질로 형성된다.—옮긴이

신장 질환과 신장 결석

신장이 손상되면 다양한 신장 기능 장애와 질병이 뒤따른다. 신장 손상은 여러 가지 다른 형태로 나타나는데, 그 중 하나인 독성 손상은 의약품, 기분 전환용 약물recreational drugs[24], 독성 중금속, 살충제, 제초제 및 용매가 원인이다.

신장 관련 질환의 가장 흔한 원인은 병원성病原性 손상으로, 바이러스나 박테리아가 혈관이나 요로를 통해 신장으로 들어갈 때 발생한다. 이때 가장 흔히 발견되는 것이 HHV-6, HHV-7, EBV인데, 이 바이러스들은 신장 질환과 관련해서는 의학적 감시망에 걸리지 않는다. 바이러스로 인해 신장에 염증이 생기면 의사들은 우리 면역계가 신장을 공격하는 것으로 오인하기 쉽다. 신장의 종양이나 낭종囊腫은 그것이 악성이든 양성이든 간에 바이러스가 반드시 그 생성에 일조한다. 세균성 신장 감염의 경우에는 연쇄상 구균이 일반적인 원인으로, 심각한 신장 감염에 이를 수 있는 요로감염증의 주범이기도 하다.

그리고 음식에 의한 신장 손상이 있다. 단백질 함량이 높은 식단은 신장의 수명을 단축시킨다. 약간의 신장 문제만 있어도 과도한 단백질을 섭취해서는 안 된다는 것이 잘 알려진 의학적 사실임에도 고단백 식이가 이토록 인기를 누리는 현상은 정말 신기하다. 고단백 식단에는 지방의 함량도 높아서, 이 조합은 신장에 심한 마모를 일으켜 신장을 지치게 한다. 따라서 병원체는 물론이고 방금 얘기한 다른 손상 원인이 신장을 극한으로 몰고 갈 수 있는 토대를 만든다.

특히 투석과 같은 복잡한 신장 시술을 받고 있다면 셀러리 주스를 포함

---

24 마리화나 등과 같이 기분을 좋게 만들기 위해 사용하는 약물.—옮긴이

해 새로 무엇인가를 시작하기 전에 반드시 의사와 상의해야 한다. 의사가 괜찮다고 한다면, 셀러리 주스는 신장에 부드럽게 작용해서 소량으로도 매우 도움이 될 수 있음을 기억하기 바란다. 신장 문제나 질병에 있어서는 어떤 고용량 요법도 도움이 되지 않는다. 의약품, 동물성/식물성 단백질, 특정 보충제도 마찬가지다. 셀러리 주스라도, 신장이 약해져 문제가 있는 단계에서는 더 많이 마시는 것이 반드시 최선이 아니라는 점을 기억하자. 소량의 셀러리 주스도 신장 질환을 앓고 있는 사람들에게 미량 미네랄, 비타민 C 및 일부 나트륨 클러스터 염을 제공하고, 따라서 대부분의 신장 기능 장애를 일으키는 병원체를 퇴치할 수 있다. 또한 화학 물질이나 오래 쌓인 과도한 단백질에 의한 독성 손상을 치유해서 신장이 활력을 되찾을 수 있게 돕는다. 신장이 약해지면 부신이 고군분투하게 되는데, 셀러리 주스의 식물성 호르몬은 부신을 회복하는 데도 도움을 준다.

셀러리 주스는 또 고단백·고지방 식단 때문에 생기는 신장 결석을 용해시키고 줄이는 데 도움이 된다. 신장 결석은 단백질 혹은 칼슘을 기반으로 하거나 둘 다가 원인일 수 있다. 셀러리 주스가 돌에 움푹 팬 작은 구덩이를 만들면 돌이 분해되기 쉬워져서 이것 자체가 훌륭한 결석 예방책이기도 하다. 셀러리 주스를 마시며 고지방 식단을 유지하면 신장 결석을 완전히 막지는 못해도 적어도 과도한 단백질과 지방이 끼치는 영향을 어느 정도 제어할 수는 있다.

성욕 감퇴

다른 모든 것이 정상인 상황에서 이유도 없이 여성의 성욕이 사라졌다면, (의사는 눈치 채지 못할 수 있지만) 많은 경우 부신이 약해진 것이 원인이다.

셀러리 주스의 나트륨 클러스터 염에 결합된 미량 미네랄은 부신 조직에 침투해 이를 활성화시킨다. 그러면서 성관계 중 부신에서 분비되는 특정 아드레날린을 생성하는 능력도 증대시킨다.

남성은 부신이 약한 경우에도 강한 성욕을 유지할 수 있다. 남성의 성욕 상실을 일으키는 원인은 특정 뇌 부위에서 신경 전달 화학 물질이 약해졌거나 독성 중금속이 많아진 것이며 혹은 두 가지 다 작용한 것일 수도 있다. 셀러리 주스는 뉴런과 뇌 조직의 복원을 지원하고, 새로운 신경 전달 화학 물질로 대체시키며, 중금속을 해체하여 쉽게 뇌 밖으로 나가도록 돕는다.

신진대사 문제

'대사代謝'라는 것은 우리가 흔히 아는 그 뜻이 아니다. 우리의 질병이나 건강 상태가 '느린 신진대사' 때문일 수는 없다. 한 번도 그랬던 적이 없고 앞으로도 결코 없을 것이다. 왜냐하면 '신진대사metabolism'라는 용어는 혈액이 분출하고 우리 몸이 기능을 한다는 것, 즉 우리가 '살아있는' 상태임을 나타내는 말이기 때문이다. '느린 신진대사'라는 표현은 우리 몸에 어떤 문제가 있어서 체중 증가 같은 문제를 일으키는지 전혀 설명할 수 없다. 그럼에도 '대사'라는 용어로 아픈 사람들의 분투를 설명하는 것이 마치 공식처럼 되어버렸다. 그래서 굳이 이런 방식에 맞춰 표현하자면, 그렇다, 셀러리 주스를 마시면 신진대사가 빨라진다. 그리고 체중 감량에도 분명 도움이 된다.

우리가 흔히 느린 신진대사라고 부르는 것의 진짜 원인은 간의 기능 부진이다. 아주 간단명료하다. 그리고 간을 돕는 것이 체중 감량을 돕는 길이다. 다만 이것이 그리 간단치 않은 이유는 우리의 간이 일상 생활에서 만나는 여러 문제 물질들로 이미 넘칠 지경이기 때문이다. 여기에는 살충제, 살균제, 진 균제, 제초제, 독성 중금속, 합성 화학 물질, 바이러스, 박테리아, 플라스틱, 과 잉 아드레날린과 같은 독성 호르몬까지 모두 포함된다. 이런 문제 물질들과 고 지방·고단백 식단으로 인한 지방 세포가 간을 꽉 막히게 만들면, 간의 활동 이 점점 느려지고 둔화되어 기능 장애가 발생하거나 지방간 전단계로 발전한 다. 그 결과로 간 내부의 지방 저장이 한계에 이르고, 신체는 다른 부위에 지 방을 저장하기 시작한다.

셀러리 주스는 이러한 다양한 독소를 제거하고 지방 세포를 용해·분산시 켜 간 세포가 다시 살아나게 한다. 한마디로 셀러리 주스는 간을 정화하고 다 양한 독소를 제거하며 바이러스 감염을 줄인다. 그러면 간이 에너지를 되찾으 며 깨어나는데, 간이 좋아지면 몸의 다른 것도 모두 좋아진다. 모든 장기가 훨 씬 깨끗해진다. 혈액과 림프계 역시 더 깨끗해지고 독성도 낮아진다. 이 모든 것을 신진대사 개선이라고 부르고 싶다면, 그래도 좋다. 단 이 모든 현상의 이 면을, 즉 셀러리 주스 덕분에 간이 개선되고 있음을 기억하자.

MTHFR 유전자 돌연변이와 메틸화 관련 문제들

셀러리 주스는 MTHFRmethylenetetrahydrofolate reductase 유전자 돌연변이 진단 을 받은 환자에게서 나타나는 높은 호모시스테인homocysteine [25] 수치를 떨어뜨

---

[25] 메티오닌이 대사되면서(탈메틸화되면서) 만들어지는 물질로, 황을 포함한 아미노산이다. 수치가 지나치게 높으면 여러 혈관 관련 질환을 일으킬 수 있다. 옮긴이

릴 수 있다. 간에 만성 염증이 있으면 호모시스테인 수치가 상승하는데, 셀러리 주스는 간을 재충전하고 활력을 주며, 간 내부의 독소 부하를 낮추어 간을 정화한다. 이 독소들은 대부분 바이러스성 폐기물 때문에 생긴 것이다. EBV와 같은 바이러스가 체내에서 활동할 때는 노폐물을 간에 배출하고, 독성을 가진 이런 배설물이 오래 축적되면 결국 염증을 일으키고 간을 망가뜨린다. 셀러리 주스는 간과 혈류에서 이러한 독소를 중화한다. 호모시스테인 수치가 높지 않더라도 MTHFR 유전자 돌연변이로 진단받았다면 결국 원인은 같다. 만성적인 바이러스의 축적으로(심각도와는 별개로) 간이 과부하되고 점점 약해진 것이다. 염증은 간에만 국한되지 않고 신체 어느 곳에서나 호모시스테인과 상관없이 발생할 수 있다. 염증은 혈류에 바이러스 독소가 넘칠 때 나타나므로 MTHFR 유전자 돌연변이 검사에서도 양성을 보인다. 사실상 이 검사는 염증 유무를 알아보는 검사이다.

셀러리 주스의 나트륨 클러스터 염은 혈류를 통해 떠다니며 염증을 일으키는 바이러스 독소를 중화하고 그 수를 줄인다. 셀러리 주스는 간, 혈류, 신장에서 이러한 독소를 제거하는 데 도움을 준다. 특히 셀러리 주스의 엽산^{葉酸}은 메틸화 문제와 MTHFR 유전자 돌연변이가 있는 사람들에게도 아주 중요한데, 왜냐하면 이 형태의 엽산은 메틸화가 원활치 않은 약하고 부실한 간에서도 쉽게 변환되기 때문이다. 셀러리 주스를 장기 섭취해서 간이 다시 건강해지면 메틸화 작용도 원활해지기 시작한다. 장에서 비타민과 기타 영양소를 전달받아 전환 과정을 거친 후(때로는 일부 저장도 하고) 우리 몸에서 이용 가능한 형태로 만들어 혈류로 보내는 것은 간이 수행하는 가장 중요한 기능 중의 하나이다. 이 과정이 원활해지면 몸 전체의 염증이 줄어들고 MTHFR 유전자 돌연변이 검사의 결과도 바뀔 수 있다.

믿기지 않더라도 실제로 많은 사람에게 일어난 일이다. 처음의 유전자 돌연변이 검사에서는 양성 반응을 보였지만, 제대로 된 치유법을 적용한 뒤 후속 검사에서는 결과가 뒤바뀌어 의료진이 놀라곤 했다. 여기서 중요한 사실은 셀러리 주스를 고용량으로 마시고 메디컬 미디엄 시리즈에 소개된 다른 치유 방법을 사용하여 간을 회복하면, 사실상 잘못되거나 애매한 진단에 불과했던 문제들을 말끔히 해결할 수 있다는 것이다. 이 새로운 사고방식에 마음이 이끌린다면《메디컬 미디엄의 간 소생법》을 읽어보기 바란다. MTHFR 유전자 돌연변이에 대한 모든 것을 알게 될 것이다.

신경학적 증상들

가슴 답답함, 손 떨림이나 경련, 근육 약화, 얼얼하거나 감각 없음, 다리 떨림, 전신 경련, 사지 힘 빠짐, 근육 경련, 통증과 동통

신체적 부상과 같은 구체적인 이유 없이 이런 신경학적 증상을 경험하는 사람들에게는 공통점이 있다. 바로 모두 EBV로 대표되는 바이러스 감염이 있다는 사실이다. EBV에는 60가지가 넘는 종류가 있으며 적어도 그 중 한 가지 변종이 거의 모든 사람의 간에 존재한다. 다만 바이러스가 휴면 상태인 경우가 많아서 자기 몸에 바이러스가 있다는 사실을 모를 뿐이다. 바이러스가 깨어 활동하는 사람일지라도 의사의 눈에 발견되지는 않으니, 매일 바이러스로 인한 증상이 나타나더라도 여전히 그 존재에 대해서는 알 수가 없다.

EBV와 같은 바이러스가 적극적으로 건강 문제를 일으키려면 연료가 필요하다. 가장 좋아하는 연료에는 수은과 같은 독성 중금속이 있다. 간은 중금속과 같은 문제 물질들이 가장 많이 모이는 집합소이다. EBV가 중금속 연료를 먹이삼아 섭취하면 훨씬 더 강력한 형태의 배설물이 나온다. 바로 신경 독소이

다. 바이러스성 신경 독소는 이름에서 알 수 있듯이 신경에 붙는 독소이며, 수백만 명의 사람들이 겪고 있는 신경학적 고통의 원인이다.

개인의 증상과 각자가 느끼는 경험은 몸속 바이러스의 종류와 중금속(대부분은 수은과 알루미늄)의 독성 수준에 달렸다. 바이러스가 배출하는 신경 독소가 얼마나 독성이 있는지, 그리고 중금속과 같은 연료를 먹이삼아 번식하는 바이러스들 자체가 얼마나 공격적인지 같은 문제가 이를 좌우한다. 신경 독소가 일단 배출되면 간(또는 바이러스가 독소를 배설한 신체의 다른 부위)을 떠나 혈류를 통해 떠다니다가, 결국 뇌로 들어가거나 몸 전반에 퍼져 있는 신경에 안착하는 경향이 있다. 바이러스성 신경 독소가 신경에 자리를 잡으면 그곳에 염증을 일으켜 신경학적 증상을 유발한다. 신경 독소가 특히 다리, 팔, 어깨 또는 척추의 신경에 안착하면 근육이 뻣뻣해지거나 쇠약해질 수 있고, 한쪽 편 팔다리가 피로해지는 증상 등이 나타날 수 있다. 마치 무언가가 자신을 꼼짝 못하게 잡고 있는 듯 온몸이 무겁고 힘이 빠지는 일반적인 신경 피로 증상도 발생할 수 있다. 신경 독소가 뇌에 들어갔을 때에도 이와 매우 비슷한 증상들이 나타난다. 팔과 다리에 전달되는 메시지가 손상되어 신체의 한쪽 또는 양쪽 모두에 피로와 쇠약이 느껴질 수 있다.(신경 피로에 관해서는 129쪽의 '피로감' 부분 참조.)

바이러스성 신경 독소는 매우 강력하여 근육 경련, 쥐, 씰룩거림 등의 증상을 유발할 수 있다. 이 증상은 신경이 뇌로부터 어떤 것이 뉴런을 자극하거나 방해한다는 신호를 받을 때 발생한다. 방해하고 자극하는 그 '어떤 것'이란 바로 신경 독소이다. 뉴런이 신경 독소로 가득차면, 뉴런을 지나려던 뇌의 전기가 대신 신경 독소에 부딪치면서 튀거나 또는 합선을 일으킨다. 이런 식으로 전기 신호가 불발하게 되면 경미한 뇌 염증을 만들 수도 있다. 전기 신호는 염증이 있는 뇌 조직을 통과하기가 대단히 어렵다. 따라서 종종 우회하여 다른 뉴런을 가로지르는 비정상적인 경로를 찾을 수밖에 없다. 이것은 다친 곳이 없는 멀쩡한 부위에서 느껴지는 이상한 통증과, 팔다리의 다양한 경련과 근육 떨림 반응을 만드는 원인이 된다.

얼얼하거나 감각이 아예 느껴지지 않는 증상의 대부분은 사지, 목 또는 다른 신체 부위의 신경에 가벼운 독소 염증이 생긴 것이지만, 뇌 조직이 신경 독소로 포화되어 발생할 수도 있다.

손 떨림은 간과 뇌 모두에 꽤 높은 수준의 수은이 있을 때, 그리고 그 수은을 먹은 EBV가 더 강력한 신경 독소를 만들어 뇌와 가까운 신경들에 염증을 일으킬 때 주로 발생한다. 이 염증은 주로 바이러스가 새로운 수은 침전물을 발견하거나 크게 증식하는 때에 산발적으로 발생하는 경향이 있다.

라임병이 있는 사람들에게도 신경학적 증상이 종종 나타난다. 이것 역시 바이러스로 인한 것이며, 절대 박테리아가 원인이 아니다.(이제껏 라임병에 대해 들은 것과 달라 혹시 마음이 불편하거나 놀랐다면, 내 첫 번째 책인 《난치병 치유의 길》에서 '라임병' 부분을 찾아 읽어보라. 당신에게 필요한 진실을 만나게 될 것이다.)

방금 살펴본 모든 증상에 셀러리 주스는 구원 투수가 된다. 우선 셀러리 주스는 신체의 모든 세포에 나트륨 클러스터 염을 공급하여 최적의 수준으로 기능할 수 있도록 세포를 복원한다. 우리 몸의 신경들이 염증을 일으키거나, 방해받거나, 손상되거나, 신경 독소로 인해 망가지면, 셀러리 주스가 가지고 있는 것과 같은 향상된 형태의 전해질을 필요로 한다. 이 전해질의 도움으로 뉴런과 뇌 조직 그리고 신경 전달 화학 물질은 스스로를 회복하고, EBV와 같은 바이러스의 신경 독소로 인한 뇌와 세포의 염증을 줄일 수 있다. 동시에 셀러리 주스의 나트륨 클러스터 염은 신경의 자기 보호 능력을 도와, 신경 독소와 독소가 일으키는 알레르기 반응에 의해 신경 손상이 생기지 않도록 한다. 셀러리 주스는 또한 뇌와 나머지 신경계에서 신경 독소를 몰아내고, 여러 신경계 증상을 일으킬 수 있는 공격적인 독성을 중화한다. 이렇게 신경 독소를 무력화한 후 클러스터 염은 그것들과 결합해 몸 밖으로 빠져나온다. 물론 클러스터 염은 바이러스 자체를 죽이는 것도 돕는다.

강박증

강박증의 한 가지 원인은 감정적인 상처이다. 예를 들어 만성질환으로 이상한 증상들을 겪으면서 오래 고생하다 보면 감정적으로도 손상을 입을 수 있다. 힘든 삶의 경험도 우리 뇌의 감정 센터에 영향을 미칠 수 있다.

강박증의 또 다른 원인으로는 수은이나 알루미늄과 같은 독성 중금속을 들 수 있다. 뇌 내부에 이러한 금속이 축적되면 뉴런들을 통과해 뇌 조직 속으로 이동해야 하는 전기 신호가 차단될 수 있다. 만약 전기 신호가 중금속 침전물이나 중금속 산화 유출액과 만나면, 전기 회로가 탈선하거나 심지어 역방향으로 뉴런을 지나게 되는데, 이로 인해 강박 반응이 발생할 수 있다. 금속은 여러 크기와 양으로 뇌의 곳곳에 자리할 수 있기 때문에 엄청나게 다양한 강박증이 만들어진다. 이것은 분명한 생리적 증상임에도 잘못 알려진 부분이 너무 많아서 강박증을 가진 사람들은 많은 오해를 받는다.

셀러리 주스는 뇌의 감정 센터에 있는 뉴런을 강하게 만들어, 강박 장애의 정신적 측면을 치유하는 데 도움을 준다. 또한 다른 어떤 식품의 항산화 성분보다 기능이 뛰어난 셀러리 주스만의 특수한 항산화 성분은 우리 몸속 세포의 산화와 죽음을 막는 데 도움을 준다. 셀러리 주스의 항산화 성분은 고지방 식단을 먹고 자란 우리의 몸속에서 지방 침전물을 제거해, 독성 중금속의 산화와 부식을 근본적으로 차단한다. 체내 금속으로부터 이러한 지방 침전물을 분리, 제거하면 산화는 더 이상 진행되지 않기 때문이다. 중금속의 산화가 줄어들면 강박 증상 역시 줄어든다. 계속 치유를 이어가려면 중금속 해독 스무디가 도움이 된다. 만드는 법은 8장에 있다.

과민성 방광

방광 내벽이나 방광 신경의 만성 염증이 과민성 방광을 초래한다. 가장 흔한 원인으로는 방광에 서식하는 연쇄상 구균과 같은 박테리아를 들 수 있는데, 이 박테리아들로 인해 방광 내벽에 반흔 조직이나 작은 구덩이 등이 생기면서 만성적인 자극과 과민한 방광으로 이어진다. EBV와 같은 바이러스 역시 방광 안팎의 신경에 염증을 일으킬 수 있다. 심지어 음부 신경과 좌골 신경도 방광의 민감도에 영향을 끼친다. 대상포진 바이러스 역시 염증의 원인이 된다. 셀러리 주스는 과민성 방광의 원인이 되는 모든 병원체들을(세균이든 바이러스이든) 분해하고 파괴한다. 나트륨 클러스터 염은 방광에 들어가 세균 집락을 분해하고, 박테리아와 바이러스의 잔해들을 해체한다. 또한 방광 내벽을 보호해서 치유를 돕고, 최종적으로는 방광 내벽에서 모든 병원체 부산물을 씻어낸다. 셀러리 주스는 방광 내부와 주변의 신경을 치유하는 데도 유익하다.

파킨슨병

파킨슨병은 흔히 뇌의 신경 전달 화학 물질인 도파민의 손실로 인해 발생한다고 여겨지지만 이는 정확한 정보가 아니다. 도파민이 부족하다고 해서 병이 생기지는 않는다. 도파민을 포함한 여러 종류의 신경 전달 물질이 부족한 것이 파킨슨병을 일으키는 부분적인 원인은 될 수 있다. 파킨슨병 환자들은 사실 여러 가지 신경 전달 화학 물질이 부족한 상태로, 독성 중금속이 넘쳐나서 뉴런이 손상을 입은 데 그 까닭이 있다. 파킨슨병을 주로 일으키는 중금속은 수은으로, 수은 침전물은 빠르게 산화되고 독성이 매우 높은 산화성 폐기물을 방출한다. 이 물질은 재빨리 뇌 조직을 코팅하기 시작하고 뉴런을 완전히 적신다. 이처럼 뉴런이 산화성 폐기물로 뒤덮이면 뉴런의 신경 전달 물질 역시 산화 물질로 가득 채워지면서 빠르게 줄어든다. 결론적으로 파킨슨병의 진짜 원인은 중금속 유출물과 그로 인한 많은 신경 전달 화학 물질의 손실인 것이다.

셀러리 주스의 항산화 성분은 산화 물질의 유출 과정을 막는 데 도움이 된다. 파킨슨병의 경우 뉴런을 복원하는 것도 중요한데, 셀러리 주스는 뉴런에 다양한 미량 미네랄을 공급하여 복구를 돕는다. 셀러리 주스는 간에서 비타민 B_{12}를 합성하고 메틸화하는 데 도움을 준다. 간에서 만들어진 이 미량의 비타민 B_{12}는, 영양분을 아주 빠르게 전달하는 특별한 능력을 가진 나트륨 클러스터 염을 통해 뇌로 전달되는데, 뇌는 뉴런의 성장에 대단히 중요한 곳이다. 고용량의 셀러리 주스를 장기간 섭취하면 감소된 신경 전달 화학 물질이 다시 복원되고 뉴런은 재정비되어 다시 자랄 수 있게 된다.

이미 파킨슨병이 심각한 상태라면 치유에 훨씬 많은 시간이 걸릴 것이다. 중금속 침전물에 인접한 뇌 조직이 독성 중금속의 산화액으로 오랜 기간 적셔져 왔다면 뉴런과 뇌 조직을 복원하는 데 더 많은 시간이 필요하다. 경미한 증세일 경우 신경 전달 화학 물질을 더 빨리 재정비해서 회복을 앞당길 가능성이 높다. 현재 파킨슨병을 앓고 있다면, 매일의 셀러리 주스 섭취량을 늘리고 적극적으로 독성 중금속을 제거하는 중금속 해독 스무디 요법도 병행할 것을 추천한다.(8장 참조)

외상 후 스트레스 장애

뇌에 생긴 감정적 손상이 외상 후 스트레스 증상Posttraumatic Stress Symptoms (PTSS)을 유발한다. PTSS[26]는 사실상 일종의 강박 장애에 속한다. PTSS는 제어하기가 어렵고, 무작위로 쉽게 촉발될 수 있으며, 가볍거나 아주 극단적인 형태 모두로 나타날 수 있다는 점에서 강박증과 유사하다. PTSS가 사람마다 어떻게 나타나는지는 그 사람이 다른 어떤 취약성과 민감성을 가졌는지에 달렸다. 예를 들어 뇌의 높은 독성 중금속 수준으로 인해 이미 민감한 사람이라면 PTSS에 더 취약할 수 있다. 실제로 살충제, 제초제, 살균제만으로도 PTSS가 생길 수 있다. 방사선에 노출된 사람 역시 더 약해져서 PTSS에 훨씬 취약해질 수 있는데, 그래서 병원 치료를 받고 있는 사람들은 그 치료 기간이나 치료 이후에 가끔 가벼운 PTSS 발작을 경험하기도 한다. 오늘날 우리 세계에 존재하는 트라우마를 감안한다면, 아마도 모든 사람이 최소한 약간의 PTSS를 안고 살아갈 것이다. 그 증상 정도가 거의 눈치 채지 못하는 수준일 수도 있지만, 어떤 큰 위험에 처하거나 신체적 또는 정서적 학대를 당했을 때와 같은 심각한 수준일 수도 있다.

셀러리 주스는 존재하는 가장 강력한 전해질 공급원이고, 전해질은 PTSS 회복과 많은 관련이 있다. PTSS 상태의 뇌는 어떤 특정 부분의 활동이 과도해지고 엄청난 열을 발생시킨다. 자극적인 생각과 고통, 두려움, 죄책감과 같은 부정적인 감정은 감정을 담당하는 뇌 영역 전반에 전기(량)를 높여 이런 악순

---

26 PTSD(Posttraumatic Stress Disorder)로도 쓰인다.—옮긴이

환이 계속된다. 그리고 이런 사이클을 멈추기란 대단히 어렵다. 셀러리 주스의 영양소는 일종의 브레이크 역할을 한다. 뉴런, 뇌 조직, 신경교神經膠 세포에 영양을 공급하고 신경 전달 물질을 복원하여, 뉴런들이 지속적인 두려움, 걱정, 정신적 이미지 등으로 인해 과열되지 않도록 한다. 셀러리 주스는 뉴런이 녹아 소진되는 과정을 막아 약물의 도움 없이도 PTSS와 싸워 회복할 수 있는 기회를 만들어준다. 셀러리 주스를 더 많은 양으로 계속 섭취하면 다양한 PTSS 증상에 큰 도움을 얻을 수 있다.

생식계 장애

셀러리 주스가 생식 기관에 좋은지 묻는다면, 대답은 압도적으로 '그렇다' 이다. 생식계는 셀러리 주스가 가진 것을 절실히 필요로 한다. 그 이유는 셀러리 주스가 생식 기관 관련 증상이나 질병을 일으키는 주범인 병원체를 막기 때문이다. 우선 셀러리 주스는 생식계 증상에 부분적 책임이 있는 독소들을 제거한다. 또한 탁월한 정화 능력을 가지고 있어서, 생식계에 축적되어 신체를 교란하는 독성 호르몬(예를 들어 식품이나 플라스틱, 기타 석유 화학 물질 및 의약품에 들어 있는 외래 에스트로겐)에 결합해 이를 중화한 후 몸 밖으로 데리고 나온다. 그러고는 생식계에 전 차원적 충전을 진행하는데, 세포를 복원하고 건강한 호르몬 균형을 유지하며 생식 기관과 생식선에 영양소와 미량 미네랄을 공급한다. 특히 중요한 것은 셀러리 주스가 생식 기관의 수분 공급원이 된다는 사실인데, 탈수는 여러 문제를 일으킬 수 있는 아주 중요한 요인이다. 생식 기관은 인체의 다른 많은 부분들보다 더 빨리 노화되는데, 그 이유 중 하나가 바로 세포의 만성 탈수 때문이다. 셀러리 주스는 이를 예방하고 상황을 역전시키는 데 도움이 된다.

아래 목록에서 당신이 찾는 증상이나 질병이 보이지 않더라도 실망할 필요는 없다. 셀러리 주스는 어떤 생식계 문제에도 가장 먼저 고려해야 할 치유법이다.

치밀 유방

치밀 유방은 수십 년에 걸쳐 간 독성이 쌓였을 때 발생한다. 엄청난 양의 문제 물질들로 가득 차 꼼짝 못하게 된 간은 정체되고 부진한 상태이며, 이제 더 이상 제대로 된 필터 역할을 할 수 없다. 따라서 림프계가 2차 필터가 되는데, 이는 기본적으로 유방이 2차 필터가 된다는 뜻이다. 유방은 모든 림프관이 지나가는 곳으로 거기에는 많은 독소가 축적된다. 오래 지속된 열악한 식사와 일상에서 쉽게 노출되는 독성 물질들은 결국 유방 조직 내부에 들어와 석회화되거나 반흔 조직scar tissue을 만든다. 반흔 조직이란 세포가 충분한 산소와 영양을 얻지 못했을 때 생기며, 유방 성형 수술 등으로 만들어진 흉터scar를 말하는 것이 아니다.

치밀 유방의 대표적인 원인은 유제품에 함유된 칼슘인데, 칼슘은 주로 유방 조직에 자리를 잡는다. 이때의 칼슘은 건강하지 않으며 여성의 건강에 적대적·공격적인데다가 병원체들의 연료가 된다. 수은과 알루미늄과 같은 독성 중금속 역시 유방 조직에 산다. 매일 충분한 수분을 섭취하지 않으면 시간이 지남에 따라 서서히 유방 조직의 탈수가 발생하고, 우리 생명에 아주 중요한 살아있는 물의 부족은 세포 재생을 불가능하게 만든다. EBV는 더 심각하고 더 진행된 유방 관련 문제의 원인이다.

셀러리 주스를 마시면 시간이 지나면서 간이 조금씩 정화되고 자유로워진다. 그뿐만 아니라 나트륨 클러스터 염, 미량 미네랄, 파이토케미컬 성분이 가

156

득한 살아있는 물이 곧바로 조달되어 림프계 속의 문제 물질들을 씻어낸다. 림프계가 다시 활력을 찾기 위해서는 유방 조직의 정화가 필수적이다. 셀러리 주스의 장점인 빠른 체내 이동 속도와 포화도saturation rate 덕분에 주스의 주요 성분들은 밀도가 높고 딱딱한 섬유질의 유방 조직 사이를 통과해 피부까지 갈 수 있다. 셀러리 주스에는 이와 같은 항-종양anti-tumor, 항-유착anti-adhesion 특성이 갖춰져 있다.

낭종

낭종囊腫은 (독성 중금속, 살충제, 제초제, 살균제와 같은) 다양한 독소들과 EBV와 같은 바이러스에서 발생할 수 있다. 낭종은 양성일 수도 있고 암성癌性일 수도 있다. 많은 낭종은 생식계를 둘러싸고 있는 림프관의 반흔 조직으로, 바이러스 감염으로 인해 염증이 생겨 굳어지거나 어떤 경우에는 석회화까지 진행된 조직들이다. 셀러리 주스는 이런 석회 물질과 딱딱하게 굳은 만성 낭종의 분해를 돕는다. 또한 켈로이드나 유착형 낭종으로 발전할 수 있는 반흔 조직을 느슨하게 만들어 해체와 분해에도 도움을 준다. 셀러리 주스는 또한 낭종 주변의 건강한 세포에 영양분을 공급하여 더 강하게 만들어줌으로써 낭종의 성장이 억제되도록 돕는다. 낭종은 건강하지 못한 독성 세포 주변에서 활발하게 번성하는 경향이 있다. 따라서 건강한 세포로 둘러싸이게 되면 번성과 확장이 억제된다.

자궁내막증

셀러리 주스에는 생체 조직이 과도하게 비정상적으로 자라는 것을 억제하는 (아직 밝혀지지 않은) 신비한 파이토케미컬 복합 물질이 들어 있다. 이러한 억제 물질은 자궁내막 조직이 자궁이나 결장 혹은 방광 밖에서 자라지 않도록 제어한다. 조직이 정상적이지 않게 발달하는 것은 체내 독소에 기인한 비정상적인 현상이다. 이질적인 외래 호르몬과 살충제, 제초제, 살균제, 진균제, 독성 중금속과 같은 문제 물질들, 그리고 바이러스 및 박테리아 부산물 등이 우리 몸에 혼재할 때 건강하지 않은 세포들이 엉뚱한 곳에서 증식한다. 셀러리 주스는 이런 모든 독소들을 파괴하고 분산시켜서 독소로 인한 비정상적인 조직 발달을 억제한다. 이에 파이토케미컬 성분을 통한 억제력까지 갖춘 셀러리 주스는 자궁내막증 환자에게 더없이 훌륭한 강장제이다.

자궁섬유종(근종)

다양한 형태로 나타나는 자궁 내 섬유종의 원인은 아직 의학계에서 정확히 밝히지 못하고 있다. 사실 섬유종의 원인은 EBV와 같은 바이러스이거나 혹은 연쇄상 구균과 같은 박테리아이다. 바이러스성일 때에는 낭포성 섬유종에 가까우며 모양도 더 둥글다. 세균성 섬유종의 경우 반흔 조직이나 생식 기관 내부의 유착으로 나타난다. 셀러리 주스의 나트륨 클러스터 염은 박테리아와 바이러스를 찾아 파괴하여, 자궁근종을 유발하는 병원체의 체내 축적을 낮추는 동시에 이미 생긴 섬유종의 크기를 줄인다.

인유두종 바이러스

인유두종 바이러스human papillomavirus는 셀러리 주스에 대한 면역력이 없다. 이 바이러스는 세포 외막外膜이 아주 민감하다는 점에서 EBV 및 대상포진과 같은 헤르페스 계통 바이러스와 유사하다. 셀러리 주스의 나트륨 클러스터 염은 바이러스의 세포 외막에 달라붙어 바이러스의 방어 메커니즘을 서서히 무너뜨린다. 셀러리 주스를 규칙적으로 섭취하면 인유두종 바이러스의 성장이 억제되고, 바이러스 노출로 인해 면역 기능이 떨어진(따라서 나중에 암으로 발전할 수도 있는) 세포나 반혼 조직이 자궁경부에 생기지 않도록 돕는다. (셀러리 주스와 같은) 무기를 갖추고 바이러스를 키우는 음식을 피한다면(자세한 내용은 8장 참조) 누구나 인유두종 바이러스로부터 안전할 수 있다. 시간이 지나면 기존의 바이러스 역시 없앨 수 있다.

불임

불임은 이로 인해 고통받는 대부분의 여성들에게 도저히 이해할 수 없는 의학적 미스터리이다. 병원 검사에서는 모든 것이 괜찮다고 하는데, 아무도 왜 임신이나 출산에 문제가 있는지는 모르는 것이다. 나는 이것을 '낮은 배터리 low battery'라고 부른다. 과거의 많은 요인들이 생식계의 배터리를 소진했을 수 있다. 피임은 그 중 하나이며 이때 생식계는 종료 상태로 작동되도록 훈련된다.

셀러리 주스는 우리 몸의 생식 시스템에 새롭게 시동을 걸면서 생식 기관과 그 세포들을 다시 깨우고 피임약이 남긴 독소들을 제거한다. 이를 통해 생산 활동을 하지 않도록 오래 훈련되어 왔던 생식 기관이 다시 깨어난다. 한편 셀러리 주스의 식물성 호르몬은 우리 몸에 들어가서 호르몬을 생산하는 모든 분비선들(부신을 포함한 내분비선들)과 장기(또 다른 호르몬 생산자인 간)를 충전시킨다. 이를 통해 생식계 내에서 생산을 지시하는 신호가 원활하게 작동하기 시작하면서 점차 전체 생식 시스템이 정상화되고 균형을 이루게 된다.

셀러리 주스에는 아연을 비롯해 몸에 쉽게 흡수되는 형태의 각종 필수 미량 미네랄이 들어 있어 전립선의 염증을 즉시 가라앉히므로 남성 불임에도 도움이 된다. 전립선은 그 감염 경로를 불문하고 연쇄상 구균과 같은 박테리아와 EBV에 (비록 치명적이지는 않더라도) 만성 감염되기 쉽다. 셀러리 주스의 강력한 아연은 박테리아나 바이러스가 전립선을 망가뜨리고 염증을 일으키는 것을 방지한다.

많은 남성들이 신장이 약해져 있지만 병원 검사에서 알아내기는 쉽지 않다. 여기서는 신장 질환이 아니라, 신장의 기능이 떨어진 상태를 일컫는다. 남성의 경우 신장의 약화는 생식 기관의 부진으로 이어진다. 신장이 약해진 정도에 따라 다르지만, 여러 가지 증상(근육통과 비슷하게 느껴지는 요통을 비롯해, 수면 장애, 짜증이나 변덕, 체취 등)이 나타날 수 있다. 신장이 힘들면 생식 기관이 무너지면서 쉽게 활력을 잃게 되고, 때로는 병에 걸리기도 한다. 셀러리 주스가 지친 신장을 정성껏 보살펴서 힘을 북돋워주면, 남성의 생식 기관이 보호되면서 더 빨리 회복될 수 있다.

불임에 대한 더 많은 정보는 《메디컬 미디엄의 삶을 바꾸는 음식들*Medical Medium Life Changing Foods*》의 '불임과 우리의 미래' 부분에 담았다.

갱년기 증상

여성의 폐경 전후로 나타나는 증상들은 생식계 노화 때문에 나타나는 것이 아니다. 이 모든 증상은 간의 노화로 인해 발생한다. 간이 부진하고 정체되고 독성이 생기면(30대 후반에서 40대 후반까지 대부분의 여성에게 나타나는 현상이다) 열감, 식은땀, 짜증, 피로감, 우울감, 불안, 성욕 상실과 같은 증상이 시작될 수 있다. EBV와 같은 바이러스는 물론이고, 이런 바이러스에 의한 부산물과 신경 독소들이 간을 채우면 바이러스성 노폐물이 혈류로 빠져나가게 되어 심장 두근거림이 발생할 수 있다. 폐경 관련 증상의 경우 대부분 셀러리 주스만으로도 간단하게 해결된다. 주스가 간 기능 부진 및 약화의 원인인 독성 부하를 낮추어 간을 되살리고 활성화시키는 데 도움을 주기 때문이다. 간이 더 깨끗하고 건강해지면 갱년기라는 이름의 증상들은 설 곳이 없어진다.(갱년기에 관한 더 많은 정보는 《난치병 치유의 길》과 《메디컬 미디엄의 갑상선 치유》 참조.)

골반염

골반 내 염증 질환은 생식계에 있는 연쇄상 구균 박테리아가 그 원인이다. 셀러리 주스의 나트륨 클러스터 염은 혈액과 림프관을 통해 생식계에 들어가 그곳에 자리 잡은 박테리아를 파괴하도록 돕는다. 클러스터 염은 또한 셀러리 주스의 대표적인 비타민 C도 함께 전달하여 생식계의 면역 체계를 강화한다.

다낭성난소증후군

다낭성난소증후군은 EBV로 인해 체액으로 속이 채워진 낭종(물혹)이나 여러 가지 난소 손상이 생긴 것을 일컫는데, 셀러리 주스는 이를 막는 데 도움이 된다. 나트륨 클러스터 염은 EBV를 분해하고 파괴하여 독성에 찌든 난소의 해독을 돕는다.

연쇄상 구균 관련 증상들

연쇄상 구균streptococcus 박테리아라고 하면 대부분의 사람들은 패혈성 인두염strep throat을 떠올린다. 연쇄상 구균이 일으키는 증상은 이뿐만이 아니다. 우리가 살면서 겪는(젊은 시절이거나 혹은 나이가 들어서거나 간에) 여러 불편 증상 중에는 우리 몸에 만성적으로 기생하는 연쇄상 구균에서 비롯된 것이 많다. 연쇄상 구균은 항생제의 남용으로 인해 우리 환경 속에 자리를 잡고 번성하게 된 박테리아이며, 연쇄상 구균을 지금의 형태와 위치로 만들고 끌어들인 것이 바로 항생제이다. 연쇄상 구균에는 그 하위 그룹과 변종, 그리고 돌연변이가 너무 많아서 의학계가 도저히 따라갈 수가 없다.

패혈성 인두염은 연쇄상 구균의 한 가지 징후일 뿐이다. 기침이나 독감 때문에 혹은 어린 시절 중이염 등으로 항생제를 복용한 적이 있다면, 향후 연쇄상 구균과 관련된 증상들이 나타날 가능성이 있다. 평생 항생제를 한 번도 복용한 적이 없는 사람이라면 어떨까? 그것이 항생제에 완전히 안전하다는 의미일까? 미안하지만 답은 '아니오'이다. 항생제는 우리의 수돗물에도 있고, 우리가 먹는 음식에도 들어 있으며, 혈통을 통해서 다음 세대로 전해지기도 한다. 결과적으로 거의 모든 사람들이 자신의 몸속에 한 가지 이상의 연쇄상 구균을 가지고 산다. 인류와 함께 살아가는 매우 흔한(아주 작은) 벌레인 것이다. 다만 당신의 일상에 셀러리 주스가 함께한다면 연쇄상 구균에 시달릴 일은 없다.

셀러리 주스는 연쇄상 구균과의 싸움에서 최고의 투사이다. 셀러리 주스의 나트륨 클러스터 염은 몸에 들어가는 즉시 연쇄상 구균을 파괴하는데, 우리가 지금 살펴보려는 모든 증상들에서 놀라운 활동을 펼친다. 셀러리 주스의 비타민 C는 연쇄상 구균 관련 질병에 맞서는 면역 체계의 강화에 관여한다. 또한 수많은 미량 미네랄들은 연쇄상 구균 집락이 손상을 입히지 못하도록 신체 조직과 장기를 강화하는 데 도움을 준다.

일단 연쇄상 구균을 해결하고 나면 많은 사람들이 자신들이 겪고 있는 증상으로부터 해방된다.(연쇄상 구균과 관련된 증상이 그만큼 많기 때문이다.) 소아·청소년기에는 여드름, 패혈성 인두염, 귀 감염 정도만 경험했을 수 있다.(물론 이런 증상들도 모두 성가시고 괴로울 수 있기 때문에 '이런 정도만'이라고 하기는 적절하지 않게 느껴질 수도 있다.) 20~30대가 되면 더 많은 증상들이 나타나는데, 축농증, 더 잦은 패혈성 인두염, 요로감염증, 질염 등이다. 조금 더 나이가 들면서는 소장 내 세균 과잉 증식SIBO이나 칸디다증Candida[27] 진단을 받을 수도 있다. 시간 차이를 두고 발생하여 겉보기에 관련이 없어 보이는 이 모든 질환들의 기원은 연쇄상 구균이고, 그 중 일부는 몸속에 아주 오래 살고 있던 것이다. 하지만 이 사실을 아는 사람이 없으니 아무도 말해주지 못했다. 박테리아는 보통 간 내부에 오래 숨어 살면서 집락을 형성하고, 간이 더 약해지고 부진하고 정체됨에 따라 점점 더 많은 문제를 일으킨다. 셀러리 주스의 도움을 받으면 이전보다 이 (아주 작은) 벌레를 훨씬 더 잘 제어할 수 있다.

여드름

《메디컬 미디엄의 간 소생법》에도 썼듯이 여드름은 인생의 초반에 일어난 기록되지 않은 전쟁의 증거이다. 이러한 초기 전쟁을 가장 많이 일으키는 것이 바로 연쇄상 구균이다. 결과적으로 말하면 어떤 항생제가 (예를 들어 귀 감염으로 때문에) 체내에 들어오게 되고, 이 항생제는 원래 의도와는 정반대로 연쇄상 구균에 힘을 실어주었다. 의약품이 아니더라도 다양한 경로를 통해 항생제는 우리 몸속으로 들어올 수 있다. 음식이나 물을 통해 들어올 수도 있고, 혈통으로 전해지기도 한다. 어떤 식으로 들어왔든 항생제는 연쇄상 구균이 번성할 수 있는 기회를 주고 말았다.

의학계에서는 여드름이 호르몬에 기반한 증상이라고 하지만, 이는 잘못 짚은 것이다. 물론 여드름은 주로 사춘기나 생리 같은 호르몬 변화와 함께 나타난다. 면역이 극적으로 저하되는 이 시기를 틈타 연쇄상 구균이 여드름 같은 증상을 만들기 때문이다. 여드름은 막힌 모공 때문에 생기는 것도 아니다. 막힌 모공은 여기저기서 작은 뾰루지를 만들 수는 있지만, 공격적인 낭종이 계속해서 나타나는 것은 박테리아 감염으로 인한 증상으로, 간에 자리한 연쇄상 구균이 먹이를 찾아 림프계를 타고 진피까지 이동한 것이다. 여드름은 주

---

27 곰팡이균인 칸디다균이 일으키는 다양한 감염 질환.—옮긴이

로 지성 피부에 나타나는데, 피지의 분비는 연쇄상 구균 박테리아의 피해를 막기 위한 우리 몸의 조치이다.

셀러리 주스의 나트륨 클러스터 염은 피지를 분산시켜 연쇄상 구균을 노출시키고 동시에 파괴한다. 이때 우리의 면역 체계도 박테리아 박멸에 가세한다. 셀러리 주스의 미량 미네랄을 섭취하고 비타민 C로 활력을 얻은 림프구(백혈구의 일종)는 진피에 들어가서 낭포성 여드름이 생기지 않도록 방어한다. 유제품, 글루텐, 달걀과 같은 음식을 먹지 않는 것도 여드름 퇴치에 효과적인데, 박테리아가 좋아하는 이런 음식이 우리 몸에서 사라지면 연쇄상 구균이 굶어 죽을 수 있기 때문이다. 셀러리 주스는 간과 림프계의 연쇄상 구균을 파괴하고 림프구를 강화하는 한편, 그동안 연쇄상 구균의 연료가 되어온 독성 식품의 찌꺼기들을 배출하는 데에도 도움을 준다. 이것 역시 피부가 더 깨끗해지는 결과로 이어진다.

충수염(맹장염)

충수염appendicitis은 식중독 때문에 자주 일어나지만, 그러려면 충수蟲垂[28]가 먼저 약해진 상태여야 한다. 물론 식중독 없이도 충수염은 생길 수 있다. 어느 쪽이든 충수는 연쇄상 구균이 잘 숨는 곳이다. 왜 거기에 있을까? 면역계는 충수 부위에서 대단히 활동적인데, 면역계가 박테리아를 공격할 수 있게끔 충수가 연쇄상 구균과 같은 박테리아를 유인하기 때문이다. 그러나 너무 많은 연쇄상 구균이 몸에 너무 오래 있으면 충수에 마모가 생길 수 있고, 결국 급성 탈

---

28 막창자(맹장)의 아래 끝에 붙어 있는 가느다란 관 모양의 돌기. 충수염은 흔히 맹장염으로 불리지만, 엄격히 말하면 맹장염cecitis과는 다른 질병이다.—옮긴이

장이나 염증으로 발전할 수 있다.

셀러리 주스는 충수에 놀라운 작용을 한다. 셀러리 주스가 충수 근처에 있으면 연쇄상 구균이 아예 다른 곳으로 피하기도 한다. 셀러리 주스는 결장을 통하거나 또한 림프관을 통해 결장 바깥쪽에서도 충수로 들어갈 수 있어, 염증이 있는 충수를 진정시키고 치유하는 데 도움이 된다. 또 연쇄상 구균 박테리아를 공격해서 죽이고, 아예 충수 주변에서 완전히 몰아내는 데도 도움을 준다.

게실염

게실염diverticulitis은 대장균이나 연쇄상 구균 두 가지 박테리아 중 하나에서 주로 발생한다. 보통은 연쇄상 구균이 더 일반적인 원인으로, 이것이 좀 더 오래가는 염증을 유발해 게실염으로 이어진다. 연쇄상 구균이 소장관을 따라 증식하여 결장에 주머니, 즉 게실憩室이 만들어지는 데는 오랜 시간이 걸린다. 따라서 연쇄상 구균으로 인한 게실염은 보통 나이가 들어서 발생한다. 체내의 연쇄상 구균은 종종 다른 문제들을(여기서 다루는 증상 중 최소한 한 가지 이상을) 일으키므로 어릴 때부터 항생제를 복용하게 되었을 것이고, 그 결과로 시간이 지나면서 박테리아가 성장하고 강해졌을 것이다.

게실염을 일으키는 연쇄상 구균은 공격적인 변종이 아니다. 보통은 수십 년 동안 그곳에 살고 있던 더 순한 종류의 균이다. 마치 여러 곤충들이 각기 좋아하는 먹이는 다르지만 같은 나무 굴 속에서 살듯이, 연쇄상 구균과 대장균 역시 우리가 '게실'(결장 내부에 생성된 작은 구덩이와 홈, 움푹 들어간 곳)이라고 부르는 작은 주머니들을 같이 만들어나간다.

셀러리 주스는 게실염에 기적같이 통한다. 왜냐하면 나트륨 클러스터 염이 게실로 침투하기 때문이다. 셀러리 주스는 연쇄상 구균과 대장균으로 채워진 주머니(게실)들을 깨끗이 씻어내고 이런 궤양성 상처들을 제거하여 결장 내막의 치유가 시작되도록 만든다.

귀 감염

귀 감염증의 대부분은 연쇄상 구균에 의한 것이다. 귀 감염으로 처방받은 항생제가 가끔 별 효과가 없을 수 있는데(특히 이전에 같은 증상으로 항생제를 복용한 적이 있다면), 이는 장기 사용시 연쇄상 구균이 특히 항생제에 대한 면역을 형성하기 때문이다. 대부분의 귀 감염은 어렸을 때 처음 발병한다. 이때 항생제를 복용하면 연쇄상 구균에 대한 내성이 조기에 생길 수 있으며, 나이가 들어감에 따라 여기서 다루고 있는 다른 관련 질환으로도 문제가 확장될 수 있다.

어떤 형태로든 연쇄상 구균이 귀 안에 있다는 것은 바로 림프계에 있다는 뜻이다. 셀러리 주스의 나트륨 클러스터 염은 섭취 후 수 시간 내에 빠르고 쉽고 효율적으로 림프계에 들어갈 수 있다. 이 클러스터 염은 거기서 찾아낸 연쇄상 구균을 파괴하여 귀 감염의 위험을 줄인다.

담낭 관련 질환

담석 때문에 생긴 담낭 감염이 아니라면 연쇄상 구균과 관련이 있다. 연쇄상 구균은 주로 간에서 숨어 사는 습성이 있다. 또한 십이지장과 소장의 나머지 부분에 사는 것도 좋아한다. 이는 연쇄상 구균이 담관胆管을 타고 담낭으로도 갈 수 있다는 뜻이다. 담낭에 침투한 연쇄상 구균은 거기서 오래 쌓인 끈적거리는 노폐물(독성 화학 물질과 심지어는 독성 식품의 잔해들)을 먹는다. 셀러리 주스는 그 노폐물의 분해와 배출을 돕는다. 셀러리 주스가 간으로 들어가면 나트륨 클러스터 염은 간관肝管을 통해 담낭으로 밀고 들어가 담낭 내의 쓰레기들을 용해시킬 수 있다. 그러는 사이 담낭과 담관에 있는 모든 연쇄상 구균들도 제거된다.

담낭을 떼어낸 사람들은 셀러리 주스가 담즙의 생성과 그 농도를 높일 수 있다는 말을 듣고 셀러리 주스는 피해야 하는 음식이라고 생각하기 쉽다. 오히려 정반대이다. 그들 모두는 담낭 없이도 자신의 간이 튼튼하고 또 담즙을 계속 분비하기를 바랄 것이다. 간이 약하면 신체의 다른 곳까지 영향을 미친다. 그 안에 박혀 사는 특정 독소들 때문에 간에 문제가 생기면 우리의 건강 전반이 무너질 수도 있다.

간에서 담즙 생성이 많아지는 유일한 이유는 간이 내부의 독소들을 방출하여 건강과 힘을 되찾고자 하기 때문이다. 간이 더 건강하고 강해진다는 것은 간에 영양의 결핍이 없다는 뜻이며, 이는 간이 신체의 다른 부분에 영양분을 제공하여 인간의 생명을 (더 오래) 유지한다는 의미이다. 또한 우리가 빨리 늙지 않고, 콜레스테롤 이상이나 고혈압, 심장병 같은 문제를 더 잘 피할 수 있다는 말이기도 하다. 셀러리 주스로 인해 더 강한 담즙이 만들어지는 것은 그것이 간을 재건하는 과정의 일부이기 때문이며, 염려해야 할 부작용이 결코 아니다. 따라서 셀러리 주스를 피하는 이유가 담즙이 더 강하고 더 많이 만들어질까봐 두려워서 그런 거라면, 이것은 마치 간이 계속 허약하고 병증에 시달리기를 원하기 때문에 피한다는 말과 같아진다. 아무도 그런 것을 원하지는 않을 것이다.

셀러리 주스가 특히 담낭 수술을 받은 사람들에게 효과적이라는 사실을 기억해야 한다. 담낭이 없는 사람들은 누구보다 깨끗하고 강한 간이 필요하다. 이 사람들은 보통 지방을 분해하고 소화하기가 대단히 어려운데, 셀러리 주스는 간에 힘을 보태고 지원하는 것은 물론이고 지방을 부수고 분산시킴으로써 간에 직접적인 도움을 준다. 담낭 없이 살아야 하는 사람들에게는 큰 위안이 아닐 수 없다.

축농증(부비동염)

축농증은 많은 경우에 급성으로 나타나고, 독감과 같은 질병을 동반한다. 독감에서 회복하는 동안에는 엄청난 양의 점액이 배출되는데, 이를 없애기가 아주 어려울 수 있다. 부비동관副鼻洞管[29]을 손상시키는 독감 바이러스로부터 스스로를 보호하려고 우리 몸이 계속해서 대량의 점액을 만들어내기 때문이다.

만성 축농증은 약간 다르다. 연쇄상 구균 박테리아는 부비동에 자리를 잡고 어떤 경우 평생 거기서 살기도 한다. 이비인후과에서는 종종 부비동에서 반흔 조직을 긁어내는 수술로 증상을 완화시키기도 하지만, 이런 방법은 장기적으로는 거의 의미가 없다. 수술을 받은 많은 사람들이 수술 후에도 여러 고통에 시달리는 이유는 부비동 편두통, 부비동 점액과 분비물, 부비동 통증의 원인이 몸속에 있는 엄청난 양의 연쇄상 구균이며 수술로는 사라지지 않는다는 점을 몰랐기 때문이다. 보통 축농증이 있는 사람들은 줄곧 항생제를 섭취하게 되고, 이것이 오히려 몸속의 연쇄상 구균이 더 강해지는 결과를 만들었다.

셀러리 주스를 장기간 섭취하면 축농증에 큰 도움이 된다. 림프계는 셀러리 주스의 화학 성분들을 전달하는 가장 좋은 시스템 중 하나이고, 부비동은 바로 이 림프관에 잘 묶여 있기 때문에, 셀러리 주스의 치유 효과가 쉽게 부비동에까지 도달할 수 있다. 셀러리 주스의 다양한 화학 성분들은 혈류를 통해서도 부비동에 전달되는데, 일종의 측면 지원을 받는 셈이다. 이렇게 우리 몸의 면역계에 연쇄상 구균 퇴치에 필요한 수단들을 제공하는 것은 바로 셀러리 주스의 나트륨 클러스터 염과 비타민 C이다.

---

29 부비동(또는 부비강)은 콧구멍에 인접해 있는 뼈 속 공간으로, 굴처럼 만들어져 공기로 차 있다.─옮긴이

소장 내 세균 과잉 증식, 칸디다증, 장 경련

칸디다증은 몇 년 전부터 인기 있는 진단이 되었다. 중요한 사실은 이 형태의 진균류는 사람들이 생각하듯이 나쁜 것이 아니라는 점이다. 칸디다균은 해로운 곰팡이가 아니다. 오히려 도움이 된다. 칸디다균은 박테리아가 있는 곳에 쌓이고 자라고 또 번성하는데, 문제가 되는 것은 바로 이런 박테리아들이다. 칸디다균이 증가하는 것은 몸속에 침입자가 있다는 경고 신호이며, 장관腸管을 비롯한 몸속 어딘가에서 연쇄상 구균이 점점 많아지고 있다는 뜻이다.

칸디다증과 마찬가지로 소장 내 세균 과잉 증식SIBO 역시 제대로 이해할 수 없는 여러 증상들에 흔히 따라붙는 진단 중 하나이다. 의학계는 아직 모르지만 SIBO에서 말하는 세균은 항상 연쇄상 구균이다. 의사들은 SIBO 치료에 자주 항생제를 처방하는데, 잠시 증상을 가라앉힐 수는 있지만 항생제에 대한 면역이 강해져 더 악성으로 재발되는 경우가 많다.

병원에서 칸디다증과 SIBO 둘 중 어떤 진단을 받더라도 셀러리 주스는 뛰어난 치료법이 된다. 우리가 마시는 주스는 직접 소화관으로 들어가고 소장을 천천히 이동하면서 그곳에 사는 연쇄상 구균 세포를 소탕한다. 셀러리 주스가 이런 활약을 펼치는 동안에도 칸디다균을 해치거나 방해하지 않는다는 점은 매우 흥미롭다. 칸디다균은 유익한 곰팡이이기 때문에 이는 우리에게는 득이 되는 행동이다. 항생제가 하는 것처럼 장 내의 이로운 미생물은 죽여서는 안 된다는 것까지 아는 걸 보면, 셀러리 주스에는 우리의 상식을 뛰어넘는 지성이 내재된 것 같다. 셀러리 주스는 칸디다균은 건드리지 않고 연쇄상 구균만 쫓아야 한다는 것을 정확히 알고 있다. 칸디다균의 임무는 장 속의 유해 물질을 먹어치워 연쇄상 구균의 먹이를 없애는 것이다. 셀러리 주스로 SIBO의 원인인 연쇄상 구균을 파괴하고 이들의 먹이인 유해 물질을 없애면 자연스럽게 칸디다는 건강한 수준으로 다시 줄어든다. 따라서 셀러리 주스가 우리 몸에 작용하는 한 칸디다균이 번성할 일은 발생하지 않는다.

SIBO 증상을 겪는 사람에게는 대부분 장 경련과 복부 팽만이 따라붙는다. 장을 돌아다니는 연쇄상 구균 박테리아는 작은 가스 주머니들을 만드는데, 이것이 불편 증상을 초래한 것이다. 셀러리 주스는 자체적인 소화 효소를 통해 전반적인 소화를 돕고 장내 연쇄상 구균을 제거하기 때문에 이 같은 증상을 해결할 수 있다.(복부 팽만에 대한 자세한 내용은 97쪽 참조.)

인후통과 패혈성 인두염

패혈성 인두염이 있는 사람은 림프계와 목구멍(인후) 표면에 연쇄상 구균이 있을 수 있다. 앞서 설명한 대로 보통 한 사람 몸에는 여러 종류의 연쇄상 구균이 존재하고 그 중 대부분이 이미 항생제에 면역이 있기 때문에, 셀러리 주스는 패혈성 인두염이라는 질병과 싸우는 모든 측면에서 대단히 유리하다. 다시 말하지만 연쇄상 구균은 셀러리 주스에는 면역을 갖출 수 없기 때문이다.

인후통 치료로 쓰이는 소금물 양치에 대해 들은 적이 있을 것이다. 이것은 목으로 흘러 들어간 셀러리 주스 한 모금, 그 속의 나트륨 클러스터 염의 효능에는 비할 바가 못 된다. 몸속으로 들어간 셀러리 주스는 염증 부위 인후의 표면에 있는 연쇄상 구균 박테리아를 빠르게 분쇄하는 데 도움을 준다. 그런 다음 클러스터 염은 연쇄상 구균과 결합한 후 이 박테리아 세포와 함께 배설된다. 몇 시간 후 이번에는 셀러리 주스의 비타민 C와 나머지 나트륨 클러스터 염 중 일부가 림프계로 이동하여 연쇄상 구균을 뒤에서 덮친다. 백혈구(림프구)는 이 클러스터 염을 이용해 연쇄상 구균을 찾아내고 파괴한다.

일부 인후통은 단핵증單核症의 경우에서처럼 바이러스로 인해 발생하기도 하지만, 대부분의 경우 연쇄상 구균이 원인이다. 바이러스가 같이 발견된 경우라 하더라도 패혈성 인두염일 수 있는데, 연쇄상 구균이 바이러스의 가장 흔한 공동 인자이기 때문이다. 인후두 조직을 떼어내 실시한 세균 배양 검사에서 연쇄상 구균이 발견되지 않으면 많은 의사들은 패혈성 인두염이 아니라고 판단한다. 그들이 깨닫지 못하는 것은 연쇄상 구균이 인후두 표면에 없더라도 림프계 깊은 곳에 숨어서 그곳에서 증상을 일으킬 수 있다는 사실이다. 인후통이 연쇄상 구균에 의한 것이든(그 위치는 상관없다) 바이러스성이든 셀러리 주스는 이를 물리치는 아주 든든한 파트너이자 동맹이 되어줄 것이다. 다음 장에서는 이 증상에 특히 도움이 되는 구강 요법을 소개할 것이다.

요로감염증, 방광염, 세균성 질염, 진균성 질염

이 증상들은 모두 연쇄상 구균이라는 동일한 문제에서 생긴다. 요로감염증은 광범위하게 나타나는데, 연쇄상 구균이 방광에 살면서 감염을 유발할 수도 있고, 요관이나 요도(또는 앞에서 다룬 것처럼 신장)에서 발견되기도 한다. 세균성 질염bacterial vaginosis은 연쇄상 구균의 만성 감염에 의해 투명하거나 변색된 분비물이 생기는 것이다. 진균성 질염yeast infections의 경우 이름이 나타내는 것처럼 효모균yeast이 존재하더라도 이것이 직접적인 감염의 원인은 아니다. 효모균의 과다 증식은 박테리아가 존재할 때만 발생한다. 효모균이 증가하면 조금 성가시기는 해도 통증이나 불편을 일으키지는 않는다. 범인은 연쇄상 구균이다. 비뇨기과나 산부인과에서는 이를 자주 혼동해서 대부분 문제의 원인을 효모균으로 잘못 판단하곤 한다.

셀러리 주스가 신장에 도착하여 나머지 요로를 따라 이동하는 중에는 강력한 나트륨 클러스터 염이 세제 역할을 하는데, 연쇄상 구균에 달라붙어 소변을 통해 배출되도록 돕는다. 질염을 치료하기 위해 생식 기관까지 이동하는 것은 이보다 조금 더 힘든 여정이다. 혈류를 통해 생식계에 접근하는 것이 어려운 작업이기 때문에 셀러리 주스의 일부는 물론 그런 방식으로 접근하지만 나머지는 서혜부의 림프계를 통해 생식계로 들어간다. 일단 진입하기만 한다면 셀러리 주스는 박테리아 제압에 힘을 보태고, 따라서 증상도 점점 완화되기 시작한다.

이명

귀 속의 울림, 떨림, 윙윙거림과 원인불명의 청각 상실

셀러리 주스의 장기 섭취는 각종 이명 증상(귀가 울리거나 떨리는 증상, 귀 속에서 윙윙거리는 소리가 나거나 이유 없이 청력을 잃는 경우 등)에 대단히 유익하다. 이런 현상들이 설명 가능한 이유도 없이 발생한다면(즉 어떤 사람이 평생 시끄러운 기계 옆에서 일했거나, 큰소리로 음악을 연주했거나, 또는 고막에 이와 유사한 부담을 주어서 소음에 의한 청력 손상이 일어난 경우가 아니라면) 이는 의사들에게 미스터리일 수밖에 없다. 이것은 바이러스가 배후에 있다는 의미로, 《난치병 치유의 길》과 《메디컬 미디엄의 갑상선 치유》에서 광범위하게 다룬 EBV가 그 원인이다. EBV가 신경 독소를 혈류로 방출하면 독소들은 내이內耳의 미로로 들어갈 수 있다. 그곳에서 신경을 교란하며 알 수 없는 온갖 염증을 일으키는 것이다. 때로는 바이러스 자체가 미로에 들어가 직접 염증을 일으키기도 한다.

감사하게도 우리가 마시는 셀러리 주스 안에는 항바이러스 파워를 탑재한 마법과 같은 나트륨 클러스터 염이 들어 있다. 몸속으로 들어간 셀러리 주스가 바이러스성 신경 독소와 결합해 그것을 중화한 다음 몸 밖으로 내보낼 때, 셀러리 주스의 클러스터 염은 EBV에 손상을 입혀 그 증식 속도를 늦춘다. 이 클러스터 염은 내이의 미로에도 접근해 그곳의 신경 세포를 복원하는 데 도움을 주고, 이 신경 조직들은 셀러리 주스의 미량 미네랄을 영양분과 보호 연료로 사용해 스스로를 복구한다. 때로는 셀러리 주스를 마셔 이명 같은 증상이 빠르게 없어지기도 하지만, 대부분의 경우 EBV를 없애는 것은 장기적인 과정이다. 따라서 셀러리 주스를 장기간 마시는 것이 가장 현명한 치료법이다. 이 책의 8장과 다른 메디컬 시리즈 책에서 안내한 추가적인 단계를 병행한다면 더 깊은 치유가 일어날 것이다.

갑상선 질환들

갑상선 저하증, 갑상선 항진증, 그레이브병, 하시모토병, 갑상선 결절, 갑상선 낭종, 갑상선암, 갑상선종

염증 수준 역시 다양한 이 염증성 갑상선 질환들은 EBV에 의해 발생한다. 이 바이러스는 갑상선에 들어가 조직에 손상을 입히며, 또한 신체의 다른 곳에 자리를 잡아 갑상선 질환에 동반되는 다른 신체 증상들을 일으킨다.(자세한 내용은 《메디컬 미디엄의 갑상선 치유》 참조)

셀러리 주스의 나트륨 클러스터 염은 갑상선에 함께 흡수되어 바이러스 세포의 외막을 파괴하는 항바이러스제 역할을 한다. 그 결과로 바이러스가 쇠약해지고 아예 죽을 수도 있다. 흡수성이 아주 뛰어난 나트륨 클러스터 염은 갑상선 조직에 쉽게 침투하고 잘 용해되기 때문에, 갑상선은 이 특별한 미네랄 염을 사용해 다시 원기를 회복하고 호르몬을 만들 수 있게 된다.

다시 반복하지만 셀러리 줄기만으로는 셀러리 주스를 마시는 것과 같은 건강 효과를 낼 수 없다. 갑상선 치유에 있어서는 특히 그러하다. 셀러리 주스의 성분들은 우리가 마신 주스가 목을 통과할 때 갑상선으로 흡수된다고 생각하기 쉽지만, 셀러리 주스의 항 바이러스성 클러스터 염이 갑상선에 스며들려

면 먼저 장 내벽에 흡수되어 혈류로 들어와야 한다. 이것이 모든 성분들이 갑상선으로 이동하는 방법이다.

갑상선에 병이 생겼다는 것은 그곳에 (바이러스의 사체와 부산물 및 바이러스에 의해 방출되는 신경 독소와 같은) 바이러스성 쓰레기가 많다는 뜻으로, 이런 독소들이 오래 쌓이면 실제로 갑상선 조직을 막아버린다. 셀러리 주스가 일단 갑상선에 도달하게 되면 그곳에 필요한 정화와 해독의 효과를 발휘한다. 주스의 미네랄 염이 바이러스성 쓰레기에 흡착해 이를 제거하면 갑상선의 상태를 개선하는 데 도움이 된다. 갑상선 결절의 경우에도 마찬가지다. 결절nodules은 EBV가 갇혀 있는 일종의 칼슘 감옥이며, 셀러리 주스의 나트륨 클러스터 염은 시간이 지남에 따라 이러한 석회화를 부수고 분해하는 데 도움이 된다. 동시에 이 결절을 만든 바이러스 자체도 박살낸다.

체중 증가

바라지 않는 체중이 자꾸 느는 것은 간이 아주 많은 지방 세포를 끌어 모아 저장했다는 뜻이다. 이 결과로 간은 둔화하고 정체되거나 지방간의 전 단계로 발전한다. 혹은 검사에 잡히지 않았지만 실제로 지방간일 수도 있다. 즉 체중 증가는 느린 신진대사의 결과가 아니다. 우리 신체를 통틀어 체중 문제를 관장하는 곳은 바로 간이다. 체중 문제가 있는 사람들은 림프계 이상인 경우가 많은데, 간 과부하로 인해 많은 지방 세포들이 림프계에 은신하면서 림프계가 막힌다. 셀러리 주스의 화학 복합 물질들이 소화계에 들어가 장 벽으로 흡수된 후 혈류를 통해 간문맥에 도달하여 마침내 간으로 들어가면, 간 세포를 되살리기 시작한다. 마치 간을 위한 탕약처럼 말이다.

우리 신체의 필터 역할을 하는 간은 제대로 관리하지 않으면 시간이 지나면서 막혀버린다. 지방 세포로 인해 간이 막히는 것은 물론이고, 부진하거나 정체되거나 지방이 많은 간은 많은 경우 내가 '문제 물질troublemaker'이라고 부르는 독소가 그 안에 가득하다는 신호이기도 하다. 일반 세제부터 화장품, 향수, 주유소에서 넣는 가솔린, 플러그인 방향제, 살충제, 제초제, 그리고 수은, 알루미늄, 구리와 같은 독성 중금속, 오래된 의약품에 이르기까지 문제를 일으키는 이런 물질들이 간에 갇혀 아주 오래 머물고 있는 것이다. 일단 간이 막히면 간 본래의 능력을 발휘할 수가 없다. 셀러리 주스는 간을 활성화시키고 독성 요소들의 제거를 도우면서 간에 긍정적인 자극을 준다.

셀러리 주스의 나트륨 클러스터 염은 또한 간의 바이러스 폐기물과 결합하는데, 지구상의 모든 사람들의 간에는 병원체가 존재하기 때문에 셀러리 주스의 이 작용은 특히 중요하다. 이러한 병원체를 나열하자면 엡스타인 바 바이러스에서 대상포진 바이러스, HHV-6 및 HHV-7, 거대 세포 바이러스, 연쇄상구균이나 대장균과 같은 박테리아 등등 아주 다양하다. 독성 물질들은 이런 병원체의 먹이가 되므로, 문제를 일으키는 물질들이 간에 많으면 자연스레 병원체들의 둥지가 된다. 셀러리 주스의 화합물은 바이러스성 쓰레기(바이러스 부산물 및 독소)와 결합하여 그것을 간에서 제거하는 데 도움을 준다. 셀러리 주스는 간 기능을 강화하고 그 능력을 깨워 2,000개가 넘는 (대부분은 아직 우리가 잘 모르는) 화학적 기능을 간이 최고 수준으로 수행할 수 있게 한다. 셀러리 주스는 또한 간에 사는 병원체의 세포막을 부수어 이 병원체들이 약해지거나 죽게 만든다. 이를 통해서도 부분적으로 간 세포 성장이 촉진될 수 있다.

마지막으로 셀러리 주스는 간 내부의 지방 세포를 파괴해 지방이 분해되는 데 도움을 준다. 간 내부에 쌓인 지방을 부수고 해체해 지방 세포를 깨끗이 청소한다. 이런 역할을 하는 나트륨 클러스터 염과는 별도로, 셀러리 주스 속에 풍부하게 들어 있는 비타민과 미네랄은 간에 영양을 공급하며 간을 더 강하게 만든다. 셀러리 주스는 체중 감량을 돕는 효과적인 도구이다.

체중 감소

신이 보내준 선물처럼 셀러리 주스를 통해 놀라운 체중 감소의 경험을 하게 되니, 가끔은 그 반대의 고민이 있는(저체중이고 더 이상 살이 빠지면 안 되는) 사람들은 셀러리 주스를 피해야 하는 게 아닌가 걱정을 한다. 결론부터 말하자면 그런 사람들도 셀러리 주스를 마실 수 있고, 실제로 도움이 된다. 셀러리 주스는 균형을 유지하는 물질이다. 체중을 늘리거나 줄일 때(또는 꾸준히 유지하려는 경우) 어떤 상황에서든 도움을 받을 수 있다.

여기서 중요한 사실은 셀러리 주스는 식사 대용이 아니라는 점이다. 셀러리 주스는 약이다. 특히 저체중이라면 셀러리 주스를 열량 공급원으로 사용해서는 안 된다. 건강한 칼로리를 제공하는 과일 스무디 같은 음식을 거르고 셀러리 주스로 아침 식사를 대체해서는 안 된다. 두 가지 모두 필요하다. 먼저 셀러리 주스를 마신 다음 최소 15~20분, 이상적으로는 30분 후에 아침 식사를 해야 한다.

셀러리 주스가 체중 증가와 체중 감소에 모두 도움이 되는 이유는 두 가지 다 힘든 간이 문제이기 때문이다. 원하지도 않고 원인도 모르는 체중 감소는 일반적으로 간에 만성적으로 EBV와 같은 바이러스의 경증 감염이 있다는 뜻인데, 이 때문에 특정 경보 시스템이 설정되어 부신에서 계속 대량의 아드레날린이 방출되는 일종의 알레르기 반응이 일어난다. 쉽게 말하자면 아드레날린이 암페타민amphetamine[30] 역할을 하는 셈이다. 많은 경우 이유 없이 체중이 주는 현상도 시간이 지나면 자연스럽게 사라진다. 계속해서 많은 양의 아드레날린을 투입하는 것에 간이 지치고 힘들어지면, 마침내 상황이 뒤집히게 되고 다시 체중이 증가하는 현상이 시작된다. 비록 그 상황 변화가 10년 후에 일어나더라도 말이다.

셀러리 주스는 원치 않는 체중 감소를 일으키는 이런 바이러스 상황을 해결하도록 돕는다. 왜냐하면 셀러리 주스의 화학적 복합물은 간문맥을 통해 간으로 들어가서 바이러스 세포막을 파괴하고, 그 결과로 바이러스 감염을 낮추며, 또한 (독성 중금속, 살충제, 제초제 및 바이러스를 공급하는 용매와 같은) 바이러스 독소를 잡아내서 간에서 제거하기 때문이다. 셀러리 주스의 이 화학적 복합 물질은 나머지 혈류를 따라 몸속 여행을 이어간다. 온 몸을 자유롭게 떠다니는 바이러스 독소들은 몸속에 들어온 셀러리 주스의 나머지 여정을 통해 계속 붙들리고 분해된다. 이 독소들은 부신을 자극해 감지조차 어려운 작은 알레르기 반응을 유발하는 주범이다.

원인미상의 저체중인 사람들을 보면 수면 중이거나 깨어 있을 때 모두 심박수가 높은 경우를 종종 보게 된다. 이것은 바이러스 감염에 대한 알레르기 반응이며, 이미 분출된 아드레날린이 남아서 영향을 끼치는 것이다. 셀러리 주스는 시간이 지나면서 차츰 이 현상을 역전시켜 체중을 안정적으로 만든다.

다시 한 번 말하지만 셀러리 주스는 칼로리 공급원이 아니다. 셀러리 주스를 마시고 다른 음식을 먹지 않으면서 체중이 증가하기를 기대하지 마라. 셀러리 주스를 마시고 그것이 신체 시스템에서 작동할 15~30분 정도의 시간

---

30 식욕 감퇴제.—옮긴이

이 지난 후에는 아침 식사를 비롯해 이후로도 건강한 칼로리를 섭취해야 한다. 그런 상황에서라면 셀러리 주스가 체중의 균형을 만들고 유지하는 데 도움이 될 수 있다. 8장 '심화 치유 가이드'에서 건강한 식습관에 대한 통찰을 얻을 수 있을 것이다.

더 많은 치유 정보들

이 장에서 혹시 당신이 겪고 있는 증상이나 질병이 다뤄지지 않았다 하더라도, 셀러리 주스가 자신에게는 효과가 없다는 뜻으로 받아들이지 않기를 바란다. 그리고 만약 여기서 당신의 증상이 다뤄졌다면 그것은 당신이 알아야 할 것이 더 있다는 뜻이다. 현재의 특정한 건강 문제에 대해 더 알아보려면 메디컬 미디엄 시리즈의 다른 책들을 참조하기 바란다. 이 시리즈에는 만성 질환의 원인에 대한 추가적인 정보와 함께 당신의 치유 여정에 활용할 수 있는, 셀러리 주스 요법까지 포함한 다양한 건강 프로토콜들이 소개되어 있다. 이 책만으로는 모든 질병에 대한 세부 정보를 다 담을 수가 없었다. 시리즈의 다른 책들에서 여러분 각자의 건강 상태에 도움이 될 보석 같은 정보들을 찾을 수 있을 것이다.

다양한 건강 문제들과 더불어 셀러리 주스가 어떻게 도움이 될 수 있는지 알았으니, 이제는 당신도 아마 준비가 되었을 것이다. 셀러리 주스를 처음 시도하거나 이미 마셔본 경험이 있다면 다시 한 번 결심을 세우는 강력한 동기가 만들어졌을 것이라 믿는다. 셀러리 주스가 최고의 효과를 발휘하려면 몇 가지 주요 단계에 주의를 기울여야 한다. 바로 다음 장에서 우리가 다룰 내용이다.

4장

셀러리 주스를 약으로 만드는 법

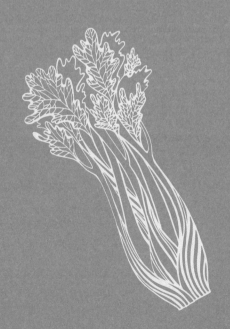

셀러리 주스의 이점을 논하려면 이것이 절대 희석하거나 다른 어떤 것을 섞지 않은 순수한 셀러리 주스여야만 한다는 점부터 말해야 한다. 셀러리와 여러 채소가 함께 들어간 그린 주스나 녹즙은 순수한 셀러리 주스에 해당되지 않는다. 스무디를 만들 때 셀러리 줄기를 같이 넣는 것도 해당되지 않고, 셀러리 줄기를 먹는 것도 제외한다. 야채수에 같이 넣어 끓이는 것도 아니다. 셀러리를 갈아서 건더기를 걸러내지 않고 통째로 마시는 것도 제외한다.

물론 셀러리는 그 자체로 건강한 음식이다. 간식으로 먹고 요리에 사용하거나 갈아 마셔도 좋다. 하지만 이러한 다른 방법들로는 순수한 셀러리 주스를 마실 때만큼의 건강상의 이점을 얻을 수가 없다. 견줄 수조차 없다.

이를 설명해 줄 놀라운 이유들은 책을 계속 읽어나가면서 더욱 분명해질 것이다. 우선은 가장 핵심적인 지혜만 명심하자. 순수한 셀러리 주스의 단순한 힘이 최고의 약이다. 가장 먼저 이 사실을 똑똑히 기억해야 한다. 그래서 다른 방식으로 셀러리를 섭취하는 것이 더 낫다는 주장에 흔들리지 않아야 한다.(셀러리를 구할 수가 없거나 혹은 다른 이유로 셀러리 주스를 마실 수 없다면 당황하지 말고 9장의 대안 요법들을 참조하라.)

부디 엇갈리는 주장과 건강 지침들 속에서 너무 혼란스럽지 않기를 바란다. 복잡하지 않은 것을 복잡하게 만드는 잘못된 이론들을 따르면 오히려 난관에 봉착한다. 이 책의 정보와 지식은 여러분을 진실로 안내할 것이다.

셀러리 주스 만들기
착즙기 버전

(성인 1인용)

셀러리 주스를 어떻게 만드는지 알아보자. 만드는 법은 아주 간단하다. 착즙기만 있다면 아래와 같이 따라하기만 하면 된다.

재료: 셀러리 1단

만드는 법

1. 셀러리 머리 부분을 약간만 잘라낸다. 원한다면 줄기를 하나씩 떼어 준비한다.
2. 셀러리를 세척한다.
3. 착즙기에 셀러리를 넣고 즙을 내린다.
4. 아주 맑은 즙을 원한다면 착즙한 셀러리를 걸러서 작은 부스러기나 섬유질 찌꺼기까지 완전히 제거해도 좋다.
5. 최상의 효과를 위해 빈 속에 즉시 마신다.
6. 최소한 15분에서 30분을 기다렸다가 다른 음식을 먹는다.

(이어지는 다음 페이지의 사진과 준비시의 안내 사항을 참조하기 바란다.)

착즙기 버전

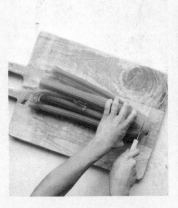

1. 셀러리 머리 부분을 약간만 잘라낸다. 원한다면 줄기를 하나씩 떼어 준비한다.

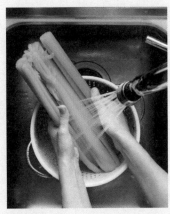

2. 셀러리를 세척한다.

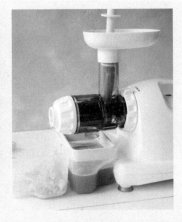

3. 착즙기에 셀러리를 넣고 즙을 내린다.

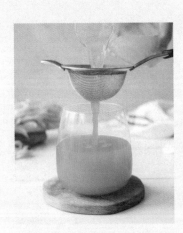

4. 아주 맑은 즙을 원한다면 착즙한 셀러리를 걸러서 작은 부스러기나 섬유질 찌꺼기까지 완전히 제거해도 좋다.

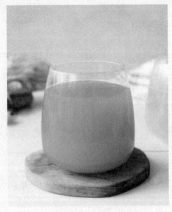

5. 최상의 효과를 위해 빈 속에 즉시 마신다.

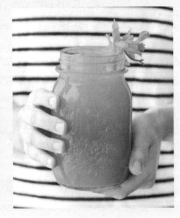

6. 최소한 15분에서 30분을 기다렸다가 다른 음식을 먹는다.

셀러리 주스 만들기
믹서기 버전

(성인 1인용)

착즙기가 없을 때에는, 아래와 같이 믹서기로 대신할 수 있다.

재료: 셀러리 1단

만드는 법

1. 셀러리 머리 부분을 약간만 잘라내고, 원한다면 줄기를 하나씩 떼어 준비한다.
2. 셀러리를 세척한다.
3. 깨끗한 도마에서 셀러리를 대략 2.5센티미터 길이로 자른다.
4. 자른 셀러리를 고속 믹서기에 넣고 간다.(이때 물은 섞지 않는다.) 필요하다면 다짐봉을 사용해도 좋다.
5. 간 셀러리를 잘 거른다. 넛 밀크 백nut milk bag이 유용하다.
6. 최상의 효과를 위해서는 그 자리에서 빈 속에 바로 마신다. 다른 음식을 먹을 때까지는 최소 15~30분을 기다린다.

믹서기 버전

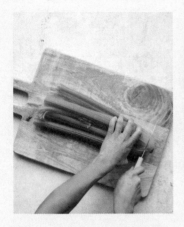

1. 셀러리 머리 부분을 약간만 잘라 내고, 원한다면 줄기를 하나씩 떼어 준비한다.

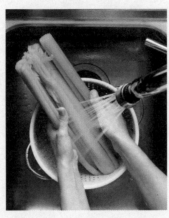

2. 셀러리를 세척한다.

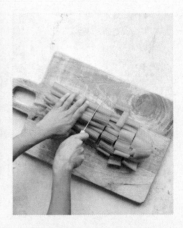

3. 깨끗한 도마에서 셀러리를 대략 2.5센티미터 길이로 자른다.

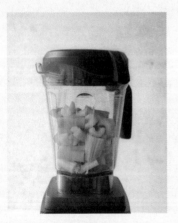

4. 자른 셀러리를 고속 믹서기에 넣고 간다.(이때 물은 섞지 않는다.) 필요하다면 다짐봉을 사용해도 좋다.

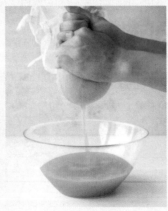

5. 간 셀러리를 잘 거른다. 넛 밀크 백nut milk bag이 유용하다.

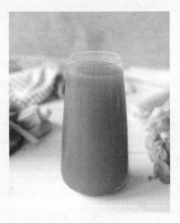

6. 최상의 효과를 위해서는 그 자리에서 빈 속에 바로 마신다. 다른 음식을 먹을 때까지는 최소 15~30분을 기다린다.

주스 만들 때 유의할 점

이 책을 다 읽고 나면 아마 셀러리 주스 전문가가 될 것이다. 전문가는 항상 탄탄한 기초 지식으로 무장되어 있다. 여러분은 이미 중요한 정보를 많이 수집했다. 여기에 몇 가지 기초적인 사항을 더한다.

세척하기

마트에서 구입한 셀러리를 사용할 때는 주스를 만들기에 앞서 세척을 먼저 한다. 냉장고에서 꺼낸 차가운 셀러리 주스가 싫다면 더운 물로 셀러리를 씻어도 좋다. 온수 세척을 하면 셀러리의 심부 온도가 변하여 더 미지근한 셀러리 주스가 만들어진다. 몇 번 시도해 보면 어느 정도의 온도와 세척 시간에서 셀러리 주스가 가장 맛있어지는지 파악할 수 있다.

뜨거운 물로 씻으면 혹시 셀러리가 익어버리지 않을까 걱정할 필요는 없다. 셀러리의 효소가 손상되거나 효소의 작용이 방해받지도 않는다. 이렇게 되려면 엄청나게 뜨거운 물에서 오랜 시간 있어야만 한다.

셀러리를 믿을 수 있는 지역 농장에게서 구입하거나 텃밭에서 자신이 직접 기른다면, 그 셀러리에는 아마 내가 '고차원 바이오틱스elevated biotics'라고 부르는 물질이 아주 풍부할 것이다. 이것은 아직 발견되지 않은 유익한 미생물로, 자연적으로 재배된 과일, 채소 및 허브의 표면에 있다. 이런 셀러리라면 겉에 흙이 굳어 있지 않는 한 되도록이면 뜨거운 물 세척을 피하여 고차원 바이오틱스가 유지되게끔 한다.(메디컬 미디엄 시리즈 책을 읽으면 이 놀라운 미생물이 무엇이고, 우리에게 어떻게 도움이 되는지에 대한 자세한 정보를 얻을 수 있다.) 이런 셀러리들은 미지근한 물로 세척하면 된다.

일반 셀러리 대 유기농 셀러리

가능한 한 유기농을 선택하는 것이 좋다. 어떤 이유로든 유기농 셀러리를 선택하기 어렵다면, 걱정하거나 포기하는 대신 일반 셀러리를 먹으면 된다. 일반 셀러리를 사용할 때는 세척에 조금 더 신경을 쓰되, 각 줄기에 향이 첨가되지 않은 천연 주방 세제를 한 방울 떨어뜨려 씻은 다음 깨끗이 헹궈낸다.

맛

처음 셀러리 주스를 마실 때 사람들이 느끼는 맛은 제각각이다. 초반에는 별로 좋아하지 않았다가 시간이 지나면서 점점 좋아하게 되는 사람도 있고, 처음부터 마음에 들어하는 사람도 있다. 이런 경험의 차이는 대부분 그 사람이 처음 셀러리 주스를 마셨을 때 몸속에 얼마나 많은 독소가 있는지에 달려 있다. 독소가 많은 사람이라면 셀러리 주스가 몸에 충격을 줄 수 있다. 셀러리 주스가 독소와 같이 문제를 일으키는 물질들에 달라붙어 그것들을 간에서 배출해 낼 때 우리 몸의 감각은 실제로 그것을 감지할 수 있는데, 바로 맛을 느끼는 미뢰와 후각에 영향을 미친다. 독소는 좋은 맛을 시큼함이나 다른 불쾌한 맛으로 바꿀 수 있지만, 이것은 시간이 지나면서 사라진다.

첫날 셀러리 주스를 좋아하지 않던 사람이 일주일 뒤에는 셀러리 주스를 좋아하게 될 수도 있다. 어떤 사람들은 6개월을 마시고 나서야 맛을 음미할 수 있고 스스로 셀러리 주스를 마시고 싶다는 생각이 들기도 한다. 사람들마다 전반적인 몸과 간의 독성이나 부담이 다르기 때문에 이런 경험 역시 다르게 나타나는 것이다. 맛을 위해 셀러리 주스에 레몬즙을 넣기도 하는데, 이렇게 하면 셀러리 주스의 치유력이 발휘되지 않는다. 레몬이 첨가된 다량의 셀러리 주스를 마시는 것보다 적은 양의 순수한 셀러리 주스를 마시는 것이 훨씬 더 이롭다. 셀러리 주스의 맛에 적응이 필요하다면 레몬이 들어간 큰 용량보다는 양이 적더라도 순수한 셀러리 즙을 마실 것을 권한다.

같은 사람이라도 날마다 다른 맛을 느낄 수 있다. 그 셀러리들이 같은 농장, 같은 상점, 같은 상자에 있었고, 심지어 같은 날, 같은 선반에 진열되었던 것이라도 말이다. 이유는 다양한데 전날의 저녁 식사를 해독하는 중이어서일 수도 있고, 어제 밤에 커피를 마셨거나 셀러리 주스를 마시기 직전에 이를 닦았기 때문일 수도 있다.

셀러리 주스의 맛과 색은 주스를 만들 때마다 달라질 수 있다. 나중에는 마트에서 사는 셀러리도 모두 조금씩 다르고, 그에 따라 주스 맛도 달라지는 것을 알게 될 것이다. 어떤 때에 마트에 가면 셀러리의 녹색이 더 짙고, 어떤 때에 가면 잎이 풍성하다. 또 어떤 때에는 색이 더 어둡고 줄기가 가느다란 셀러리를 사게 될 것이다. 이렇게 줄기가 가는 것은 주스가 조금 더 쓴 맛을 띠어 마시기가 그만큼 더 어려울 수도 있다. 하지만 또 몇 주 후에는 즙이 많고 짭짤한, 어쩌면 약간의 단맛까지 느껴지는 크고 아삭아삭한 줄기를 발견할 수도 있다. 몇 주 동안은 어쩌면 셀러리 특유의 나트륨 맛을 전혀 느끼지 못할 수도 있다. 그러한 경우라도 물론 유익한 나트륨 클러스터 염은 분명히 들어 있다. 이 모든 것은 어떤 농장에서 어떤 종류의 종자를 사용했는지, 토양 상황이나 관개, 기상 조건은 어떠했는지, 한 해 중 어느 때 재배되었는지 등에 따라 달라진다.

맛이 좀 떨어지고 즙도 적은 셀러리를 먹게 되더라도 그런 셀러리가 약성이 더 강할 수 있으니 성급히 실망할 필요는 없다. 또한 밑둥 쪽이 거의 반투명한 연한 셀러리라도 괜찮다. 연화 재배blanching process[1]로 키운 것도 마찬가지다.

---

1 채소를 차광 상태로 엽록소 생성을 적게 하여 흰색이 되도록 키우는 방법. 식물이 연하고 물이 많아진다.—옮긴이

연한 셀러리는 보통 맛이 좋아 더 많이 먹을 수 있다는 장점도 있다. 엽록소가 적더라도 모든 셀러리에는 치유에 도움이 되는 다른 파이토케미컬 성분이 들어 있다. 또 셀러리 주스의 엽록소는 셀러리에만 있는 나트륨 클러스터 염, 식물성 호르몬 및 비타민 C와 결합되어 있기 때문에 다른 어떤 식물의 엽록소보다도 강력하다. 이 말은 셀러리 주스에 함유된 엽록소가 소량일지라도 다른 곳에서 얻을 수 있는 것보다 더 큰 효능을 지닌다는 의미이다.

셀러리에 점차 익숙해지다 보면 점차 모든 것이 이해될 것이다. 어떤 셀러리라 할지라도 그 모두에는 이미 수없이 언급한 나트륨 클러스터 염과 셀러리 주스의 다른 귀중한 영양 성분들이 빠짐없이 들어 있다. 어떤 셀러리로도(셀러리 뿌리만 아니라면) 당신의 치유에 도움이 될 셀러리 주스를 만들 수 있다.

셀러리 잎

셀러리 잎에 대한 질문을 자주 받는다. 사람들은 셀러리 잎이 유익한지, 주스 만들 때 같이 넣어야 하는지 등을 묻는다. 우선 대답부터 하자면 셀러리 잎은 약성이 엄청나다. 미네랄과 기타 영양소는 물론 유익한 식물성 호르몬도 풍부하다. 그렇다고 해서 반드시 사용해야 하는 것은 아니다. 셀러리 잎은 맛이 아주 쓸 수 있어서, 너무 쓴 셀러리 주스를 마실 자신이 없으면 잎을 어느 정도(원한다면 모두) 쳐내고 주스를 만들어도 된다.

마트에서 파는 셀러리라면 잎이 아주 많지는 않지만, 직접 재배하거나 농산물 시장에서 구입하는 셀러리는 보통 잎이 무성하다. 그런 셀러리를 사용할 때는 잎을 좀 잘라내고 주스 대부분을 셀러리 줄기에서 얻는 것이 좋다. 셀러리 잎이 너무 많으면 주스에 떫은맛이 더해져 많이 마시고 싶지 않을 수 있다. 잎이 많이 들어가면 해독이 빨라질 수 있지만, 주스 마시기가 고역이 되어 중

간에 쉽게 포기할 수도 있다. 마트에서 구입한 셀러리는 일반적으로 잎이 많지 않기 때문에 주스 만들 때 잎을 같이 넣을지 여부는 자신의 입맛과 취향에 맞추면 된다.

셀러리 잎의 맛이 어떻게 느껴지는지는 이제까지의 식단에 쓴 채소가 얼마나 포함되어 있었는지와도 관련이 있다. 맛이 쓴 녹색 채소들이 들어간 샐러드를 오래 먹어왔다면 셀러리 잎은 다른 허브와 크게 다르지 않을 것이다. 셀러리 잎이 쓴 이유는 그 속의 알칼로이드 성분 때문인데, 이 파이토케미컬 성분은 미뢰에는 아주 강한 자극이기 때문에 쓰다는 감각 경험도 강렬하다. 따라서 이는 지극히 정상적이고 자연스런 반응이다. 셀러리 잎의 알칼로이드 성분에는 독성이 없다. 다른 식물 속에 포함된 일부 알칼로이드의 경우 약간의 독성을 띨 수 있지만 셀러리에는 그런 문제가 없다. 셀러리의 알칼로이드는 약용이며 독소를 중화하는 작용을 한다. 또한 독성을 띠고 장기를 포함한 신체 내부에 퍼져 있는 산酸을 줄여 몸을 알칼리화하는 데 도움을 준다. 특히 셀러리 잎에 있는 알칼로이드는 간의 독성 물질 제거에 유용하다.

사소한 점 하나를 덧붙이자면, 내가 셀러리 주스를 만들 때는 셀러리의 줄기(잎이 나 있는 쪽) 끝부분을 1센티미터 조금 넘게 자르고, 뿌리 쪽 끝은 그것보다 조금 더 작게 잘라낸다. 이것은 잎 자체와는 관련이 없다. 셀러리를 사면 보통 양쪽 끝이 미리 잘린 것을 볼 수 있는데 그럴 때 어떤 도구가 사용되었는지 알 수 없어서 내가 조금 더 다듬는 것이다. 깨끗한 도구인지, 가축이나 농장 근처에서 사용하던 것인지, 기계로 했는지 손으로 했는지, 기름이 묻었는지 알 수 없으니 말이다. 셀러리 한 단을 통째로 사용하는 것이 좋다면 나와 똑같이 할 필요는 없다. 물론 아무 문제 없이 깨끗하게 관리된 도구로 잘 수확했을 수도 있다. 이 방법은 순전히 내가 개인적으로 내린 결정일 뿐이다.

189

착즙기 Juicers [2]

셀러리를 즙으로 만드는 기계라면 어떤 것이라도 도움이 된다. 그렇게 만드는 셀러리 주스는 당신에게 유익할 것이다. 그렇게 알고 안심하면 된다. 집에 이미 착즙기가 있다면 그것은 무조건 좋은 착즙기이니 계속 사용하면 된다.

아직 착즙기가 없거나 혹시 업그레이드할 생각이라면, 저작형(咀嚼型) 착즙기 masticating juicer가 이상적이다. 영양소 손실이 가장 적으면서 가장 많은 영양분을 추출하고 소음도 적다. 또 즙도 가장 많이 얻을 수 있다. 즉 셀러리 한 단에서 더 많은 주스를 얻을 수 있을 뿐만 아니라 거품과 건더기도 덜 나온다.

앞에서 말했듯이 여태껏 별 문제 없이 사용해 왔다면 원심형(遠心型) 착즙기도 괜찮다. 이 유형은 보통 작동 속도가 더 빠르다. 속도를 중시하는 사람이라면 원심형 착즙기가 좋은 선택이 될 것이다. 그 대신 일부 고속 착즙기처럼 열이 나지 않아야 하고, 주스를 만드는 동안 과일과 야채가 시원하게 유지될 수 있는 것을 골라야 한다.

지금 가지고 있는 것이 고속 블렌더나 푸드 프로세서food processor뿐이라면 아마 앞으로 착즙기를 사고 싶을 것이다. 믹서기 등으로 갈면 착즙기를 사용할 때보다 얻을 수 있는 주스의 양도 적은데다가, 셀러리를 갈아서 건더기를 거르는 과정이 금세 귀찮아질 수도 있다. 하지만 셀러리 주스용으로 당신이 현재 사용하고 있는 주방 기계가 있다면, 일단 그것도 좋은 기계이다. 최고급 저작형 착즙기가 아니라고 해서 기분이 별로일 이유는 없다. 당신은 여전히 엄청

---

2 주스나 녹즙과 같이 즙만 사용할 목적의 주방 기구로는 크게 착즙기와 원액기, 그리고 녹즙기가 있다. 착즙 방식(스크류 드럼이나 기어, 혹은 칼날)이나 속도, 영양소 파괴 정도의 차이가 있다.—옮긴이

난 방법으로 당신 몸에 도움이 될 훌륭한 주스를 만들고 있다.

주스 바

신선한 셀러리 주스를 직접 만들지 않더라도, 주스 바juice bar, 주스 가게, 카페 또는 자연 식품점의 주스 카운터에서 사서 마실 수도 있다.

냉冷 압착 방식으로 만든 셀러리 주스라면 아주 좋다. 하지만 그게 최고라고 해서 반드시 냉 압착 주스를 사서 마셔야 한다는 뜻은 아니다. 냉 압착 방식의 셀러리 주스로만 영양분을 얻을 수 있는 것은 물론 아니다. 원심형 착즙기로 만든 셀러리 주스를 사 먹어도 무방하다. 그리고 집에 있는 구식 저작형 착즙기로 집에서 만들어 마시는 것이 가게에서 근사한 냉 압착 기계로 내리는 주스 못지않게 유익하다. 집에 있는 어떤 종류의 기계를 사용해도 영양가 있는 셀러리 주스를 만들 수 있다.

여전히 밖에서 셀러리 주스를 사 마시는 것이 좋다면 고려해야 할 사항이 있다.

먼저, 셀러리 준비 과정을 물어보라. 어떤 곳에서는 재료를 씻을 때 표백제나 염소를 넣을 수도 있는데 아마 당신이 바라는 바는 아닐 것이다.

둘째, 병에 든 셀러리 주스를 구입하는 경우, 라벨을 잘 살펴서 'HPP'(고압-저온 살균)라고 적혀 있지 않은지 확인해야 한다. 때로는 아주 작게 적혀 있거나 작은 기호가 그려져 있을 수도 있다. 라벨에 적혀 있지 않더라도 점원에게 다시 한 번 확인하기 바란다. 만약 고압-저온 살균 주스라면 권하지 않는다. 현장에서 신선하게 주스를 만드는 다른 곳을 찾기 바란다.

HPP는 고압-저온 살균high-pressure pasteurization을 의미하며, 그날 신선하게 냉 압착한 주스를 병에 담은 것이 아니라 제조 공장에서 배달한 주스를 일컫는다. HPP의 저온 살균 과정은 열을 필요로 하지 않기 때문에 생生 주스라고 착각하기 쉽지만, 사실은 정반대이다. HPP로 만든 주스는 변성된 것이다. 각 재료의 세포 구조는 아직 충분한 시간의 검증을 거치지 않는 이 새로운 가공 과정에서 그 모양과 형태가 변경된다. 일반적인 저온 살균은 수백 년 동안 안전성이 입증된 열처리 과정이다. 나는 이런 저온 살균 셀러리 주스도 권하지 않는다. 셀러리 주스는 신선한 생야채 주스여야 한다. 고압-저온 살균 주스를 생주스로 기대해서는 안 된다. 물론 이론상에서는 생 주스에 해당되지만, 실제로는 유통 기한을 유지하기 위해 많은 부분이 포기되고 타협되었다. HPP를 조심해야 하는 이유는 셀러리 주스의 건강상의 이점을 가지고 있지 않기 때문이다. 많은 사람들이 고압-저온 살균 셀러리 주스를 잠시 마셔보다가 증상과 상태가 개선되지 않아 포기하는 것을 보았다. 당신은 그러지 않기를 바란다.

다른 과일이나 야채로 만든 고압-저온 살균 주스는 여전히 영양분이 살아있다. 이런 방식의 주스가 편하고 익숙하다면 일정 부분 원하는 이점을 얻을 수 있다. 그 반면 셀러리는 허브의 일종이다. 따라서 HPP 과정을 통하면 허브에서 얻을 수 있는 놀라운 효능들이 대거 사라진다. 셀러리 주스와 같은 약초의 경우 그 효능 중 하나라도 없다면 치유의 기회 자체가 사라지는 것과 같다.

셀러리 보관법

매일 꾸준히 셀러리 주스를 만들어 마신다면 가까운 식료품점에서 셀러리를 아예 상자로 구입할 수 있는지 물어보는 것도 좋다. 농산품이나 식품 담당자에게 여분의 셀러리 상자가 있는지 또는 다음 비품 주문시에 하나 추가할 수 있는지도 물어보라. 할인을 받을 수도 있고, 또한 더 오래 보관해도 되는 아주 신선한 셀러리를 가져올 가능성이 크다. 물론 셀러리가 금세 떨어지는 경우도 덜 생긴다.

셀러리는 보통 1주일 정도 냉장 보관이 가능하다. 아주 튼튼하고 신선한 셀러리인 경우, 거의 2주 동안 녹색과 아삭한 식감이 유지되는 걸 본 적도 있다. 셀러리의 생명력을 가늠하려면 색깔을 보면 된다. 녹색이 빠지면서 노란색이나 갈색으로 변하기 전에 먹어야 한다. 너무 바빠서 제때 안 먹고 변색된 셀러리를 버려야 할 때 지나치게 속상해하지 않기를 바란다. 짜증내며 셀러리 주스를 중단하지 말고 셀러리를 새로 사서 다시 시도하라.

셀러리를 사서 빨리 다 사용할 계획이라면 냉장고에 그냥 원하는 방식으로 보관하면 된다. 며칠이 지나면 포장하지 않은 셀러리는 마르고 축 늘어질 수 있으므로 냉장고의 야채 보관실이 보관하기에는 가장 좋은 장소이다. 가끔은 셀러리가 비닐 봉투로 씌워져 있거나 가게에서 봉지에 담아주기도 하는데, 이 경우에는 야채 보관실 밖에서도 꽤 잘 유지된다. 셀러리를 박스째 구입했으면 따로 야채 포장 봉지를 챙기는 게 좋겠다.

셀러리 주스 보관법

만든 셀러리 주스를 즉시 다 마실 수 없는 경우, 가장 좋은 보관법은 밀폐 뚜껑이 있는 유리병에 담아 냉장고에 보관하는 것이다. 갓 만든 셀러리 주스는 약 24시간 동안 치유 효과를 유지한다. 엄밀히 따지자면 냉장고에 3일 정도 보관이 가능하지만, 첫날 이후에는 사실 큰 도움이 되지 않는다. 셀러리 주스는 시간이 지날수록 효능이 떨어지므로 만든 후 24시간 안에 마시기를 권한다.

셀러리 주스를 얼릴 수는 있지만 이상적이지는 않다. 만약 선택의 여지가 없다면 얼려서 사용하되 사용이 쉽도록 얼음 큐브 트레이를 추천한다. 마실 때에는 냉동실에서 꺼내서 해동되는 즉시 마신다. 셀러리 주스 큐브에 물을 섞으면 안 되고 얼린 셀러리 주스 큐브를 물에 녹여서도 안 된다. 모두 셀러리 주스의 효능을 방해한다.

셀러리 자체를 얼리는 것은 좋지 않다. 줄기를 얼린 후에 해동하여 착즙하는 방식으로는 좋은 결과를 얻을 수가 없다. 얼핏 주스를 얼리는 것과 비슷해 보이지만 그렇지 않다. 신선한 셀러리를 바로 주스로 내리면 생명력이 추출된다. 셀러리를 얼리면 결국 생명이 없는 줄기로 주스를 만드는 셈이 된다.

국물 요리로 만들 용도가 아니라면 셀러리나 셀러리 주스를 끓일 이유가 없다. 물론 수프와 스튜에 계속 셀러리를 넣어 먹을 수 있다. 우리 식단에 셀러리를 더할수록 몸의 여러 가지 증상에 도움이 된다. 그럼에도 불구하고 셀러리를 끓이면 효소가 파괴되고 일부 영양소들의 성질이 변한다. 이렇게 되면 더 이상 강력한 치유 약제라고 부를 수가 없다. 갓 만든 신선한 셀러리 주스가 하는 것처럼 사람들의 건강을 앞당기지는 못한다.

16온스를 마시는 이유

대부분의 성인에게 이상적인 셀러리 주스의 양은 하루 최소 16온스(약 470밀리리터)이다. 처음 시도할 때부터 바로 이 용량으로 시작해야 하는 것은 아니다. 민감한 사람이라면 4온스(120밀리리터)나 8온스(240밀리리터)에서 시작해 익숙해지면 매일 조금씩 늘려가면 된다.

이렇게 해서 준비가 되면 하루 최소 16온스를 계속 마시는 것이 바람직하다. 대부분의 사람들은 건강 문제를 몇 가지씩은 가지고 있기 때문이다. 우리 몸속에 들어온 셀러리 주스는 제법 긴 여정을 거쳐야 한다. 첫 번째 장애물은 보통 입 안에서 만나는데, 박테리아 또는 제대로 헹구지 않아 남아 있는 치약, 구강 청결제나 구강 세정제 등이 그것이다. 아침에 셀러리 주스를 마시기 전에는 이를 닦고 깨끗한 물로 입을 잘 헹구어 치약이나 구강 제품의 잔여물을 제거해야 한다.

다음 장소인 식도에서는 더 많은 박테리아와 암모니아 침전물, 해로운 산酸과 마주친다. 그 다음 장애물은 십이지장(소장 입구)에 이르기 직전, 위 주머니의 아래 부분에 있다. 십이지장 바로 앞에는 앞으로 튀어나온 작은 돌출구가 있는데, 사람의 나이에 따라 그 작은 절벽에는 수십 년(때로는 30년에서 40년 정도) 된 쓰레기들이 들어차 있기도 하다. 이런 잔해들은 단백질, 지방, 방부제, 응고된 암모니아, 산 등에서 나온 것들로, 부식되어 질퍽질퍽한 침전물로 쌓인 것이다. 셀러리 주스의 나트륨 클러스터 염은 이 오래된 독성 침전물을 먹어 치우면서 천천히 용해시켜 나간다.

　　따라서 우선은 셀러리 주스가 이런 장애물들을 모두 통과해야 한다. 그런 다음 셀러리 주스가 십이지장을 통과할 때에는 헬리코박터균과 연쇄상 구균을 비롯해 다양한 종류의 박테리아가 마구 쏟아진다.(대부분의 사람들은 자기도 모른 채 몸속의 이런 박테리아들과 함께 살아간다.) 이 전투에서 살아남기 위해 셀러리 주스는 두 배로 열심히 싸워야 한다. 맨 먼저 입 안에서 칫솔질 잔류물과 박테리아를 소탕하고, 식도에서는 암모니아와 산과 더 많은 박테리아를 무찔러야 하며, 그리고 위장을 빠져나오면서는 각종 쓰레기를 처리해야 하기 때문이다.

　　십이지장을 통과하면서는 산酸의 집중 공격이 이어진다. 지금 시대를 사는 대부분의 사람들은 체내의 pH 균형이 무너져 있다. 우리는 자동적으로 알칼리성이 되는 것이 아니다. 물론 건강한 사람들은 pH의 균형이 잡혀 있고, 이 점에서는 셀러리 주스가 할 일이 별로 없을 것이다. 하지만 대부분의 사람들 몸속에는 박테리아가 넘쳐나고, 박테리아는 많은 산을 생성한다. 좋지 못한 식단과 혹독한 스트레스 수준도 산을 만든다. 처음 한 모금을 마시는 순간부터 셀러리 주스는 우리 몸의 pH를 바꾸어나간다. 그 변화는 입에서 시작하여 소화관 아래로 계속된다. 강强 산성의 흐름을 되돌리려는 셀러리 주스의 화력은 거의 메가톤 급이다. 이곳에서 셀러리 주스는 또 한 번 크게 에너지를 소모하게 된다.

셀러리 주스가 부딪치고 해결해 내야 하는 문제가 너무나 많아 놀랐겠지만 여기서 끝이 아니다. 소장에서 불과 몇 센티미터만 더 내려가면 이제는 미끌미끌한 점액질 구역으로(나이와 상관없이 모든 사람 몸에 있다) 들어선다. 이곳에서는 연쇄상 구균과 대장균을 포함한 각종 유해 박테리아들과 두세 가지 유해 진균류도 종종 같이 발견되는데, 이런 최하위 단계의 생물들이 겹겹이 층을 이뤄 살면서 달걀에서 나온 단백질이나 보충제로 먹는 콜라겐, 우유, 치즈, 버터나 기타 유제품에 든 유당과 같은 먹이를 기다리고 있다. 먹이 대신 셀러리 주스가 이곳에 들이닥치면 여기서 또 한바탕 전투가 벌어진다.

또 다른 난관은 지방과 단백질이다. 장 벽에는 (수년 동안 먹은) 고지방 식품(좋은 지방, 나쁜 지방 모두 해당된다)을 통해서 들어온 지방이 산패하여 두껍고 단단하게 굳어 있다. 단백질은 썩어가면서 작은 쓰레기덩이를 이루고, 장관腸管에 게실(주머니)을 만들어서 더 많은 박테리아와 유해균을 이곳에 숨긴다. 이 모든 문제들도 셀러리 주스가 우리 몸속을 이동하면서 해결해야 하는 큰 장애물 중 하나이다.

잠깐, 아직 끝나지 않았다. 지금까지는 셀러리 주스가 이곳(소장관)까지 오는 동안의 아주 큰 장애물만 설명했을 뿐이다. 이제는 과도한 아드레날린을 추가할 차례이다. 만약 급하게 혹은 스트레스 상황에서 음식을 섭취해 장에 긴장이 있거나, 혹시 전날 밤에 엄청난 고지방 식사를 했다면, 이 두 상황 모두 부신이 아드레날린을 쏟아낼 충분한 이유가 된다. 이 과도한 아드레날린이 장으로 들어가면 이제 최악의 상황이 벌어진다. 아드레날린은 온 몸의 세포에 흠뻑 스며든다. 따라서 만약 당신이 그 전날 엄청난 스트레스를 받았거나 부신을 자극하는 다른 요소가 있었다면, 다음날 아침에도 아드레날린은 여전히 장에 남아 있을 것이다. 셀러리 주스의 또 하나의 과제는 바로 이 아드레날린을 중화하는 것이다. 물론 셀러리 주스는 이것을 처리하려고 노력할 것이다. 그렇지만 장을 따라 몸속을 이동하면서 겪은 다른 모든 난관과 과제를 생각해 볼 때 이 요청까지 들어주는 것은 셀러리 주스에게 대단히 버거운 일이다.

고지방 저녁 식사는 아드레날린을 유발하는 것 이상의 역할을 한다. 소화되지 않고 남은 지방은 위장에서 시작해 소장과 결장에까지 기름막처럼 남아 있으며, 셀러리 주스는 이 문제 역시 지나쳐가지 않는다. 지방을 분산시키고 소화관에서 제거하는 것이 역할인 셀러리 주스의 클러스터 염은 과다한 지방으로 인해 거의 소진되고 그 치유 성분도 지방에 다 흡수되어 버린다. 만약 튀긴 음식을 잔뜩 먹고 디저트까지 곁들여 과식한 다음날에는 셀러리 주스가 배 이상으로 열심히 일해야 할 것이다. 이렇게 또 한 번의 장애물을 통과하면서 셀러리 주스의 치유력도 일부 줄어들 수밖에 없다.

소화 기관은 시작일 뿐이었다. 대부분의 사람들이 정체되고 부진한 간을 가지고 산다. 진짜 중요한 내용은 이것이다. 셀러리 주스의 중요한 성분들이 혈류에 흡수되어 간문맥을 통과해 간과 담낭에 전달되기 위해서는, 반드시 충분한 양의 셀러리 주스가 효능을 최대한 유지한 상태로 결장에 도달해야만 한다. 그렇게 되어야 치유가 일어날 수 있다. 여러분의 문제와 고통이 무엇이건 간이 건강해지면 다양한 증상이나 상태를 치유할 수 있는 기회가 훨씬 커진다. 16온스는 대부분의 성인에게 이것이 가능한 마법의 숫자이다.(어린이를 위한 용량은 곧이어 소개할 것이다.)

셀러리 주스가 간에 도달하면 또 다른 난관에 직면한다. 첫째, 대다수 사람들의 간에는 독성 물질이 가득하다. 독극물, 살충제, 제초제, 플라스틱 및 기타 석유 화학 물질, 용제, 바이러스와 박테리아와 같은 병원체, 그리고 이 밖에도 더 많은 문제 유발 물질들이 들어 있다. 이것들은 모두 간의 담즙 생산에 부담을 준다. 셀러리 주스의 성분이 담즙 생산 영역에 들어갈 때에도 여전히 충분한 힘을 유지하고 있다면, 간은 더 강한 담즙을 만들어 담낭으로 보낼 수 있다. 셀러리 주스로 강화된 이 담즙은 담낭에 있는 쓰레기들을 해체하고 분산시키는 동시에 담석을 부수고 녹인다. 건강하고 깨끗한 몸을 위해 셀러리 주스를 충분한 양으로 오래 마시면 셀러리 주스의 성분은 담즙과 함께 담낭을 빠져나온 뒤 장관으로 들어간다. 이것으로 우리 몸에 들어온 셀러리 주스의 임무가 완수된다.

간에 당도한 셀러리 주스의 모든 치유 성분이 담즙으로만 가는 것은 아니다. 일부 성분은 혈류를 통해 간을 빠져나가 심장과 뇌로 향한다. 간이 제 기능을 잘 못하는 경우라면(사실은 대부분의 사람들이 그렇다) 이 지점에 이르러서는 치유력이 거의 남아 있지 않을 것이다. 셀러리 주스의 성분이 이때까지도 계속 효력을 유지할 정도로 간을 정화하려면 시간이 필요하다.

이 방법이 아니더라도 셀러리 주스는 자신의 강력한 성분을 또 다른 방식을 통해 혈류로 보낼 수가 있다. 셀러리 주스가 소화관에 도착했을 때, 그 중 일부(대략 절반)만이 간으로 이동했다. 장애물 코스는 둘로 나뉘어, 위를 거쳐 소장의 첫 90센티미터를 통과하는 동안[3] 그 나머지 절반은 소화관 벽으로 흡수되어 (간으로 가는 대신) 혈류로 직행했다. 혈액 속을 이동하는 것은 그 자체로 매우 어려운 일이다. 혈액에 얼마나 많은 지방이 있을지 상상해 보라.(물론 지방은 셀러리 주스의 이동을 방해한다.) 혈액에는 또 얼마나 많은 독소가 있는가? 뇌와 같은 기관들에는 또 얼마나 많은 독성 중금속이 들어 있는가? 뇌 속에서는 신경 전달 물질과 관련된 문제가 또 얼마나 많이 생기

---

3 전체 소장의 길이는 약 6미터이며, 그 중 십이지장이 25~30센티미터에 이른다. — 옮긴이

는가? 이 모든 것이 셀러리 주스에 남아 있던 힘을 빼앗고 소진시킨다. 만약 뇌의 신경 전달 화학 물질이 감소하면 셀러리 주스의 화합물이 즉시 이를 대체하는 데 사용되어 그곳이 최종 목적지가 된다. 중금속을 제거해야할 때에는 셀러리 주스의 나트륨 클러스터 염이 중금속을 몸 밖으로 배출시키는 데 사용된다.

셀러리 주스가 이렇게 엄청난 범위의 일을 한다는 걸 알았으니, 왜 충분한양을 마시라고 하는지 이제 이해할 것이다. 어떤 사람이 왜 반드시 셀러리 주스를 이 특정한 용량만큼 마셔야 하는지 물을 때, 어떤 식으로 대답할지는 당신의 선택이다. 그들에게 소화관을 지나 신체 곳곳을 통과하는 셀러리 주스의 여정을 아주 자세하게 설명할 수도 있고, 아니면 "셀러리 주스는 우리를 치유하기 위해 몸속을 통과할 때 큰 책임과 함께 난관을 떠안게 된다"는 식으로 아주 간략하게 말해줄 수도 있다. 이 책을 건네주는 것도 한 가지 방법이다. 어떤 대답을 하든 이제 당신이 이걸 안다는 사실이 중요하다. 셀러리 주스에 따라붙는 수많은 '왜'들을 연결 지어 생각할 수 있을 때 셀러리 주스는 더욱 강력한 치유력을 갖게 된다.

고용량

셀러리 주스는 16온스보다 더 많이 마셔도 괜찮다. 하루에 32온스(약 950밀리리터)의 셀러리 주스는 자가면역 질환이나 다른 만성질환을 앓고 있는 사람들에게 정말 도움이 되는데, 아침에 16온스, 오후나 저녁에 또 16온스로 나누어 마실 수도 있다. 운동 선수가 하루에 32온스 이상으로 양을 늘리면 경기 역량이 향상된다. 셀러리 주스의 하루 섭취량을 64온스(약 1.9리터)까지 올려도 되지만, 이 경우에는 약간의 적응 과정이 필요하다. 정화와 해독 작용이 더욱 활발해지므로 어떤 사람들은 아마 화장실을 훨씬 자주 가야 할 수도 있다.

셀러리 주스를 마셔본 적도 없는 사람이 어느 날 아침 일어나서 64온스부터 당장 시작하겠다고 한다면 이것은 권하지 않는다. 셀러리 주스는 나트륨 클러스터 염이 병원체를 분해하여 죽이고, 병원균의 독성 노폐물을 피부나 신장(배뇨) 또는 장(배변)을 통해 몸과 혈류 밖으로 데리고 나오기 때문에, 신체에서 일종의 정화와 배출 과정이 동시에 이뤄진다. 민감하거나 체내 독소가 많은 사람들이거나, 다양한 질병(예를 들어 섬유근육통, 다발성경화증, 루푸스, 하시모토병, 다낭성난소증후군, 만성피로증후군, 류마티스 관절염 및 따끔거림, 무감각, 동통, 통증, 피로감과 같은 증상)을 일으키는 EBV나 기타 바이러스를 지닌 사람들, 혹은 소장 내 세균 과잉 증식, 축농증, 요로감염증, 맥립종, 귀 감염, 인후염과 같은 증상을 유발하는 연쇄상 구균 보균자의 경우에 특히 이런 반응이 잘 나타난다. 처음 시작하는 사람이라면 16온스나 그보다 낮은 용량으로 시작해 몸의 상태를 확인해 가면서 조금씩 양을 늘려가는 것이 좋다. 아니면 4온스로 시작한 다음 매일 조금씩 늘려서 16온스까지 늘릴 수도 있다.

더 많이 마시고 싶다면 하루에 32온스까지 양을 늘려도 좋다. 그것보다 더 많은 용량을 시도하려면, 처음부터 바로 64온스까지 올리는 대신 먼저 매일 40온스(약 1.2리터)로 바꿔 몸을 적응시킨 다음 64온스까지 올린다. 최대 용량까지 도전하고 싶다면 80온스(약 2.4리터)까지 올릴 수 있겠지만, 거기서 멈춰야 한다. 24시간 동안 80온스 이상은 권장하지 않는다.

어린이를 위한 용량 안내

아기와 어린이의 장에는 셀러리 주스가 부딪칠 장애물이 많지 않아서, 셀러리 주스 역시 많은 양이 필요하지 않다. 다음 표는 어린아이들을 위한 용량 가이드로 하루 최소 권장량을 명기한 것이다. 아이들의 상태를 관찰하면서 더 줄이거나 늘려도 좋다. 권장하는 최소 용량이므로 이보다 더 많이 마신다고

나이	용량
6개월	1온스 또는 그 이상
1세	2온스 또는 그 이상
18개월	3온스 또는 그 이상
2세	4온스 또는 그 이상
3세	5온스 또는 그 이상
4~6세	6~7온스 또는 그 이상
7~10세	8~10온스 또는 그 이상
11세 이상	12~16온스

(1온스는 약 30밀리리터)

해서 해롭거나 위험하지는 않다.

가늘고 잎이 무성한 줄기

당신이 사는 곳에는 크기가 작고 색깔이 짙고 잎은 무성하고 줄기는 마른 데다가 한 단에서 즙이 정말 조금밖에 나오지 않는 그런 셀러리밖에 없을 수도 있다. 상황이 이렇다면 작은 잔의 주스여도 괜찮다. 16온스의 순수한 셀러리 주스가 가진 효능들을 100퍼센트 얻지는 못하더라도 여전히 훌륭한 이점을 누릴 수 있을 것이다. 내가 '주스 만들 때 유의할 점'에서 언급했듯이, 셀러리의 엽록소는 나트륨 클러스터 염, 식물성 호르몬, 그리고 비타민 C와 결합하여 아주 독특한 효능을 나타낸다. 따라서 짙은 녹색의 셀러리에서 얻을 수 있는 엽록소의 풍부함과 강도가 주스의 양이 적게 나오는 것을 어느 정도 보상할 것이고, 또한 몸의 다른 치유에도 똑같이 도움을 줄 것이다. 셀러리가 작거나 착즙량이 소량이라고 해서 포기하지 말고 구할 수 있는 셀러리로 주스를 계속 마실 것을 거듭 권한다. 결국은 그 모두가 셀러리이고 그 주스는 계속 당신의 치유를 도울 것이다. 또한 여러 경로를 통해 내가 공유하는 다른 치유 정보들도 당신의 치유 여정에 힘을 보탤 것이다.

빈 속에 순수 셀러리 주스를 마셔야 하는 이유

이 책에서 다루고 있는 셀러리 주스의 모든 이점을 얻기 위해서는 빈 속에 셀러리 주스를 마시는 것이 중요하다. 반드시 기억해야 할 핵심이다. 그렇지 않고 예를 들어 아침밥을 먹으면서 셀러리 주스를 같이 마셨거나 오후 간식에 곁들여 마셨다면 완전한 치유력을 얻을 수 없다. 여전히 유익하기는 하겠지만 본래의 효능과 힘에는 전혀 미치지 못한다.

혼합 주스를 마실 때도 효능은 감소한다. 주스 가게의 메뉴에서 주스 재료에 셀러리·시금치·비트·생강·레몬이 적혀 있고 셀러리라는 글씨가 크게 강조되어 있다고 해서 혹시 셀러리 주스로 착각하는 일이 없기 바란다. 셀러리 주스는 단일 재료 음료이다. 셀러리와 다른 재료를 혼합한 음료에는(예를 들어 셀러리-사과 주스, 셀러리-오이 주스, 셀러리-레몬 주스) 우리가 하루를 시작하면서 얻고자 하는 이점들이 들어 있지 않다. 이런 혼합 주스를 좋아하면 물론 마셔도 좋다. 모두 우리 몸에 도움이 된다. 다만 이건 낮에 별도로 마시도록 하자. 아침 공복에 마시는 이 특별한 16온스 셀러리 주스는 셀러리로만 만들어야 한다.

여기에는 아주 구체적인 이유가 있다. 그 중 하나는 셀러리가 가지고 있는 아직 발견되지 않은 하위 그룹의 나트륨subgroup of sodium과 관련이 있다. 즉 2장과 3장에서 수도 없이 언급했던, 우리 몸을 방어하고 질병과 증상으로부터의 회복을 돕는 나트륨 클러스터 염이 그것이다. 나트륨 클러스터 염은 셀러리 주스의 가장 강력한 성분 중의 하나로, 셀러리 주스를 마시기 시작한 사람들의 건강에 아주 극적인 변화를 가져온다. 그리고 그런 작용이 제대로 일어나기 위해서는 반드시 빈 속에 섭취해야 한다. 혹시 아침 식사를 마친 후에 셀러리 주스를 마셔야 하는 날이 있다면 너무 걱정하지 말고 이 뒤에 나오는 '섭취 시간'을 참조하면 된다.

뇌에 주는 유익성

뇌는 혈-뇌blood-brain 장벽으로 인해 어떤 것이든 들어가기 어려운 곳이다. 그 반면에 나트륨 클러스터 염은 이 혈-뇌 장벽을 통과하는 능력이 타의 추종을 불허하기 때문에 최고의 전해질이라는 자신의 역할을 다하며 뇌를 도울 수 있다. 이것은 공장에서 제조된 것이 아닌 천연의 전해질이며, 셀러리 주스에 들어 있는 이 전해질은 다른 어떤 식품 기반의 전해질이나 제조된 음료 또는 보충제보다 훨씬 빠른 속도로 몸속을 이동할 수 있다. 하지만 이 모든 것이 제대로 작동하려면 순수한 셀러리 주스여야 하고, 반드시 주스의 형태여야만 한다. 그냥 셀러리로 먹을 경우 우리 몸에 필요한 충분한 나트륨 클러스터 염이 공급되지 못하고, 뇌까지는 아예 닿지도 못한다. 셀러리를 다른 재료와 혼합해도 마찬가지다. 즉 과일이나 야채를 더하면 셀러리 주스가 희석되어 셀러리 주스와 그 속에 든 나트륨 클러스터 염 모두를 충분히 얻지 못하게 된다.

그냥 셀러리를 먹든 혼합 주스로 마시든 혹은 셀러리 주스에 콜라겐 보충제와 같은 뭔가 다른 것을 넣어 마시든, 순수한 주스(즙) 이외의 추가 성분은 모두 나트륨 클러스터 염의 효능을 방해한다. 섬유질과 지방 그리고 단백질이 특히 방해가 되는데(섬유질에 대한 자세한 내용은 곧이어 다룬다), 이 성분들은 나트륨 클러스터 염이 아미노산이나 다른 미네랄과 같은 중요 영양소와 결합하는 것을 방해하고, 클러스터 염의 이동을 어렵게 만들어 이들 영양소가 뇌로 전달되지 못하게 한다. 또한 이 장의 '섭취 시간' 부분과 5장 '셀러리 주스로 해독하기'에서도 설명하듯이, 지방은 (지방 소화를 돕는) 간의 담즙 분비를 촉진하므로 셀러리 주스를 마실 때는 지방을 멀리할 것을 권한다. 담즙이 너무 많으면 나트륨 클러스터 염도 묽어진다.

당신이 마시는 스무디에 셀러리를 추가하는 경우에도 클러스터 염은 뇌에 전달되지 않는다. 셀러리를 통째로 갈아서 섬유질과 같이 마셔도 마찬가지다. 주스 대신 셀러리 줄기를 먹거나, 배가 부른 상태에서 셀러리 주스를 마시거나, 야채 주스에 셀러리와 다른 재료를 같이 넣거나, 콜라겐이나 활성탄이나 사과 식초 또는 기발한 다른 (도움이 되지 않는) 성분을 더하는 경우에도 역시 클러스터 염은 뇌에 닿지 않는다. 이런 경우에 클러스터 염은 꼼짝 못하는 신세가 되고 만다.

병원체 방어

아직 끝나지 않았다. 나트륨 클러스터 염의 또 다른 역할은 병원체를 죽이는 것이다. 클러스터 염이 바이러스, 박테리아, 진균류를 빠르게 소탕하려면 이것들과 직접 접촉이 이루어져야 하는데, 이는 순수한 셀러리 주스를 공복에 마실 때만 가능하다. 셀러리 주스를 사과 주스, 시금치 주스, 케일 주스와 섞거나, 단백질 분말이나 완두콩 단백질, 콜라겐, 영양 효모와 같은 다른 성분을 더하면, 셀러리 주스의 효능은 완전히 사라진다.

셀러리 주스에다 무언가를(나쁜 것이든 좋은 것이든) 섞으면, 나트륨 클러스터 염은 병원체들(효모, 곰팡이, 식품 매개 독소, 연쇄상 구균, 포도상 구균, 대장균, 헬리코박터 파일로리균, 인유두종 바이러스, EBV 및 기타 독성 미생물들)과 직접 접촉할 수 없게 되고, 따라서 악성 병원체를 박멸할 기회도 잃게 된다.

당신 생각에 신선한 생과일이나 야채 주스가 몸에 너무 차거나 몸을 습하게 만들 것 같아서 혹시 셀러리 주스를 마실 때도 생강, 강황, 고춧가루 같은 더운 성분을 넣으면 어떨까 생각한다면 한 가지만 말하고 싶다. 셀러리 주스의 모든 이점을 얻겠다는 생각이 아니라면 이러한 향신료를 셀러리 주스에 넣어 마시는 것이 전혀 문제될 게 없다. 그러나 셀러리 주스의 이점을 모두 다 얻어내고 싶다면 반드시 아무것도 섞거나 더하지 않은 100퍼센트 순수 셀러리 주스여야만 한다. 생강이나 강황, 고춧가루를 좋아하면 나중에 다른 야채 주스와 함께 마셔도 된다. 단순하고 신선한 셀러리 주스는, 당신이 믿지 않을지 모르겠지만, 실제로 동양 의학에서 말하는 신체의 열과 습기 문제를 다스리는 가장 좋은 치료법이기도 하다. 왜냐하면 만병의 근원인 간을 치유하고 회복시키기 때문이다.

장에 미치는 이로움

다른 재료를 더해 셀러리 주스를 희석하면 장에 이로운 효능을 놓치게 된다. 이것은 그냥 놓쳐버리기에는 너무나 귀한 장점인데, 우선 셀러리 주스는 소화력 증진에 좋고, 또 장이 잘 기능하면 셀러리 주스의 체내 흡수가 좋아져서 신체의 나머지 부분에도 도움을 주기 때문이다. 셀러리 주스의 나트륨 클러스터 염과 소화 효소는 함께 소화관의 점액과 독성 산, 그리고 소장과 결장 벽에 쌓인 오래된 지방까지 분해하고 제거할 수 있다. 모든 사람의 소화관 벽에는 이처럼 지방이 달라붙어 있다. 튀긴 기름의 지방, 경화유, 동물성 지방 또는 포화 지방만 있는 것이 아니다. 건강에 도움이 된다고 알려진 지방(견과류, 씨앗류, 아보카도, 고품질 오일 등) 역시 매일 과도하게 섭취했을 때에는 몸속에 쌓일 수밖에 없다. 자신이 실제로 섭취하는 지방의 양과 그것이 신체에 미치는 영향을 알면 아마 대부분의 사람들이 충격을 받을 것이다.(2장에서 언급한 소화 효소를 기억할 것이다. 이 소화 효소가 작용하려면 셀러리 주스가 몸속에 들어올 때 소장에는 어떤 다른 음식 없이 셀러리 주스만 있어야 한다.)

위장이 비어 있는 상태에서 섭취하는 순수한 셀러리 주스는 자신이 가진 점화력을 이용해 장 벽과 혈류로 흡수된다. 셀러리 주스의 성분들이 뇌와 신체 곳곳에서 작동하고 또 치유력을 전달하려면 이 과정이 매우 중요하다. 우리 몸은 온갖 문제에 시달린다. 그래서 셀러리 주스가 우리 몸에 들어오면 해야 할 일이 아주 많다. 이 중요한 단계(혈류로의 흡수)를 통해 나트륨 클러스터 염이 필요한 곳으로 이동할 때, 비로소 뇌에 도움을 주고, 각종 균을 죽이고, 동맥에서 경화 지방을 떼어내고, 간 정화를 돕는 등등의 일을 할 수 있게 된다. 셀러리 주스의 순도를 훼손하면 이와 같은 엄청난 작업을 의도대로 진행시킬 수가 없다.

물론 이해는 한다. 아주 순수한 것을 보면 그것으로 무언가를 해보고 싶은 것이 인간의 본성이다. 우리 안에는 내면의 연금술사와 내면의 칵테일 제조사가 살고 있다. 우리는 이렇게 저렇게 손을 보고 다른 것도 섞어보면서 더 나은 것을 만드는 것을 즐긴다. 이것이 셀러리 주스가 치유 메커니즘으로 인정받지 못한 이유 중 하나이다. 어떤 것이 그 자체로 완벽하고 이미 최상의 것일 때, 그래서 인간의 독창성이 필요 없을 때 우리는 불편함을 느끼는 것 같다. 그렇기 때문에 한 가지 음식으로 단순하게 먹는 것, 한 번에 한 가지 음식을 먹는 것 대신 '레시피'라는 것이 인기를 얻는 것이다. 음식을 먹을 때는 여러 재료를 사용해 하나의 요리로 통합해야 하고, 음료 역시 섞거나 혼합해야 직성이 풀린다. 자동적으로 다른 재료, 다음 단계를 생각해 내는 우리의 사고 습관으로는, 셀러리 주스에는 다른 재료나 다음 단계라는 것이 없고 그 자체로 어떤 것보다 특별한 가치와 장점을 발휘한다는 사실을 받아들이지 못한다. 그래서 셀러리 주스 그 자체로는 그다지 훌륭하지 않다고 결론을 지어버린다.

순수한 셀러리 주스로 치유를 경험한 사람들의 경험담에도 불구하고, 많은 이들이 여전히 셀러리 주스에 물이나 얼음 조각을 넣어 희석하거나 섬유질을 그대로 같이 마시거나 온갖 것들을 이것저것 추가하여 결국 처음 의도와는 완전히 다르게 쓸모없는 음료를 만들고 만다. 혹시 셀러리 주스를 개조하고 싶은 유혹이 당신에게도 생겨난다면 이 점을 기억하라. 순수한 셀러리 주스를 빈 속에 마신다는 지침을 계속 고수하는 것이 셀러리 주스를 조작하는 사람들을 피하는 비법이다. 너무 간단하거나 단순하다고 걱정할 필요가 없다. 이것은 이미 더 나은 것이다. 당신은 이미 셀러리를 셀러리 주스로 바꾸는 연금술을 행했다. 당신은 이미 셀러리를 금으로 바꾸었다.

섬유질 관련 질문

사람들이 가장 많이 하는 질문 가운데 하나는 셀러리를 그냥 먹거나 믹서기에 갈아 마시면 안 되고 반드시 즙을 내어 마셔야 하는 이유가 무엇이냐는 것이다. 셀러리의 섬유질을 비롯해 전체 식품의 혜택을 받는 것이 더 낫지 않느냐는 질문이다. 훌륭한 질문이다. 아마 당신은 이미 답을 알고 있겠지만, 섬유질은 셀러리의 나트륨 클러스터 염이 본래 의도한 모든 작업들을 수행하는데 방해가 된다.

그 외에 또 알아야 할 사항이 있는데, 셀러리는 허브이고 셀러리 주스는 그 허브로 만드는 약이라는 점이다. 우리가 허브 차를 만들 때는 전체 허브를 섭취하지 않는다. 티백 안에 든 잎을 씹어 먹지 않는다고 해서 놓치는 효능이 있을까 걱정하지도 않는다. 허브로부터 약 성분을 추출하는 것에만 집중한다. 셀러리도 마찬가지다. 다만 차를 마실 때처럼 뜨거운 물을 붓는 대신 착즙기를 통해 즙을 내는 것인데, 이 과정에서 셀러리의 온갖 강력한 성분을 추출해서 우리가 쓸 수 있게 하는 것이다.

통식품whole foods이 더 나은 것이라고 자동적으로 생각하는 것(통째로 갈아 마셔 섬유질이 그대로인 주스가 더 낫다고 생각하는 것)은 일종의 신념 체계인데, 이 역시 그냥 이론에 불과하다. 셀러리 주스는 어떤 믿음이나 이론에 속하지 않는다. 아니 그보다 훨씬 큰 것이다. 이것은 기적의 약초이다. 셀러리는 너무 오래 저평가되고 무시되어 와서 사람들은 이런 생각을 떠올릴 수가 없다. 셀러리라는 존재가 인간에게 필요한 수준으로 작동하기 위해서는 즙으로 추출하는 것 외에 다른 선택이 없다는 것을 이해하지 못한다. 셀러리는 펄프째로 혹은 섬유질과 함께 섭취하는 것이 좋다는 전문가들의 말을 그대로 믿고 받아들인 사람들은, 셀러리 주스의 역할이 무엇인지, 섬유질을 제거한 즙은 성질이 얼마나 다른지 전혀 모른다. 이것은 그냥 일반적인 야채 주스가 아니다. 이것은 허브로 만든 약이다. 시대에 따라 유행하는 믿음들은 만성질환의 치유에는 아무런 역할도 하지 못한다. 섬유질을 그대로 두어야 한다는 주장은 셀러리 주스의 힘에 대해 제대로 알지 못한다는 반증이다. 또한 지난 수십 년 동안 셀러리 주스가 수많은 사람들에게 어떤 일을 해왔는지도 모르고 있다는 뜻이다.

섬유질은 물론 좋은 것이다. 계속 섬유질을 먹어도 된다. 섬유질이 신경 쓰인다면, 매일의 식단에 섬유질이 많은 식물성 식품을 추가하면 된다. (셀러리 주스를 마시고 조금 후에) 셀러리 줄기를 먹는 것도 좋다. 만약 가공 식품은 적게 섭취하면서 식물성 식품을 많이 먹고 있다면 이미 섬유질을 충분히 섭취하고 있을 가능성이 높다. 섬유질은 좋은 성분이고 셀러리에 든 섬유질도 물론 좋은 것이지만, 셀러리를 주스로 마실 때에는 여전히 섬유질을 제거해야 한다. 건더기를 거르지 않고 셀러리를 갈아 그대로 마시는 경우, 그 섬유질이 실제로 셀러리 주스의 일부 효능을 차단할 뿐만 아니라, 주스의 양이 늘어나면서 치유력을 발휘할 수 있는 충분한 셀러리 주스를 마시지 못하는 결과를 낳게 된다.

착즙한 셀러리에 약간의 섬유질 펄프나 작은 찌꺼기가 떠 있는 게 마음에 걸릴 때는 미세한 망이나 소쿠리 또는 넛 밀크 백 등으로 거르면 좋다. 장이 과민하지만 않다면 크게 걱정할 것은 없는데, 생야채와 샐러드가 장에 부담이 되어 늘 조심스럽다면 이는 대부분 장이 과민하다는 뜻이다. 그렇다면 셀러리 주스를 한 번 걸러내는 것이 좋고, 또 이렇게 하면 더 많은 양의 주스를 마실 수 있게 된다.

이는 순전히 취향의 문제이다. 특별히 예민하지 않다면 작은 섬유질 찌꺼기들은 문제가 되지 않는다. 대부분의 섬유질이 제거되어 셀러리 주스의 효능을 방해하지 않으니 그대로 먹어도 괜찮다. 물론 아주 깨끗한 주스를 원하면 걸러내서 마시면 된다. 걸러내는 단계가 중요한 것은 고속 블렌더나 푸드 프로세서로 주스를 만드는 사람들이다. 착즙기로 내린 주스에 셀러리 찌꺼기가 한두 조각 섞인 것을 마시는 것은 블렌더나 푸드 프로세서로 셀러리를 갈아서 거기 남아 있는 건더기와 함께 그대로 마시는 것과는 효능이 완전히 다르다.

주스를 만들고 남은 찌꺼기들은 텃밭이나 정원의 퇴비로 활용할 수 있다.

섭취 시간

이상적인 섭취 방법은 아침에 물 외에는 아무것도 먹지 않은 상태에서 셀러리 주스를 마시는 것이다.(밤샘 근무를 하는 경우라면 오후든 저녁이든 수면을 취하고 일어날 때 마신다.) 셀러리 주스를 마신 후에는 최소 15~20분, 이상적으로는 30분을 기다렸다가 식사를 하거나 다른 음료를 마신다.

셀러리 주스를 마시기 전에 물이나 레몬수(또는 라임수)를 마시는 것도 좋은데, 그때에는 충분한 시간 간격이 지켜져야 한다. 일어나자마자 마시는 물은 셀러리 주스라는 구급 상자가 투입되기에 앞서 간을 부드럽게 씻어 내리고 온몸의 세포에 수분을 공급한다.(아침에 레몬수를 마셔 간을 정화하는 것은 아주 오래 전 순회 강의에서 내가 알려준 팁이기도 하다. 그때 나는 셀러리 주스를 포함해 여러 가지를 조언했는데, 사람들에게는 레몬수가 셀러리 주스보다 더 쉽게 받아들여졌다. 사람들은 레몬과 물에 대해서는 의심이 적었다. 레몬수에는 인간이 좋아하는 연금술의 감각이 살짝 가미되어 있는 것 같다.) 물이나 레몬수를 마신 경우에는 이상적으로는 30분, 최소한 15~20분을 기다린 후에 셀러리 주스를 마신다. 셀러리 주스를 마신 후 물을 마시고 싶을 때도 같은 시간 간격을 유지한다. 셀러리 주스를 마신 후 물을 마시기 전에 최소 15~20분, 이상적으로는 30분을 기다린다.

아침 공복에 마시는 것이 가장 유익한 방법이긴 해도 만약 그럴 처지가 아니라면 어떻게 해야 할까? 상황이 그렇다고 해서 아예 포기해서는 안 된다. 혹시 아침에 일어나서 도저히 주스를 만들 시간을 낼 수 없다면 전날 밤에 주스를 미리 만들어 밀폐 용기에 담아 냉장 보관하는 것이 좋다.

그렇게도 할 수 없고 아침 식사 후에만 마실 수 있다거나 또는 오후에 셀러리 주스를 한 잔 더 마시고 싶다면 어떨까? 이런 경우에도 셀러리 주스는 여전히 도움이 될 것이다. 다만 그때 몸속에 남은 음식이 셀러리 주스의 일과 목적을 방해하지 않는지 잘 살펴야 한다. 셀러리 주스의 섭취 타이밍은 순전히 당신이 먹은 것에 달려 있다. 가장 마지막 식사가 지방과 단백질 함량이 높았다면, 즉 닭고기, 쇠고기, 계란, 치즈, 아보카도, 견과류, 씨앗류, 땅콩버터, 견과류나 씨앗류로 만든 버터, 오일 등과 같은 성분이 포함된 식사를 했다면 최소 2시간, 이상적으로는 3시간이 지난 후에 셀러리 주스를 마셔야 한다. 마지막에 먹은 음식이 신선한 과일, 오트밀 또는 샐러드(올리브, 앤초비, 베이컨, 참치, 너트 버터, 씨앗류 또는 오일 드레싱과 같은 고지방 성분을 넣지 않은)와 같은 가벼운 식사였다면 식사 후 30분이나 1시간 정도면 셀러리 주스를 마실 수 있다. 어느 쪽이든 셀러리 주스를 마신 후에는 바로 다른 음식이나 음료를 찾기 전에 최소 15~30분 정도를 기다려야 한다.

그건 그렇고, 고지방 식사를 하고 셀러리 주스를 마시기 위해 기다리는 2~3시간 동안 약간의 주전부리가 필요하다면 가벼운 간식을 먹거나 물을 마실 수 있다. 낮 시간 동안에 셀러리 주스를 마시려면 먼저 장에서 음식이 충분히 소화되어야 한다. 셀러리 주스를 마신 후에는 다시 적어도 15~30분을 기다렸다가 다른 음식을 먹거나 음료를 마신다.

보충제와 처방약

의사가 처방한 약을 복용 중이라면 셀러리 주스 섭취 시간과 상관없이 약은 안내받은 대로 공복이나 식사와 함께 먹으면 된다.(음식과 함께 복용해야 하는 약이라면 셀러리 주스는 음식으로 간주되지 않는다는 점을 기억하자.) 약을 먼저 복용하는 경우 최소 15~20분, 이상적으로는 30분 후에 셀러리 주스를 마신다. 셀러리 주스를 먼저 마시는 경우에도 약을 복용하기 전에 최소 15~20분, 이상적으로는 30분을 기다린다. 혹시 질문이나 우려 사항이 있으면 의사와 상담한다.

보충제를 섭취하고 있다면 셀러리 주스와 같이 복용하는 것은 권장하지 않는다. 보충제는 셀러리 주스와 충돌하지는 않지만 셀러리 주스는 보충제가 없을 때 더 잘 작용한다. 셀러리 주스를 마신 후 최소 15~20분, 이상적으로는 30분이 지난 후에 보충제를 섭취하는 것이 가장 좋다.

커피

나는 커피를 마시는 것에 반대하지 않지만, 커피를 건강 식품으로 여기지는 않는다. 커피는 부신을 약화시키고 몸을 산성으로 만들기 쉽다. 위선도 지치게 해 위산이 약해지므로 오래 지속되면 궁극적으로는 음식의 부패를 유발한다. 이렇게 되면 내장에서 암모니아 가스가 만들어져 입으로 스며 나오고, 이는 치아와 잇몸의 부식으로 이어질 수도 있다. 커피는 우리 몸에 수렴제astringent [4] 작용을 하는데, 장 내벽과 치아 법랑질(에나멜)에 해롭고 엄청난 탈수성이 있다.

전문가들이 오렌지나 레몬과 같은 감귤류가 치아 법랑질에 해롭다고(약화시키고, 균열을 만들고, 녹인다고) 했다면서 이런 과일들 먹기가 두렵다고 하는 사람들을 보았다. 이런 이유로 감귤류를 꺼리는 사람들 중 상당수가 아마도 커피는 매일 마실 것이다. 커피는 오렌지나 레몬보다 치아에 훨씬 더 해로운데 말이다. 오렌지, 레몬, 라임, 자몽을 포함한 감귤류는 균을 억제하는 성질이 있기 때문에(박테리아는 잇몸 질환과 충치의 가장 큰 원인이다) 치아와 잇몸에 오히려 이로우며, 칼슘이 풍부해서 치아와 턱뼈를 튼튼하게 만들어준다.

당신이 커피를 좋아하고 꼭 마셔야 한다면 어쩔 수 없다. 물론 커피보다 훨씬 더 나쁜 음식들도 있다. 그 대신 커피를 마실 때에는 셀러리 주스를 마신 후 최소 15분에서 20분, 이상적으로는 30분 후에 마시는 것이 가장 좋다. 거꾸로 셀러리 주스를 마시기 전에 커피를 마시면, 주스는 우리 신체의 문제들을 해결하고 치유하기 위해 훨씬 더 많이 일해야 한다.(이미 할 일이 엄청나게 많다는 것을 기억하자.) 만약 아침에 일어나서 가장 먼저 커피가 필요하다면 셀러리 주스를 마시기 전에 적어도 15분, 이상적으로는 30분 정도의 시간 간격이 필요하다. 여전히 셀러리 주스는 여러 면에서 도움이 되겠지만, 본연의 작업을 빠르게 해내지는 못할 것이다. 현재 어떤 질병이나 구체적인 증상을 앓고 있다면 잠시라도 커피를 끊고 그 대신 코코넛 워터를 마실 것을 추천한다. 커피에서 잠시 벗어나는 것만으로도 몸이 개선되는 것을 느낄 수 있고, 셀러리 주스를 마시면 거기서 한 단계 더 나아갈 것이다.

셀러리 주스가 커피 중독을 끊는 데 도움이 될까? 몸속에 독성을 띤 문

---

4 조직이나 혈관을 수축시키는 작용을 하는 약제. ─옮긴이

제 물질이 가득 찬 상태로 살 때 우리가 더 카페인을 찾게 되는 이유는 아드레날린을 자극해서 그 독소들이 우리에게 미치는 영향을 감추기 위해서일 때가 많다. 우리가 깨닫지 못할 뿐이다. 보통 우리는 우리가 얼마나 많은 독소에 노출되었는지, 얼마나 많은 독극물과 병원체가 간이나 혈류 등에 살고 있는지 알지 못한다. 우리는 그저 현재의 컨디션이 100퍼센트가 아니라고 느끼면서 커피가 그 순간에 우리를 지탱해 준다고 생각한다. 셀러리 주스는 이런 문제 물질들을 제거하는 데 도움이 되기 때문에, 시간이 지나면 아드레날린을 자극해 그런 독소의 작용을 애써 감춰야 할 필요성도 줄어든다. 즉 셀러리 주스를 오래 마시다 보면 카페인에 대한 강한 욕구가 점차 줄어드는 것을 많은 사람들이 경험한다.

운동

많은 사람들이 셀러리 주스 마시기를 자신의 아침 운동 루틴에 포함시키는 방법을 궁금해 한다. 가장 이상적인 시나리오는 일어나서 레몬수를 마시고, 15~30분을 기다린 다음 셀러리 주스를 마시는 것이다. 그러고 나서 15~30분 후, 운동을 하기 전에 먼저 좋아하는 음식으로 아침 식사를 한다.(가급적이면 과일 스무디와 같은 지방이 없는 식사가 좋다.) 어느 정도 소화시킨 다음에 본인이 좋아하는 운동을 시작한다. 이렇게 할 시간이 없을 수도 있다. 이 경우 차선책은 레몬수를 건너뛰고 셀러리 주스를 먼저 마시는 것이다. 그리고 15~30분 정도 기다린 다음 아침 식사(다시 말하지만 과일 스무디가 가장 이상적이다)를 하고, 조금 쉬었다가 운동을 한다.

위의 두 가지 방법 모두 공복에 마시는 셀러리 주스의 효과를 누리는 한편 아침 식사를 통해 운동에 필요한 연료를 보충한다. 셀러리 주스는 칼로리 공급원이 아니다. 이것은 약이다. 운동하는 사람들은 칼로리와 탄수화물이 필요하며, 그렇지 못할 경우 탈진하거나 한계 상황에 부딪친다.(운동은 단백질이 있어야 하는 것이라고 믿는다면 메디컬 미디엄 시리즈에 소개한 영양 관련 지침을 읽어보기 바란다.) 아주 가벼운 운동이라면 그 전에 셀러리 주스만으로도 괜찮지만, 격렬한 운동을 하기 전에는 셀러리 주스가 아니라 진짜 연료를 섭취하는 것이 좋다. 최고의 운동 식품은(운동 전이든 후든) 신선한 과일이나 과일로 만든 스무디이다.

일어나자마자 운동부터 해야 직성이 풀린다면 어떻게 할까? 그렇다면 운동하기 전이나 직후에 셀러리 주스를 마시거나, 운동 전후 두 번 모두 마시는 방법이 있다. 하지만 내가 권장하는 방법은 그 전에 음식을 통해 운동에 필요한 연료를 보충하는 것이다. 만약 운동 후에 셀러리 주스를 마신다면 셀러리 주스 하나로만 끝내지 않아야 한다. 셀러리 주스는 운동 중에 소실된 전해질, 신경 전달 물질, 중요한 체내 저장 나트륨, 미량 미네랄 등을 보충한다는 점에서 매우 훌륭하지만(그리고 셀러리 주스는 이 물질들의 회복에도 뛰어난 효능이 있다), 운동 후에, 특히 격렬한 운동을 한 뒤에 칼로리를 보충하지 않으면 몸은 한계 상황에 부딪칠 수 있다. 운동 후 셀러리 주스를 마신다면 반드시 얼마 후에 신선한 과일이나 다른 필수 순수 탄수화물ccc을 섭취하기 바란다.《메디컬 미디엄의 간소생법》과 이 책의 8장에서 자세히 설명하였지만, 포도당은 반드시 필요하다. 운동 직후 셀러리 주스를 마시고 5~10분 정도 기다렸다가 간식을 먹는다면, 이것도 포도당을 얻는 나름 유용한 방법이다. 물론 셀러리 주스의 모든 이점을 얻을 수는 없겠지만(예를 들어 본연의 병원체 살상 능력은 발휘되지 않는다), 그래도 우수한 전해질을 공급받는 것을 비롯해 여전히 그 일부 효능은 유효할 것이다.

셀러리 주스 섭취가 식사 시간과 너무 가까워져서 셀러리 주스의 이점을 놓치는 것이 아깝다면, 앞에서 언급한 대로 운동 전에 셀러리 주스와 음식을 (물론 필요한 시간 간격을 가진 후) 모두 섭취할 수 있는 시간을 확보하도록 아침 루틴을 새로 만들어보기 바란다. 이 루틴이야말로 장기적으로는 당신에게 가장 도움이 되는 최고의 방법이다.

셀러리 주스를 이용한 구강 요법

신선한 셀러리 주스가 손 안에 있다면 그걸 어떻게 마셔야 한다는 규칙은
없다. 조금씩 홀짝거려도 되고, 몇 초간 입 안에서 호로록 돌려보고 삼킬 수도
있다. 물론 곧장 목 안으로 내려 보내도 된다. 순전히 당신에게 달렸다.

입 주위나 내부에 문제가 있을 때에는 셀러리 주스를 구강 요법에 활용할
수 있다. 구강이나 치아 문제를 해결하는 데 셀러리 주스를 따라올 만한 방법
은 없다. 당신이 오일 풀링oil pulling[5] 애호가라면 오일 대신 셀러리 주스로 입을
헹구고 나서 그대로 삼키는 방법으로 한번 바꿔보기를 권한다. 아래의 테크닉
을 얼마나 많이 실시할지는 사람의 상태에 따라 다르다. 가벼운 상태라면 한
컵당 한두 번 정도 실시할 수 있다. 더 심각한 상태라면 이 구강 요법 중 어떤
것이든 한 번에 세 번 이상씩 실시하는 것이 좋다. 자세한 정보는 다음과 같다.

- 인후통이 있는 경우, 셀러리 주스를 입 안의 목 뒤쪽에서 30초 정도 머
  금고 있는다. 셀러리 주스가 통증을 일으키는 박테리아나 바이러스를
  죽인다. 삼키기 전에 셀러리 주스로 입 안을 가볍게 헹궈도 좋다.
- 목의 분비선이 부은 경우라면, 삼키기 전에 1분 동안 입 뒤, 목 쪽으로

---

5 아유르베다를 바탕으로 한 해독 요법으로, 물이나 가글액 대신 오일로 가글을 하는 것.—옮긴이

셀러리 주스를 머금는다. 시간이 지나면서 셀러리가 림프계로 들어가기가 쉬워질 것이다.

- 편도결석[6]일 때에는, 삼키기 전에 셀러리 주스로 부드럽게 입 안을 헹구면 좋다.

- 입에 구내염이나 궤양이 있는 경우는, 먼저 종이 타월이나 티슈로 해당 부위를 닦아낸 다음 셀러리 주스를 마신다. 입에 머금은 셀러리 주스로 아픈 부위를 덮어서 30초 이상 기다린 후 삼킨다.

- 치통이나 치근 농양이 있거나, 입술이나 뺨 안쪽을 깨물어서 입 안에 상처가 난 경우, 셀러리 주스를 30~60초 동안 머금고 있으면 나트륨 클러스터 염이 문제 부위에 들어가 치유 작업을 할 수 있다.

- 치아를 뽑았다면, 셀러리 주스를 삼키기 전에 15~30초 동안 가만히(휘젓지 말고) 머금고 있는다.

- 충치가 있으면, 조금씩 천천히 마신다. 한 번 마실 때마다 셀러리 주스로 입 안을 가볍게 헹군다.(이것은 셀러리 주스 1회 섭취시 구강 요법을 몇 번 실시할지에 대한 앞서 밝힌 지침의 예외 사항이다. 이 경우에는 한 모금 마실 때마다 매번 입 안을 헹군다.)

- 잇몸이 내려앉았거나 다른 잇몸 질환이 있는 경우, 셀러리 주스 한 모금으로 입 속을 가볍게 휘젓는다. 약 1분 동안 실시하고 삼킨다.

- 입술에 헤르페스성 포진이나 단순포진 혹은 박테리아 감염이 있는 경우라면, 셀러리 주스를 손가락으로 찍어 해당 부위에 닿게 하거나 가볍

---

6 편도 혹은 편도선에 있는 작은 구멍들에 음식물 찌꺼기와 세균이 뭉쳐서 생기는 쌀알 크기의 작고 노란 알갱이. ─옮긴이

게 두드린다. 그러고 나서 셀러리 주스 한 모금을 30~60초 동안 입 안에 머금은 후 삼킨다.

- 입가가 갈라진다면, 셀러리 주스를 천천히 마시면서 주스가 아픈 틈새로 들어가게 한다. 이렇게 하면 갈라진 부위가 훨씬 더 빨리 치유될 수 있다. 입술이 트거나 갈라질 때에도 이런 식으로 셀러리 주스를 마시면서 주스로 입술을 코팅해 준다. 두 경우 모두 손가락으로 셀러리 주스를 찍어서 입술이나 입꼬리를 가볍게 두드려도 좋다.

임신과 수유

셀러리 주스는 임신과 모유 수유 때 섭취하기에 매우 안전한 음식이다. 셀러리 주스는 임신 중인 산모의 부신이 튼튼해지도록 돕는데, 출산 과정에서는 엄청난 양의 아드레날린이 필요하기 때문에 이것은 아기에게 큰 도움이 된다. 강력한 부신은 산모가 아기를 안전하게 분만할 수 있도록 준비시킨다. 이 아드레날린이 바로 '밀어낼' 수 있는 힘이며 분만 시간을 단축시키기도 한다. 셀러리 주스에는 또 아기의 발달에 중요한 비타민 K, 엽산, 비타민 A와 같은 영양소가 풍부하다. 풍부한 항산화 성분은 태아가 자궁에서 발달하는 동안 아기의 세포를 보호하고 세포들이 독소와 맞서 싸울 힘을 키워서 조기 질병을 예방하는 데도 도움이 된다. 셀러리 주스의 나트륨 클러스터 염은 발달 중인 아기의 뇌에 신경 전달 물질을 제공하여 이 중요한 시기를 지원한다.

모유 수유 중 엄마가 셀러리 주스를 섭취하면 아기에게도 영양분이 전달된다. 셀러리 주스의 해독 작용으로 인해 혹시 모유에 독소가 섞이지 않을까 걱정할 필요는 없다. 오히려 정반대이다. 여성의 모유에는 일반적으로 다양한 독소가 들어 있다. 왜냐하면 많은 사람들이 수은, 알루미늄, 살충제, 화장품, 용제, 염색 약품, 화장품, 향수 등등의 독성 중금속에 일생 동안 노출되어, 이들의 간이 아주 느리고 정체되어 있으며 또 과부하가 걸려 있기 때문이다. 이러한 요인들이 간에 축적되면 결국 모유에도 들어가기 쉽다. 이때 셀러리 주스가 등장하면 셀러리 주스가 가진 그 강력한 성분 역시 모유에 들어가게 된다. 그리고 독소의 독성을 해제하여 비활성화시킨다. 즉 독소를 중화해서 덜 파괴적이게 만들고, 나아가 모유에서 아예 이런 독소들을 제거하여 깨끗한 모유를 만드는 데 도움을 준다. 동시에 아기의 두뇌 발달에 중요한 나트륨 클러스터 염을 포함해, 아기의 건강을 유지하기 위한 필수 비타민과 미량 미네랄, 그리고 각종 영양소를 제공한다.

셀러리 주스는 임신과 모유 수유 모두에 큰 도움을 준다.(그리고 3장 '증상과 질환으로부터 벗어나기'에서 읽은 것처럼, 불임의 근본 원인을 해결하므로 임신 전에도 도움이 된다.) 이때 안전하지 않은 식품 화학물로는 구연산이나, 포장 식품에 든 천연 착향료natural flavors, 다이어트 탄산 음료에 든 아스파탐, 커피와 홍차의 카페인, 일부 동물성 식품에 들어가는 항생제, 많은 식품에 첨가되는 독성 강한 염분 등이 있는데, 오히려 이런 것들은 임신 중이나 모유 수유 중에도 종종 섭취하는 것을 본다. 셀러리 주스는 전혀 걱정할 필요가 없다.

반려 동물을 위한 셀러리 주스

셀러리 주스를 마시면서 컨디션이 좋아진 사람들은 자신의 반려 동물에게도 주스를 먹여도 되는지 궁금해 한다. 셀러리 주스는 개와 고양이에게도 안전하며, 나 역시 내가 키우는 개에게 먹이고 있다. 당신이 키우는 개나 고양이에게 어느 정도가 적합한 양인지는 수의사와 상의하라. 혹시 이 밖의 다른 동물에게 셀러리 주스를 주고 싶다면 먼저 수의사에게 안전성 여부를 확인하기 바란다.

셀러리 알레르기

셀러리에 대한 민감성을 보여주는 알레르기 테스트와 실제로 누군가 셀러리를 먹고 즉각적인 알레르기 반응을 경험하는 것과는 큰 차이가 있다. 식품 민감도 검사가 항상 정확한 것은 아니다. 어떤 식품이 독소와 독극물을 제거하고 바이러스와 박테리아를 죽이는 데 도움이 될 때, 이런 테스트에서 종종 그 식품에 대한 알레르기 또는 민감성이 있다고 잘못 표현되기도 한다.

셀러리 주스는 실제로 우리 몸속의 바이러스와 박테리아를 죽인다. 이 과정에서 바이러스 및 박테리아 세포에는 일종의 폭발이 일어나는데, 이때 생존을 유지시켜 주던 병원체 내부의 모든 연료원을 방출하게 된다. 이런 병원체 연료들은 바로 달걀, 유제품, 글루텐을 포함한 여러 가지 음식과 우리 몸속에 유입된 독성 중금속 등이다. 이렇게 방출된 바이러스 및 박테리아성 음식 입자가 혈류를 통해 몸 밖으로 빠져나가는 과정에서 알레르기 테스트에 혼선을 일으킬 수 있다. 셀러리 주스가 병원체를 박멸하면 신경 독소 및 피부 독소와 같은 바이러스성 노폐물들 역시 체외 배출을 위해 혈류로 보내지는데, 이 또한 알레르기 검사 결과를 방해한다. 식품 알레르기 검사는 초기 단계에 있으며, 아직 결정적인 것으로 볼 수 없다. 이런 사멸 과정의 영향 때문에 셀러리 주스와 같은 음식이나 약에 알레르기가 있다고 생각하기 쉽지만, 실제로 벌어지는 일은 유해한 미생물들이 제거되는 것이다.

셀러리 주스를 마시지 않는 유일한 이유가 식품 알레르기 검사 결과 때문이라면(실제로 셀러리에 대해 민감한 신체 반응이 있었던 게 아니고) 셀러리 주스를 오래 마시다 보면 그 테스트 결과가 바뀌는 것을 보게 될 것이다. 다시 말하지만 간이 독성 화학 물질과 병원체들로 가득 차면 혈액이 독성을 띠게 되고, 결국은 식품 민감도 검사를 무용지물로 만든다. 셀러리 주스를 마시면 우선 간이 깨끗하게 청소되고, EBV, 대상포진 바이러스, 거대 세포 바이러스, 단순포진 바이러스, HHV-6, 대장균, 연쇄상 구균, 포도상 구균과 같은 병원체들이 사라진다. 또한 식품 민감도 검사 및 유전자 돌연변이 검사에서 양성 반응을 유발하는 독소들도 제거된다. 그 결과로 점차 테스트 결과가 더 정확해지면서 더 이상 셀러리 민감성을 표시하지 않게 될 것이다. 나는 여러 해 동안 몇 번이나 비슷한 사례를 목격하였는데, 셀러리 주스를 한동안 마신 후에는 테스트 결과가 더 이상 알레르기 반응을 보이지 않았다.

만약 셀러리나 셀러리 주스에 실제로 즉각적인 알레르기 반응을 보인다면 두 가지 경우를 생각할 수 있다. 첫째, 셀러리 주스가 소화관이나 입 또는 위장에 있는 박테리아나 바이러스나 유해한 진균류를 재빨리 제거하느라 이것이 우리 몸에 가벼운 충격으로 느껴질 수 있다. 그럴 때는 위에서 방금 언급했듯이 그 사람이 실제로 경험하는 것은 셀러리 자체에 대한 알레르기가 아니라, 병원체의 죽음 및 박멸 반응이다. 이 같은 해독 반응에 대한 자세한 내용은 6장 '치유와 해독에 대한 질문과 답'에서 다루고 있다. 만일 이 경우라면 잠시 순수 오이 주스로 바꿔 마시도록 한다.(9장 '셀러리 주스의 대안'을 참조) 오이 주스가 셀러리 주스의 효능을 완전히 대체할 수는 없지만, 간과 내장을 부드럽게 청소하여 일단 시동을 걸고 점차 셀러리 주스의 놀라운 힘을 사용할 수 있도록 이끌어줄 것이다. 셀러리 주스를 마시고 싶다면 우선 아주 적은 양으로 시도하되, 자신의 몸이 견딜 수 있을 용량까지만 늘린다. 주기적으로 멈추어 약간의 휴식을 취한 후에 다시 시작하는 것도 괜찮다.

두 번째 가능성은 진짜 셀러리에 알레르기를 가지고 있을 경우이다. 소수지만 분명히 이런 사람들이 존재한다. 셀러리에 대한 반응이 강하다면 셀러리나 셀러리 주스를 섭취하지 말고 그 대신 9장에 소개한 대안을 시도하기 바란다.

혹시 셀러리는 교배종 식품이고 따라서 자연적이지도 않고 건강에도 크게 이롭지 않다고 들었다면, 7장 '셀러리 주스에 대한 소문과 걱정, 잘못된 정보들' 부분을 펼쳐서 교배 작물들이 얼마나 자연스럽고 유익할 수 있는지 읽어보기 바란다.(부디 유전자 변형과 혼동하지 않기를 바란다.)

간헐적 단식

금식 중에 셀러리 주스를 마셔도 되는지 묻는다면 나는 반대하지 않는다. 순전히 당신의 선택이라고 생각한다. 간헐적 단식의 경우 이것은 진정한 의미의 단식은 아니며, 사실은 하루 동안의 칼로리를 제한하거나 하루 중 특정 시간에만 식사를 하는 것이다. 당신의 몸은 완전한 태양 주기 하나를 지나고 나서야 진정한 금식 모드에 들어간다. 즉 24시간 동안 음식을 전혀 섭취하지 않고 물만 섭취할 때 진정한 금식 상태가 되는 것이다. '간헐적 단식'으로 알려진 것은 더 정확하게 표현하자면 '간헐적 식사' 또는 '간헐적 음식 보류'가 되어야 한다. 그리고 그동안 신체는 실제로 단식 모드에 있는 것이 아니다. 셀러리 주스는 간헐적 단식 프로그램의 어느 때나 통합될 수 있다.(실제로 진짜 단식을 하더라도 셀러리 주스는 해가 되지 않을 것이다.)

셀러리 주스를 섭취할 때 음식을 섭취하는 것이 아니라는 점을 항상 기억하기 바란다. 셀러리 주스는 칼로리 공급원이 아니다. 물론 약간의 칼로리가 들어 있지만, 우리 몸이 칼로리 공급원으로 인식하기에는 충분하지 않다. 적절한 식사 계획을 세우되, 셀러리 주스를 신체의 연료로 기대해서는 안 된다.

다음 단계

이 장에서는 셀러리 주스를 약으로 만드는 방법을 다루었다. 그 앞장에서는 셀러리 주스가 어떻게 탄생했고, 어떤 이유로 오늘날의 허브 약으로 불리게 되었으며, 그리고 어떻게 건강 문제로 고통받던 사람들이 삶을 되찾도록 돕는지를 탐구, 셀러리 주스를 마셔야 하는 이유를 알아보았다. 지금부터는 한 단계 더 나아가 셀러리 주스가 더 잘 작동하도록 만드는 방법을 살펴보도록 하자.

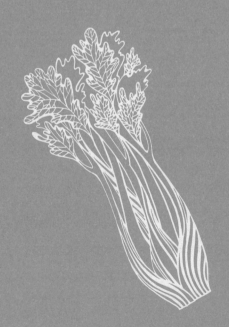

5장

셀러리 주스로
해독하기

셀러리 주스를 더 잘 활용하고 싶다면, 몇 가지 간단한 단계를 더해서 완전한 정화cleanse 프로그램으로 만들 수 있다. 아래에서 같이 살펴보자.

30일 이상의 섭취

첫째, 아침에 일어나면 매일 적어도 한 달 동안 셀러리 주스를 마셔야 한다. 또한 그 30일 동안 여기서 제안하는 다른 사항들을 따라야 한다. 이 점이 중요하다. 당신 몸에는 해결해야 할 것들이 아주 많을 수도 있다. 우리의 장 내벽에는 오래되어 뭉쳐진 썩은 지방과 단단히 굳어버린 단백질이 있다. 우리의 간은 살충제, 제조 약, 플라스틱, 기타 석유 제품들, 몸에 저장된 독성 지방, 바이러스 및 박테리아와 같은 병원체 등으로 가득 차서 움직임이 느리고 정체되어 버렸다. 장에서 입에 이르는 통로에는 독성을 띤 산이 가득하고, 혈류 독성도 높으며, 혈중 지방도 상승해 있다. 또한 대부분의 사람들은 만성 탈수 상태로 살고 있다. 게다가 (혈류나 갑상선 등은 말할 것도 없고) 우리의 내장만 하더라도 그 속에는 온갖 종류의 병원체가 득실거린다. 기억하자. 이렇게 많은 문제를 셀러리 주스가 해결해야 하는 것이다.(문제가 얼마나 많은지 상기하려면 앞에서 다룬 '16온스를 마시는 이유' 부분을 다시 읽어보기 바란다.) 우리는 셀러리 주스가 이 많은 일을 잘 수행할 기회를 주어야 한다.

레몬수나 라임수는 플러스

이 해독 기간 동안 매일 아침 셀러리 주스를 마시기에 앞서 가장 먼저 레몬수나 라임수(또는 일반 물)를 마시는 것도 하나의 옵션이다. 이는 아침에 가장 먼저 할 수 있는 간 정화법으로 그 양은 32온스(약 950밀리리터)가 적절하다.

이 방법을 실천하는 경우 (레몬) 물을 마신 후 최소 15~20분, 이상적으로는 30분 정도를 기다렸다가 셀러리 주스를 마시도록 한다. 그래야 주스가 몸속에서 희석되지 않는다. 다시 강조하지만 셀러리 주스를 만들 때 물을 더하거나 물과 함께 마셔서 위장에서 두 가지가 합쳐지면 주스의 치유 능력이 그만큼 손상된다. 셀러리 주스가 결국 물과 다를 바 없다는 말은 잘못된 정보이다. 셀러리 주스는 물과 충돌한다. 이 두 액체가 다른 정도는 매번 충돌하는 세계의 두 최강대국보다도 훨씬 심하다. 레몬수를 마시고 바로 셀러리 주스를 마시거나 혹은 그 반대의 경우에도 주스의 이점은 사라진다. 그냥 물이라 할지라도 적절한 간격을 두지 않으면 몸속의 셀러리 주스와 충돌한다. 하루 중 어느 때라도 셀러리 주스를 마시기 전에 물을 마신다면 셀러리 주스가 우리 몸속에서 작동할 충분한 시간, 즉 15~30분 정도를 기다렸다가 주스를 섭취하도록 한다.

빈 속에 마시는 16온스의 셀러리 주스

셀러리 주스가 처음이라면 16온스로 시작하지 않아도 좋다. 4온스 또는 8온스로 시작해서 매일 조금씩 늘려가면 된다.

그리고 다시 말하지만 매일 셀러리 줄기만 먹거나, 스무디에 넣어 먹거나, 여러 재료들과 함께 넣어 만든 그린 주스로 마신다면 원하는 결과를 얻지 못할 것이다. 처음부터 말해왔듯이 순수하고 아무런 조작도 하지 않은 생 셀러리 주스 16온스여야 한다. 가장 단순한 것이 가장 좋은 것이라는 말을 기억하자.

셀러리 주스 만들기와 섭취와 관련해 날마다 새롭게 등장하는 잘못된 최신 정보에 현혹되지 않기를 바란다. 사람들은 셀러리 주스에 무엇인가를 계속 더하려고 한다. 셀러리 펄프나 단백질 분말, 콜라겐, 강황이나 고춧가루와 같은 향신료, 조각 얼음, 과일 및 야채 주스 할 것 없이 말이다. 이러한 조합이 언뜻 창의적이거나 논리적으로 보일 수도 있지만 결국에는 치유가 절실한 사람들에게 상처만 주게 된다. 해독 기간 중이나 혹은 그 이후라도 셀러리 주스를 당신의 일상으로 맞이한다면, 셀러리-사과 주스, 셀러리-케일 주스, 셀러리-시금치 또는 다른 어떤 혼합 주스가 아닌, 빈 속에 마시는 순수한 100퍼센트 생 셀러리 주스여야 한다. 그 완전한 단순함을 지켜야 한다.

아침 식사는 반드시 챙기자

셀러리 주스를 마시고 아침 식사를 하기까지는 최소 15~20분, 이상적으로는 30분 이상이 필요하다. 셀러리 주스는 칼로리 공급원이 아닌 약용 음료이므로 우리가 나머지 오전 시간을 살아내려면 연료가 필요하다. 이때는 신선한 과일이나 과일로 만든 스무디가 최선의 선택이다. 중금속 해독 스무디(만드는 법은 291쪽 참조)는 아침 식사로 손색이 없고, (우유보다는) 물로 조리한 오트밀에 취향에 따라 과일을 더하는 것도 좋은 선택이 된다.

지구상에서 가장 건강한 음식 중 하나인 과일을 두고도 여러 가지 괴담이 있다. 과일은 절대로 건강에 반하지 않는다는 점을 잘 기억하자. 이것은 정말로 완전히 반대되는 사실이다. 사과나 딸기, 라즈베리, 블루베리, 파파야, 망고, 멜론, 바나나, 오렌지를 비롯한 많은 과일은 두려워할 이유가 전혀 없다. 이에 대한 도움이 필요하면《난치병 치유의 길》의 '과일에 관한 두려움' 부분과《메디컬 미디엄의 삶을 바꾸는 음식들》의 과일 편이 참조가 될 것이다.

지방을 뺀 아침

아침에 무엇을 먹든지 간에 과다한 지방만은 피해야 한다. 지방에서 대부분의 칼로리를 얻는 식품(견과류, 땅콩버터, 씨앗류, 기름, 코코넛, 달걀, 일반 우유, 두유, 견과류 우유, 버터, 크림, 치즈, 요구르트, 기타 유제품, 닭고기, 육류, 생선, 어유魚油 캡슐, 베이컨, 소시지, 햄)을 하루 중 이 시점에 섭취하면 치유를 방해한다.

(밤샘 근무를 하는 경우라면 오후나 저녁에 일어난 후 처음 몇 시간을 '아침'으로 친다. 셀러리 주스로 하루를 시작할 때와 점심 식사 시간의 중간에는 과다한 지방을 피하도록 한다.)

과다한 지방을 먹거나 마시면 그 즉시 간은 담즙 생성에 돌입하는데, 이는 담즙을 장으로 보내 지방의 소화와 분산을 돕기 위해서이다. 또한 간은 혈류를 통해 각 기관으로 들어가는 지방을 처리해야 하고, 일부 지방은 따로 저장해서 너무 높은 혈중 지방으로 인해 심장에 무리가 가지 않도록 해야 한다. 이러한 모든 것은 아침이 되면 자연스럽게 맞게 되는 우리 몸의 정화 상태를 휘젓는다.

간이 아무리 약해졌다 해도 일단 지방을 섭취하면(즉 지방이 위장에 들어오면) 간은 어떻게 해서든 소화를 돕는 담즙을 만들어낸다. 간에서 분비되는 담즙은 비록 양이 많지 않더라도 여전히 셀러리 주스의 작용을 방해할 것이다. 또한 약해진 간이 담즙을 만들어내려면 간에 열이 발생하고, 열은 셀러리 주스의 효소를 약화시키기 때문에 셀러리 주스의 힘은 더욱 감소될 수밖에 없다. 간에 생긴 열은 혈액을 소화관에 집중시키고, 장 내벽의 혈관 속 병원체들을 죽이려던 셀러리 주스(와 그 속의 나트륨 클러스터 염)는 많아진 혈액으로 인해 결국 희석되어 버린다.

또한 간이 아침에 많은 담즙을 분비해야 하는 상황이 되면, 담즙 역시 셀러리 주스의 나트륨 클러스터 염과 소화 효소, 그리고 장과 신체 곳곳에서 열심히 역할을 수행 중인 식물성 호르몬을 모두 희석시킬 수 있다. 아침 공복에 셀러리 주스를 마시고 그 후 몇 시간 동안 지방이 없는 상태를 유지하면 나트륨 클러스터 염이 병원체와 점액, 독성을 가진 산뿐만 아니라, 소화관 내막에서 오래되어 산패하고 단단하게 굳어진 지방과 단백질(소장 내 세균 과잉 증식, 게실염, 셀리악병, 대장염, 복부 팽만, 변비와 같은 증상 등의 진짜 원인이다) 등을 삼키고 녹여낼 수 있는 여지를 준다. 아침 식단에 지방이 포함되면, 셀러리 주스가 이런 (아주 작은) 벌레들을 죽이고 염산을 증가시켜 소화를 돕고 간을 회복시킬 기회를 빼앗게 된다. 일단 담즙이 밀려오면 장의 초점은 그 담즙을 사용하여 몸속으로 들어오는 지방을 분해하는 데 집중된다. 과다한 지방이 없다면 셀러리 주스는 원래의 역할을 수행할 수 있다.

셀러리 주스에 아보카도, 단백질 분말(완두콩 또는 쌀 단백질 같은 식물성일지라도), 콜라겐 또는 이와 유사한 것들을 섞으면 간에서 오전 담즙을 추가로 생성하게 되므로 소화관 내의 손상을 복구하려던 셀러리 주스의 나트륨 클러스터 염을 방해하게 된다. 셀러리 주스를 마신 후 너무 빨리 지방과 단백질을 섭취하는 것도 마찬가지이다. 셀러리 주스가 모든 작업을 할 수 있게 하려면 최소한 점심 시간까지는 과도한 지방을 멀리하고, 영양이 풍부하고 든든한 과일 위주로(원한다면 잎이 많은 채소를 더해서) 식사하는 것이 좋다. 오트밀은 또 다른 편리한 옵션이다. 조금 시간이 지난 뒤에는 찐 감자, 고구마 또는 겨울 호박을 먹어도 좋다. 이때 견과류, 씨앗류, 견과류 버터, 오일, 아보카도 또는 동물성 단백질은 더하지 않는다.

문제를 일으키는 음식은 모두 피한다

적어도 30일 동안은 다음 음식을 먹지 않도록 최대한 노력한다. 아래 음식들이 치유에 도움이 되지 않는 이유가 자세히 알고 싶다면 다른 메디컬 미디엄 시리즈 책을 참조하기 바란다.

- 우유, 치즈, 버터, 유청 단백질 분말, 요거트, 그리고 모든 유제품
- 달걀
- 글루텐
- 옥수수
- 콩
- 돼지고기 (가공) 제품
- (식용) 이스트
- 카놀라유
- 천연 착향료
- 식초
- 발효 식품

총정리

이것이 전체 해독 과정이다. 적어도 30일간 진행한다.

- (선택 사항) 아침에 일어나자마자 32온스(약 950밀리리터)의 레몬수나 라

임수를 마신 후 15~30분을 기다린다.

- 매일 아침 일어나자마자 빈 속에 (점점 늘려서 16온스의) 셀러리 주스를 마신다. 그리고 15~30분을 기다린다.

- 지방이 없는 맛있는 아침 식사를 준비해서 먹는다.(가장 좋은 것은 과일이나, 과일 스무디이다. 291쪽에 소개한 중금속 해독 스무디 같은 과일 스무디를 추천한다. 물에 끓인 오트밀도 좋다.)

- 적어도 점심때까지 과다한 지방은 피한다. 즉 우유나 치즈, 버터, 달걀, 각종 오일, 땅콩버터 등을 삼간다.

- 하루 종일 수분을 충분히 섭취한다.

- 30일 동안은 하루 종일 문제가 되는 음식을 일체 먹지 않는다.

컨디션이 아주 좋아져서 30일이 지난 후에도 계속 이렇게 하고 싶어질 수 있다. 만성질환의 경우 치유하고 복구할 문제들이 더 많으므로 보통은 한 달 이상 지속할 때 효과가 나타난다. 치유 시간에 대해서는 다음 장인 '치유와 해독에 대한 질문과 답'에서 자세히 다룬다.

좀 더 깊고 집중된 치유에 관해서는 8장 '심화 치유 가이드'에 이제까지의 메디컬 미디엄 시리즈에서 소개한 권장 사항 중 핵심 부분만 뽑아 정리했다. 메디컬 미디엄 시리즈 중 《메디컬 미디엄의 갑상선 치유》와 《메디컬 미디엄의 간 소생법》에는 셀러리 주스를 포함해 훨씬 더 포괄적인 해독법이 안내되어 있다. 셀러리 주스와 셀러리 주스의 해독법은 대단히 강력한 것이지만, 셀러리 주스의 이런 엄청난 힘을 셀러리 주스를 처음 세상에 소개한 같은 출처, 즉 메디컬 미디엄의 다른 치유 프로토콜과 결합한다면 비교가 안 될 만큼 뛰어난 효과를 기대할 수 있을 것이다.

이 정화 프로그램을 시작한 뒤 만일 셀러리나 셀러리 주스를 구할 수 없는 날이 생기면 어찌해야 할까? 가끔 우리가 통제할 수 없는 그런 일들이 생긴다. 태풍이 불어 일시적으로 동네 식료품점에 셀러리 공급이 중단되거나 주스 가게에서 셀러리 주스를 살 수 없는 날이 있을 수 있다. 이러한 경우가 발생하면 9장 '셀러리 주스의 대안'에서 도움을 얻을 수 있다.

9장은 실제로 셀러리를 먹을 수 없는 소수의 사람에게 도움이 될 것이다. 몸의 정화를 원한다면, 9장에 소개한 대안 중 하나를 골라 다른 사람들이 셀러리 주스로 하는 것처럼 (8장에서 소개한 다른 지침들을 잘 따르면서) 자기 삶에 적용하면 된다.

하지만 셀러리 주스를 마실 수 있는 사람이라면, 미리 계획해서 일주일 분량의 셀러리를 주문하는 것도 좋다. 혹시 단골 가게에서 셀러리를 구할 수 없는 날 이용할 수 있도록 근처에 셀러리를 구입할 수 있는 가게들을 미리 알아보도록 한다. 여행시에는 여행지에 주스 파는 곳이 있는지 사전에 알아보거나, 아니면 (차를 가져간다면) 착즙기를 챙겨가는 것도 방법이다. 열심히 할수록 효과는 커지게 마련이다.

마지막으로, 정화 기간 중에는 몸이 해독되는 과정에서 일시적으로 특정 증상이 나타날 수 있는데, 이때 걱정하거나 자신감을 잃지 않도록 한다. 이것은 아주 자연스런 현상이며, 다음 장에서 예상되는 증상과 그 의미들을 다룰 것이다.

셀러리 주스 정화법은 쉽고 기초적인 것처럼 보일 수 있지만 이 단순함에 속지 말아야 한다. 우리는 지금 어릴 때 먹던 셀러리 간식을 이야기하고 있는 게 아니다. 이것은 허브(약초)이며 우리는 매일 많은 양의 약초를 추출해서 그 즙을 섭취하고 있다. 이것이 가진 힘을 열린 마음으로 받아들이라. 또한 허브로 만든 이 생명수가 당신 손에 있을 때 그때 당신이 진정 무엇을 가지고 있는지 진지하게 숙고하라. 과거의 생각에 휘둘리는 대신 그것과 그것의 참된 본질을 존중하라. 마음속에 있던 오래된 관념에 흔들리지 마라. 부디 오랫동안 우리 모두에게 주입되어 온 셀러리에 대한 경시와 불신에 속지 않기를 빈다.

셀러리 주스가 많은 사람들에게 어떤 일을 해왔는지, 무슨 역할을 했는지 그것을 기억하기 바란다. 그들의 상태와 증상과 질병, 투쟁과 고통, 그리고 그 모든 것을 되돌리는 반전에 대한 진심 어린 이야기들이 있다. 그들이 회복의 영광을 맞이했을 때 느꼈던 경외심을 기억하라. 이 사람들을 당신의 마음속에 간직하라. 이제 곧 당신의 치유 이야기에도 다른 이들이 귀를 기울일 것이다. 당신이 무엇을 겪어야 했고, 지금이 있기까지 어떤 일들을 거쳐왔는지, 누군가 그런 당신의 이야기를 읽고 가슴에 깊이 담아 다른 사람들의 치유를 돕는 정보로 사용될 수 있기를 바라보자.

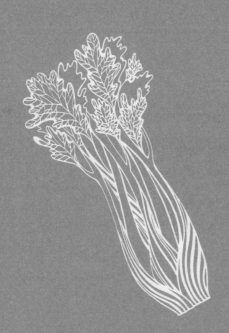

6장

치유와 해독에 대한
질문과 답

셀러리 주스로 뭔가 변화된 것을 느끼려면 보통 얼마나 걸릴까? 그건 그 사람이 마시는 용량이 어떤지, 공복 섭취를 따르고 있는지, 매일 빠뜨리지 않고 마시는지, 셀러리 주스 외에 다른 치유법(메디컬 미디엄의 다른 치유 조언)을 같이 실행하고 있는지 등등에 따라 차이가 난다. 치유가 일어나는 시기를 결정짓는 데는 이 모든 것들이 관여한다.

어떤 사람들은 사흘도 되지 않아서 효과를 경험하기도 한다. 어떤 사람들은 1~2주 정도에 효과를 느낀다. 심지어는 단 하루 만에 차이를 느꼈다는 사람들도 많다. 사람들이 가장 먼저 경험하는 효과는 평온함이나 평화로운 느낌, 불안감이 줄고 왠지 에너지가 생기는 느낌 등이다. 이것은 셀러리 주스의 전해질이 기분에 영향을 미치기 때문이다. 대표적인 또 다른 효과로는 소화가 수월해지고 배변이 좋아지는 것이다. 셀러리 주스의 소화 효소 덕분인데 많은 사람들이 가장 먼저 느끼는 변화 중 하나이다. 셀러리 주스를 몇 주 마신 후에 여전히 변화를 느끼지 못하더라도 이것 역시 지극히 정상이다. 사람마다 셀러리 주스가 해결해야 하는 문제가 각기 다르기 때문에 그 과제들을 수행하는 데 걸리는 시간 역시 다를 수밖에 없다.

셀러리 주스는 도대체 얼마나 오래 마셔야 할까? 이건 시간을 미리 정해놓아야 하는 성질의 것이 아니다. 당신은 도대체 양말을 얼마나 오래 신을 생각인가? 언젠가 꼭 사고 싶은 그 '드림 하우스'에서 얼마나 살 계획인가? 소울 메이트와는 얼마나 오래 함께하고 싶은가? 시간이 얼마나 지나야 좋아하는 취미를 실컷 즐기며 지내게 될까? 해변에 가고, 항해를 하고, 테니스를 치거나, 노래방을 실컷 즐기는 것, 이런 것들을 언제 그만둘지 계획을 세우는 사람은 없다. 우리는 삶의 어떤 부분(정서적으로, 육체적으로, 영적으로, 정신적으로 우리를 도와주는 것들)은 절대로 놓치고 싶어 하지 않는다. 셀러리 주스도 그 중 하나여야 한다. 한 달 동안 복용하고 다시는 찾지 않는 비타민 같은 것이 아니다. 이것은 삶을 통해 오래 지켜나갈 당신의 열정이다.

그렇다고 당신이 남은 평생 동안 매일 착즙기에 매여 살아야 한다는 뜻은 아니다. 스스로를 돌보고 해야 할 일을 제대로 해나가는 것도 만만한 일이 아니다. 착즙기가 고장 날 수도 있고, 동네에 있는 주스 가게가 문을 닫을 수도 있다. 직장을 옮기는 바람에 질 좋은 셀러리를 판매하는 가게에서 멀어질 수도 있다. 업무 때문에 정신이 없을 정도로 바쁘거나, 여행을 가서 셀러리나 셀러리 주스를 구할 수 없는 경우도 생긴다. 이렇게 잠시 떨어져 있어야 하는 상황은 우리 인생의 다른 중요한 소명이나 인간 관계에서도 일어나게 마련이다. 우리가 아끼는 다른 것들과 언젠가 다시 조우할 것을 맹세하는 것처럼, 셀러리 주스 역시 다시 마시겠다는 다짐을 가지고 있는 한 문제될 게 없다.

그런데 당신은 명확한 경계와 지침을 좋아하는 사람이라 혹시 이런 생각이 통하지 않는다면, 또는 셀러리 주스를 우선 시험삼아 한번 마셔볼 의향이라면 나는 이렇게 말하겠다. 한 달간 매일 빈 속에 셀러리 주스를 마셔라! 그래도 증상이 완화되지 않는다면 셀러리 주스와 함께 활용할 수 있는, 메디컬 미디엄 시리즈의 다른 책들에서 소개한 다른 방법들을 살펴보기 바란다. 차도가 있을 때까지 계속하라.

셀러리 주스를 장기간 마셔도 안전한지도 많이 받는 질문이다. 우선 '안전'이 무엇을 의미하는지 생각해 봐야 한다. 해(害)가 없다는 뜻이다. 그렇다면 어떤 것이 더 해가 될지 잘 생각해 보자. 매일의 생활에서 병원체와 독극물로부터 자신을 방어하는 약용 음료를 마시는 것과 아예 그 보호 장치를 포기하는 것 중 어느 것이 더 해가 없을까? 셀러리 주스의 가장 중요한 임무는 우리를 오랫동안 안전하게(안전보다 훨씬 더 큰 의미이지만) 지키는 것이다. 당연히 더 많이 사용할수록 더 많은 도움을 받는다.

치유의 핵심 요소

셀러리 주스의 효과를 전혀 느끼지 못하고 있다면, 우리는 자신을 좀 더 면밀하게 들여다보아야 한다. 셀러리 주스를 처음 시작했을 때 얼마나 아픈 상태였는지, 만성질환 때문에 혹시 약물을 오랜 기간 복용하지 않았는지, 8장 '심화 치유 가이드'에서 지적한, 당신을 병들게 하고 당신의 병을 살찌우는 그런 문제 음식들을 여전히 먹고 있지 않은지 확인해 보아야 한다. 건강으로 심각한 어려움을 겪는 사람이라면 조금씩 용량을 늘려가면서 셀러리 주스를 16온스씩 하루에 두 번 마시거나 아침에 32온스를 마실 필요가 있다.

아침에 32온스 이상을 마실 때에는 5분이나 10분 안에 모두 마실 필요는 없다. 사람마다 그 속도가 다르다. 어떤 사람은 조금씩 음미하면서 마시기를 좋아하고, 어떤 사람은 주스를 마시면서 다른 일을 하기 때문에 주스에 대해 까마득히 잊어버린다. 이동 중에 마시는 사람도 있을 것이다. 합리적인 선에서 고용량 주스를 마실 수 있는 시간을 지키면 된다. 이상적인 것은 한 시간 내에 모두 마시는 것이다. 그 시간을 넘어가서 오전 내내 한 모금씩 마시고 심지어 그 중간에 음식까지 먹게 되면 주스의 치유 효과는 떨어진다. 오전 내내 조금씩 홀짝거리며 마시면서 아무것도 먹지 않는 것도 좋은 방법이 아니다. 신체가 충분한 칼로리를 섭취하지 못하면 어지럽거나 신경이 예민해지기 쉽다.

셀러리 주스의 효과는 그때그때 다르게 느껴질 수도 있다. 가끔씩은 처음 시도하는 사람들에게서 해독 증상, 즉 치유 반응이 나타나기도 한다. 때로는 엄청난 치유 효과를 체험한다. 컨디션이 아주 좋을 때도 있고, 어떤 시기에는 아프고 고통스러운 시간이 이어질 수도 있다. 이런 나쁜 시기를 지날 때에는 셀러리 주스가 아무런 효과가 없다고 잘못 판단할 수도 있는데, 당신은 이 모든 과정을 관통하며 계속 앞으로 나아가고 있는 중이다.

별다른 차이가 느껴지지 않는 날도 있을 것이다. 그렇다고 해서 아무것도 진행되지 않는 것이 아니다. 아무것도 일어나지 않는 것 같은 날에 실제로는 셀러리 주스가 간에서 쓰레기를 청소하고, 몸 전체에 세포를 보충하고, 면역 체계를 재건하고, 신장을 돕고, 내분비계를 교정하고, 소화관을 복구하고 있을 수 있다. 당신은 일주일, 한 달 또는 심지어 1년이 지난 후에야 그 해독의 효과를 체감할 수도 있다.

건강 상태의 개선에 걸리는 시간은, 셀러리 주스를 마시기 시작할 때 간이 어떤 상태였는지가 영향을 끼친다. 먹을거리 역시 영향이 크다. 많은 사람들이 사실은 고지방 식사를 하면서도 단백질이 풍부한 식사라고 착각한다. 그래서 높은 수준의 지방을 계속 유입하면서도 자신의 건강을 해치고 있다는 사실을 알지 못한다. 내가 《메디컬 미디엄의 간 소생법》에서 다루었듯이, 고단백 식단은 기본적으로 고지방 식단이다. 아보카도, 씨앗류, 견과류 버터, 올리브, 올리브 오일, 목초 방목 사육한 육류와 같은 건강한 지방과 단백질 역시 예외일 수 없다. 어떤 종류의 지방이든 과도한 지방은 혈액을 걸쭉하게 만들고, 따라서 독소가 몸에서 쉽게 빠져나가지 못하며 영양소 역시 효과적으로 전달되지 않는다. 이것은 셀러리 주스가 우리를 위해 할 수 있는 일과 도움을 줄 수 있는 속도 및 시간에 걸림돌이 된다. 어떤 식으로든 도움은 되겠지만, 그 도움은 대부분 그 순간에 신체에 닥친 것들을 해결하는 것에 집중될 수밖에 없다. 가장 이상적인 시나리오는 고지방 음식과 다른 문제 요소들의 공급을 멈춰 셀러리 주스가 당신을 괴롭혀온 오래된 문제들을 해결하도록 하는 것이다.

사람들의 몸에 있는 독소와 독극물, 병원체 들은 각기 다르고 그 위험성도 차이가 난다. 어떤 사람들의 간에는 EBV, HHV-6, 단순포진과 같은 바이러스들이 살고 있다. 또 어떤 사람들은 간과 장 내부에 연쇄상 구균이나 대장균 같은 박테리아 집락이 자리 잡고 있다. 수년간 클라미디아Chlamydia[1]에 시달리는 사람도 있다. 어떤 사람들은 포도상 구균 수치가 더 높은 반면, 어떤 사람들은 (소장의) 십이지장에 헬리코박터 파일로리균이 있지만 아직 진단을 받을 정도의 수준은 아닌 경우도 있다. 수은이나 구리, 알루미늄, 니켈, 카드뮴, 납, 바륨과 같은 독성 중금속이 많은 사람도 있다. 잦은 비행기 여행이나 많은 치과 진료, 엑스레이 또는 CT 스캔 등으로 방사선에 많이 노출된 사람도 있다. 간에 이전 세대에서 물려받은 DDT 저장고가 있는 경우도 있고, 어떤 사람의 소화기에는 집이나 공원 주변에서 처리한 살충제 등이 잔뜩 들어앉아 있기도 한다. 심지어는 이것보다 더하거나 이 모든 문제를 한꺼번에 가지고 있는 사람도 있다.

(당신이 앓고 있는 증상이나 질병이 무엇 때문인지 몰라 혼란스럽다면 메디컬 미디엄 시리즈를 통해 진정한 원인을 발견하게 될 것이다. 예를 들어 자가면역 질환으로 고통받고 있다면 이것은 바이러스 감염이 원인이므로 이 근본 원인을 직접 해결하는 방법을 아는 것이 중요하다. 이것을 모르면 오히려 몸에 있는 바이러스나 박테리아를 계속 키울 수도 있다.)

셀러리 주스는 일종의 청소 서비스와 같다. 시간이 얼마나 걸릴 것인지 묻는 것은 문 뒤쪽의 상태가 얼마나 엉망인지 보여주지도 않은 채 먼저 청소 견적을 알려달라는 것이나 다를 바 없다. 요청한 청소 서비스가 깔끔한 사무실에 들어가 쓰레기통 몇 개를 비우고 가볍게 진공청소기를 돌리고 간이 주방 카운터를 닦는 정도인가? 아니면 방금 끝난 아이들의 생일 파티 장소에 들어가 온갖 선물 포장 쓰레기를 정리하고 끈적거리는 카펫과 케이크로 얼룩진 벽을 닦고 청소해야 하는 정도인가? 각자의 몸에 존재하는 독소와 병원체의 구

---

1 성병의 일종인 클라미디아 감염증을 일으키는 균. —옮긴이

성 및 그것으로 야기된 신체의 불편과 고통의 정도에 따라 셀러리 주스의 효험이 나타나는 시간도 달라진다. 여기에 셀러리 주스가 다루는 감정적 요소도 함께 고려해야 한다. 즉 병과 인생의 여러 어려움을 겪는 과정에서의 마음고생까지 모두 더한다면 셀러리 주스 앞에 놓인 과제들의 수는 엄청나게 많다. 셀러리 주스가 이 일들을 해낼 기회를 우리는 충분히 줘야만 한다.

나는 셀러리 주스를 1년 정도 마신 후 여러 방면에서 기적적으로 치유되는 사람들을 보았다. 그런가 하면 셀러리 주스로 많이 호전되었음에도 불구하고 자신에게 일어난 치유를 깨닫지 못하고 그만 포기해 버리는 사람들도 보았다. 바쁜 삶을 사는 오늘날의 많은 사람들은 완전히 깨어 있거나 잘 알아차리지 못하는 경우가 많다. 그래서 종종 셀러리 주스를 중단하고 나서야 뒤늦게 그것이 얼마나 큰 도움이 되었는지 알게 된다. 어떤 사람들은 셀러리 주스가 도움이 되었다고 전혀 깨닫지 못할 수도 있다. 그런 사람들은 여러 이유로 셀러리 주스를 중단해 버리는데, 그러면 증상이 다시 시작되고, 셀러리 주스를 다시 마시는 것이 치유로 향하는 길이라는 생각은 전혀 못하고 또 여기저기 조언을 구하게 될 것이다.

많은 경우, 예를 들어 위산 역류가 있다면 셀러리 주스를 잠시 마시면 문제를 해결할 수 있다. 당장의 건강 문제가 해결된 후에도 셀러리 주스를 계속 마실 것을 권하는 이유는, 우리의 인생에서 또 다른 것이 문제가 될 수 있기 때문이다. 삶을 통해 우리는 계속 문제들에 노출된다. 삶의 현실이란 그런 것이다. 우리가 마시는 물에도 오염 물질이 들어 있다. 알루미늄 호일이나 알루미늄 캔에는 독성 중금속이 있고, 우리가 주로 밥을 먹는 외부의 식당들은 조리도구로 구리나 강철 팬의 바닥을 긁어 요리한다. 바이러스와 박테리아는 너무나 많은 곳으로부터 온다. 너무나 다양한 병원체와 오염 물질이 정기적으로 우리 삶 속으로 들어온다. 물론 우리는 알지도 못하고 허락하지도 않았다. 오늘

남은 시간 동안 절대로 세균이나 바이러스가 몸에 들어오지 못하게 막거나 나쁜 공기는 절대 마시지 않을 것이라고 자신한다면, 미안하지만 완전히 잘못된 생각이다.(이렇게 우리가 매일 만나는 물질들을 공부하려면《메디컬 미디엄의 간 소생법》의 '간에 문제를 일으키는 주범들' 부분을 읽기 바란다.) 이런 식으로 계속 나쁜 물질에 노출되다 보면, 특히 여러 가지가 결합될 경우 금세 건강 문제로 이어질 수 있다. 위산 역류나 다른 증상이 치유된 후에도 셀러리 주스를 계속 마시면 나중에 더 나쁜 것을 피할 수 있다.

희생양

셀러리 주스는 희생양이 되기 쉽다. 당신은 그렇게 만들지 않기를 빈다. 만일 의사나 다른 치료 전문가가 당신이 겪는 불편이나 증상을 셀러리 주스 탓으로 돌리려 한다면 일단 주의하기 바란다.

모든 치유는 시간이 걸린다. 어떤 증상은 셀러리 주스를 마시기 시작하면서 빠르게 개선될 수도 있지만, 일부 증상은 훨씬 더 많은 시간이 걸릴 수도 있다. 수은이나 알루미늄과 같은 독성 중금속이나 엡스타인 바 바이러스나 대상포진 바이러스 같은 병원체들은 간이나 갑상선 등에 깊이 숨어 있기 때문에 모두 제거하는 데 더 많은 시간이 필요하다. 때로는 셀러리 주스를 마시는 동안 여전히 해로운 음식을 계속 섭취하거나 셀러리 주스의 효과를 저해하는 다른 습관을 유지하는 경우가 있을 수 있다. 만일 이제 막 셀러리 주스 정화 프로그램을 시작했거나 주스를 마신 후에 곧바로 베이컨과 달걀을 곁들인 식사를 하고 있다면, 아직 만성질환 증상을 겪고 있는 당신이 의사에게서 들을 수 있는 말은 "셀러리 주스 때문에 몸이 아프다"일 가능성이 크다.

결코 나쁜 의도로 하는 말은 아닐 것이다. 만성적 증상과 질병은 여전히 의학계의 미스터리이므로, 의료계는 환자를 돕기 위해 무엇이든 단서가 될 만한 것을 찾고 있다. 많은 의료진이 자신들의 환자가 사용해서 개선을 이끌어낸 비전통적 치료법에도 열린 마음을 가지고 있다. 물론 또 다른 많은 사람들은 셀러리 주스를 환자에게 혼란만 주는, 말도 안 되는 웃기는 이야기 정도로 여길 수도 있다. 셀러리 주스에 회의적인 것은 너무나 당연하다. 셀러리 주스에 대한 대중의 관심이 생긴 것은 불과 몇 년 되지도 않기 때문에, 여전히 생소하고 낯설면서 심지어 왠지 으스스하기도 하다. 그럼에도 불구하고 셀러리 주스는 결코 만성적인 건강 문제의 원인이 아니다. 이것은 만성적인 건강 문제를 치유하는 해결책이다. 셀러리 주스가 사람들을 진짜로 아프게 하는 나쁜 원인의 희생양이 되지 않도록 주의하라. 셀러리 주스에 대한 이해 부족으로 당신이 건강을 되찾고 스스로의 생명을 구하도록 도울 바로 그 치료법을 내쳐서는 안 된다.

치유 반응들

셀러리 주스를 마실 때 나타날 수 있는 가장 흔한 치유 반응을 살펴보면 실제로 우리 몸에서 무슨 일이 일어나는지 가늠해 볼 수 있다. 어떤 사람들은 이러한 해독 징후를 겪지 않을 수도 있는데, 그것 역시 아무런 문제가 되지 않는다. 아마도 해야 할 정화 작업이 많지 않다는 뜻일 것이다. 설사 어떤 특별한 느낌이 들지 않더라도 해독 작용은 여전히 진행된다.

때로는 다른 원인으로 인한 신체 증상과 이런 치유 반응을 식별하기가 어려울 수 있다. 예를 들어 여러 달 동안 셀러리 주스를 마셔도 아무런 문제가 없다가 어느 날 갑자기 엄청난 메스꺼움을 느낀다면 이것은 과연 치유 반응일까 아니면 장염에 걸린 걸까? 정답은 급성 장염이다. 증상이 나타나는 시기를 단서로 사용할 수 있다. 셀러리 주스에 대한 치유 반응은 보통 처음 주스를 마시기 시작할 때 나타나는데, 경미한 정도의 반응이 나타날 수도 있고 아주 미세하여 감지하지 못하는 경우도 있다.

치유 반응의 또 다른 특징은 일시성이다. 한 달 동안 매일 공복에 16온스의 셀러리 주스를 마셨음에도 불구하고 이런 증상이 변화 없이 계속된다면 이 것은 셀러리 주스에 대한 치유 반응이 아니라 본래 잠복해 있던 문제가 드러난 것이다. 만성 문제의 원인에 대해 자세히 알아보려면 3장을 꼼꼼히 공부하고, 다른 메디컬 미디엄 시리즈의 책도 읽으면 도움이 될 것이다. 더 많은 치유법을 활용할 수 있어서 좋다. 그 중 일부는 이 책의 8장 '심화 치유 가이드'에도 담아두었다. 셀러리 주스만으로는 모든 문제를 해결할 수 없다. 때로는 백업이 필요하다.

아직 16온스를 마실 준비도 안 되었는데 벌써 셀러리 주스의 정화 과정이 시작되었다면, 4온스나 6~8온스로 시작해서 조금씩 늘려가면 된다. 중지했다가 다시 시작해도 괜찮다. 잠깐 며칠 쉬어도 좋다. 중요한 것은 지속적이고 장기적인 계획이다.

이 과정에서 좋은 기분과 우울감이 교차할 것이다. 피곤할 때도, 활력이 넘칠 때도 있을 것이다. 의심이 들기도 했다가 희망으로 가득 찬 날도 맞이할 것이다. 그 모든 때에 셀러리 주스는 항상 당신을 위해 일하고 있다. 그것이 가장 중요한 사실이다. 그 믿음에 기대면 나머지는 모두 순조롭게 진행될 것이다.

이제 셀러리 주스를 시작할 때 생길 수 있는 여러 치유 반응들을 하나씩 알아보자. 당신의 몸이 어떤 효과를 누리고 있는지를 이해하면 셀러리 주스 정화 프로그램을 유지하는 데 도움이 될 것이다.

위산 역류

일시적인 위산 역류가 일어나는 이유는 셀러리 주스가 박테리아를 죽이고 독소를 배출하기 때문이다. 장에는 위험한 진균류와 병원체들이 있고, 산패한 지방이 장 벽에 굳은 채로 붙어 있으며, 그 와중에 단백질이 썩어가는 중일 경우가 많다. 또한 위장을 지나 십이지장 바로 앞에 작은 선반처럼 튀어나온 곳에는 노폐물이 쉽게 들어찬다. 어렸을 때는 이런 노폐물이 없지만, 나이가 들어가면서 쌓이는 쓰레기와 잔해가 무거워지면 가끔은 그 선반이 내려앉으면서 움푹 패이기도 하는데, 특히 과식하면서 동물성 식품(달걀, 생선, 유제품처럼 '좀 더 가벼울' 것 같은 음식도 마찬가지다)을 많이 섭취하는 사람에게서 나타난다. 움푹 팬 이 자리에 또 잔해가 쌓이면 위장 하부에 작은 주머니(게실)가 만들어져 오래되고 부패한 물질들이 머무는 장소가 된다.

셀러리 주스가 소화관을 따라 아래로 이동하는 동안 주스의 효소 성분은 우리 몸에서 문제를 일으키는 이런 유해 물질들이 있을 때마다 항상 등장하는 점액과 만나게 된다. 셀러리 주스의 나트륨 클러스터 염은 오래되고 산패한 지방과 독소, 박테리아, 바이러스, 곰팡이균 등과 마주치고는, 그것들을 해체하고 죽인다. 셀러리 주스는 또한 십이지장 입구의 작은 선반과 오래된 노폐물이 들어 있는 작은 게실도 청소하기 시작한다. 그러면 일종의 작은 폭발이 차례로 일어난다. 위산 역류는 셀러리 주스의 대규모 청소 작업으로 인한 폭발의 결과일 수 있다.(어떤 사람에게는 급박한 설사가 일어나기도 한다.) 일단 이 과정이 지나면 본격적인 치유 효과가 나타나기 시작한다.

복부 팽만

대부분의 경우 셀러리 주스는 복부 팽만을 완화시킨다. 만일 간이 독성이 높고 많이 정체되어 있으며 장 내에도 유해균이 많은 경우라면, 셀러리 주스가 박테리아를 죽이고 간을 되살리는 과정에서 약간의 팽만감을 경험할 수도 있다. 대부분은 고용량 요법에서 이런 현상이 나타나는데, 그것은 더 깊은 정화가 일어나기 때문이다. 하지만 이것은 오래지 않아 사라지고, 그 대신 셀러리 주스를 통해 팽만감이 개선되는 효과를 실감하게 될 것이다.

체취

또 다른 흔한 치유 반응으로는 체취의 증가가 있다. 이때 몸의 냄새는 겨드랑이만이 아니라 피부 어디에서나 생길 수 있다. 부분적인 이유를 들자면 대부분의 사람들이 (정도의 차이는 있지만) 가지고 있는 느리고 정체된 간 때문인데, 셀러리 주스의 성분을 흡수한 간이 독소를 대량 방출하면서 그것들이 피부 표면으로 드러난 것이다. 셀러리 주스는 또한 소장과 결장 속에서 썩은 단백질과 소화되지 않은 지방이 만들어낸 암모니아를 분산시킨다. 셀러리 주스가 소화관과 림프계를 통과할 때는 수많은 독극물과 독소가 처리되어 배출될 수 있다. 동시에 셀러리 주스는 스트레스 상황마다 배출되어 우리 장기에 계속 쌓여온 아드레날린을 해체하기 때문에 이 오래된 아드레날린 역시 피부로 올라오기 시작한다. 이런 물질들은 사람마다 정도의 차이는 있지만 체취를 증가시킨다. 셀러리 주스로 건강을 되찾게 되면 결국은 체취도 줄어든다. 심지어는 본래 있던 체취가 줄어들거나 아예 사라지기도 한다.

오한

셀러리 주스는 몸에 긍정적인 쿨링cooling 효과를 발휘한다. 셀러리 주스의 영양소와 파이토케미컬 성분은 주스를 마시는 순간 거의 즉각적으로 우리 몸의 세포와 기관에 전달 및 흡수된다. 그리고 필요한 것을 섭취한 신체에는 안도와 휴식이 찾아온다. 이런 진정 효과는 쿨링 효과를 갖는데, 그것은 몸이 지나치게 일을 많이 하지 않아도 되기 때문이다. 몸에서 이런 일이 발생할 때에는 약간의 냉기를 경험할 수 있는데, 이는 셀러리 주스가 우리 몸의 세포에 영양을 공급하고 있다는 치유의 신호이다. 가능하다면 1분 정도 잠시 이불을 덮고 쉬면서 몸을 따뜻하게 해주어도 좋다.

셀러리 주스를 마실 때 약간 춥다고 느끼는 또 다른 이유는 장 내의 독성 물질과 독소를 제거할 때 같이 일어날 수 있는 해독 반응 때문이다. 우리 몸에 문제를 일으키는 이런 물질들이 중화되어 몸 밖으로 배출되기 위해 혈류로 들어가게 되면 약간의 오한을 경험할 수 있다.

마지막으로, 대부분의 사람들의 간은 균형이 무너져 있고 기능이 떨어져 매우 뜨거운 상태이다. 셀러리 주스는 간을 바로 식히므로 이에 따라 체온이 변할 수 있다.

변비

셀러리 주스는 변비를 일으키지 않는다. 변비가 계속된다면 이는 진짜 원인을 찾아야 한다. 셀러리 주스를 마시기 시작했을 때 이미 변비가 있었는가? 8장에서 나열한 도움이 안 되는 음식을 계속 먹고 있는가? 혹시 장이 꼬일 만큼 감정적으로 힘든 상태인가? 셀러리 주스는 장 내부의 (만성 또는 급성) 염증을 감소시키므로 장기적으로는 변비를 완화하는 데도 도움을 줄 수 있다. 장 염증은 연동 작용을 느리게 만들어 변비를 유발하는 경향이 있는데, 셀러리 주스가 바로 이 문제를 해결해 준다.

피부 건조

셀러리 주스를 마시는 중인데도 피부가 건조하다면 스스로 몇 가지 질문을 해봐야 한다. 이전에도 계속 건조했는지, 날씨는 어떠한지(추운지, 아니면 실

내가 건조하고 더운지), 염소 처리된 물로 목욕하고 있는지, 최근 먹는 것이 바뀌었고 혹시 그 중 피부를 건조하게 만드는 음식은 없는지 등등을 살펴보라. 식단의 영향이 피부에 나타나려면 시간이 걸리므로 단순히 지난 며칠만 살펴서는 안 된다. 지난 몇 달 동안의 식단과 그 변화를 확인해야 한다. 왜 피부가 건성으로 되었는지 설명할 이유가 전혀 없다면(즉 이번에 처음 나타난 현상이고, 실내외 환경이 그대로이며, 나머지 생활 환경도 바뀐 것이 없고, 식단도 몇 달간 안정적으로 유지해 왔다면), 이 경우에 당신의 피부 건조 증상은 간이 정화되는 신호일 수 있다. 석유 화학 물질, 용제, 가솔린, 향수, 살충제, 제초제, 살균제, 독성 중금속, 예전에 섭취한 의약품 및 아직 발견되지 않은 몸속의 바이러스와 기타 병원체로 가득 찬 간이 셀러리 주스를 마시면서 드디어 해독되기 시작한 것이다. 많은 독소가 몸 밖으로 빠져나가기 위해 피부로 향하면서, 간이 개선될 때까지 일시적으로 피부가 건조해질 수 있다. 물론 셀러리 주스를 장기간 마시면 이전보다 훨씬 더 좋은 피부를 갖게 된다.

두통과 편두통

이 경우 역시 먼저 해야 할 일은 이런 증상이 예전에도 있었는지 자문해 보는 것이다. 혹시 두통이 왔다가 사라지기를 반복하면서 정기적으로 발생했다면, 셀러리 주스가 통증의 원인은 아니지만 그 통증을 유발했을 가능성은 있다. 잦은 편두통은 독성 중금속, 경증의 바이러스 또는 박테리아 감염, 또는 간의 독소 과잉 때문일 가능성이 높다. 셀러리 주스와 같은 치유력을 받아들이면 문제 물질들이 몸을 빠져나가는 과정에서 늘 정기적으로 일어나던 신체 증상이 쉽게 유발될 수도 있다. 예를 들어 셀러리 주스가 몸속의 작은 벌레들을 죽이면 이미 편두통에 민감한 당신은 그것 때문에 또 다른 편두통을 느끼게 된다. 그러나 정체된 간과 독성 중금속 부하를 치료하고, 당신을 괴롭혀온 바이러스 혹은 박테리아 감염을 해결해 가다 보면 이런 증상들은 결국 조금씩 사라질 것이다.

평생 두통이나 편두통을 경험한 적이 없고 셀러리 주스를 마시기 시작한 후 처음 이런 증상이 나타났다고 해도 셀러리 주스는 여전히 원인이 아닐 것이다. 그날 하필 셀러리 주스를 마셨을 뿐인데, 그것이 새로운 일이다 보니 의심을 받는 것이다. 섭취한 음식 중에 어떤 것이 두통을 일으켰을지 곰곰이 생각해 보라. 허브차 티백에 '천연 착향료 natural flavor'로 위장한 MSG가 범인일 수 있다. 카페인이 너무 많은 커피를 마셨을 경우도 생각해 보자. 탈수 역시 큰 요인이다. 굉장히 많은 다양한 요소들이 두통이나 편두통을 일으킬 수 있지만, 셀러리 주스는 거기에 속하지 않는다. 충분히 물을 마시고, 식품 첨가물이나 평소에 먹지 않던 음식을 피한 상태에서 셀러리 주스를 마셔보라.

감정 변화

셀러리 주스를 마시면서 피부가 빛을 되찾고 힘이 솟아나며 통증이 사라지고 있는 와중에 짜증이나 좌절감, 불안과 같은 감정들이 몰려온다면 당황하게 마련이다. 하지만 걱정을 내려놓아도 좋다. 셀러리 주스를 마신 후 여러 가지 놀라운 효능을 경험하는 동안에 한편으로 우울감이나 처지는 느낌, 좋지 않은 기분이 든다면 이것 역시 정상이며 일시적인 치유 반응이다. 당신은 바이러스와 박테리아를 죽이고 독소를 정화하는 해독 효과를 경험하는 중이며, 어쩌면 이와 동시에 감정을 정화하는 과정(물질들이 정화될 때 보통 같이 일어난다)에 있을 수도 있다. 치유가 계속되면 기분도 점점 나아진다.

셀러리 주스를 식사 대신으로 섭취할 경우에도 감정 변화와 기복이 발생할 수 있다. 우선은 음식 섭취 없이 시간이 지나면 혈당이 떨어진다. 다른 한편으로는 아침에 다른 음식 없이 셀러리 주스만 섭취하면 대단히 빠르고 요란

한 해독이 일어나는데(권장하지 않는다), 이렇게 가속화된 정화 상태로 인해 기분은 더 다운될 수 있다. 아침에 셀러리 주스를 마신 후에는 최소 15~20분, 이상적으로는 30분을 기다렸다가 반드시 과일과 같은 치유를 돕는 칼로리 공급원을 섭취해야 한다.(그리고 또 한 가지, 과일은 두려워할 이유가 없다!)

입과 혀의 감각 이상

셀러리 주스를 마실 때 혀 또는 입 안의 다른 곳에서 다양한 감각을 경험할 수 있다. 그냥 이상한 느낌이 들거나 따끔거리거나 얼얼하기도 하고 타는 듯한 느낌이 들 수도 있다. 입 안 전체에서 그런 느낌이 들 수도 있지만 때로는 잇몸이나 혀끝과 같은 특정 지점에서 나타나기도 한다. 구강 내 박테리아나 독소의 수준이 높을 때 이런 현상이 나타난다. 구강 내의 높은 암모니아 수준이 원인일 수도 있는데, 암모니아는 소화관에서 음식이 부패하면 가스를 배출하고 이것이 식도를 타고 올라올 수 있기 때문이다. 셀러리 주스를 마실 때 그 나트륨 클러스터 염은 이런 기분 나쁜 손님과 마주치게 되고, 그 반응이 입이나 목구멍(만일 박테리아가 거기까지 침투해 있다면)의 자극이나 따끔거리는 느낌을 야기한다.

셀러리 주스에서 금속의 맛이나 다른 이상한 맛이 느껴지는데 이전에는 그런 적이 없었다면, 이것은 해독 반응이 일어나는 것이 맞다. 셀러리 주스가 간에 들어가, 그곳에서 살충제를 비롯해 제초제, 살균제, 석유 화학 물질, 용매, (그 맛이 느껴지는) 독성 중금속 따위를 모조리 씻어내기 시작한 것이다. 셀러리 주스는 또 우리 몸의 장기와 조직에서 중금속의 산화 물질을 배출시키는 능력을 가지고 있다. 어떤 사람들은 내장에 중금속을 가지고 있는데, 이 경우 셀러리 주스는 그 중금속과 결합하여 나중에 몸 밖으로 함께 빠져나온다. 이 모든 것이 맛을 느끼는 감각에 영향을 미칠 수 있다. 어떤 맛이 느껴지는가는 그 사람의 몸속에 있는 독성의 구성에 달렸다.

메스꺼움과 구토

셀러리 주스를 마신 후 느끼는 약간의 메스꺼움은 병원체의 사멸에 의한 치유와 해독의 징후일 수 있다.

주스를 마신 후 만약 구토를 한다면 뭔가 다른 이유가 있을 것이다. 전 세계의 수많은 사람들이 셀러리 주스를 마시고 있고, 그들 중 일부는 식중독이나 장염에 걸리거나 독성 물질에 노출될 수도 있다. 그러면 이 소수의 사람들이 하필 셀러리 주스를 마시는 날에 토하는 일이 벌어지게 된다. 낯선 셀러리 주스는 이럴 때 사람들의 의심을 받기 쉽다.

아주 드문 케이스지만, 모든 조건이 그야말로 완벽한 사람(즉 위장도 편안하고 세균도 없고 화학 물질에 노출되지도 않은 상태)이 셀러리 주스를 마시자마자 바로 토한다면 이는 맛이 강하고 쓴 셀러리에 대한 구역질 반사gag reflex일 수 있다. 지역 농장이나 파머스 마켓farmers' market에서 샀거나 텃밭에서 직접 기른 잎이 풍성한 셀러리라면 특히 더 그럴 수 있다. 줄기보다 잎에서 즙을 더 많이 얻은 경우라면(4장에서 언급했지만 권장하지 않는다) 아주 수렴성이 높은 주스를 마시는 셈인데, 민감한 사람들은 이 알칼로이드 성분 때문에 구역질 반사가 일어난다.

이보다 더 드물지만 그래도 가능한 예는 셀러리 주스가 단시간에 산과 박테리아 혹은 원래 십이지장에 있어서는 안 되는 다른 미생물들(아직 병원 진단으로 알아내지 못한 헬리코박터균)을 모조리 죽였을 경우이다. 나는 이것을 '급진적 사멸radical die-off'이라고 부른다. 많은 양의 박테리아나 다른 세균류가 쉽게 말해 한 번에 폭발함으로써, 이것이 미주 신경을 잘못 자극하는 바람에 구토가 일어나는 것이다. 하지만 엄청난 박테리아를 가지고 있으면서 이런 구역질 반사를 일으킬 정도로 민감한 사람은 흔치 않다.

가려움증과 피부 발진

우선 이런 피부 증상을 일으킬 다른 이유는 없는가? 안 마시던 커피를 마셨다거나, 난생처음 발효 식품을 먹었다거나, 풀밭에 제초제를 뿌렸다거나, 새 옷을 빨지 않고 입었다거나 혹은 이와 유사한 연유가 없는지 잘 살펴보라. 아무리 생각해 봐도 셀러리 주스 이외에는 그럴 만한 이유가 없다면, 마지막으로 혹시 염소나 표백제로 재료를 세척하는 곳에서 구입한 셀러리 주스를 마신 것은 아닌지 살펴보라. 건강에 나쁜 이런 관행이 실제로 일부 자연 식품 가게와 주스 바에서 일어나고 있으므로, 외부에서 구입해서 마시는 경우에는 셀러리 주스가 어떻게 만들어지는지 물어서 확인해 보는 것이 좋다. 확실치 않다면 다른 곳을 찾는 것이 좋다. 만약 자주 가는 주스 바에서 유기농이 아닌 일반 셀러리를 사용한다면, 되도록이면 (그럴 상황과 여건이 된다면) 당신이 직접 일반 셀러리를 사서 살충제나 농약 성분이 남지 않도록 잘 씻어서 주스를 만드는 것이 낫다.

위의 어느 사항에도 해당되지 않고 발진이나 가려움증 등을 유발할 수 있는 새로운 외부 자극에도 노출되지 않았다면, 간에 엄청나게 많고 다양한 문제 요인들이 축적되어 있으며 셀러리 주스가 현재 정화 작업을 진행 중이라는 의미이다. 이런 문제 요인 중에는 바이러스의 부산물과 신경 독소, 피부 독소와 같은 바이러스성 노폐물이 포함되는데, 특히 피부 독소는 피부를 통해 올라가면서 직접 피부에 영향을 끼친다. 셀러리 주스의 나트륨 클러스터 염도 진피층까지 침투하여 이런 독소들을 중화하고 해독하는 데 도움을 준다.

갈증

셀러리 주스를 마신 다음에 갈증이 심하게 느껴진다면 이는 셀러리 주스가 독소를 정화하고 해독해서 이를 혈류에서 제거하기 때문이다. 이때 어떤 음료로 갈증을 다스릴지 현명하게 선택해야 한다. 셀러리 주스를 마신 후에 몸이 이를 처리할 수 있는 시간을 잠시 가지고 나서 레몬수나 생강 물 등을 마시는 것을 추천한다.

체중 감소

모든 사람이 항상 체중 감량을 원하는 것은 아니다. 현재 체중이 당신이 원하는 정도이거나 약간 적게 나간다면, 혹시라도 셀러리 주스로 인해 체질량이 감소하지는 않을지 걱정하지 않아도 된다. 셀러리 주스가 과체중인 사람들의 감량에 도움이 되는 이유는 간을 더 건강하게 만들기 때문인데, 간이 건강하면 필요한 모든 방향으로 균형이 이루어진다. 간이 약하고 저체중이라면, 셀러리 주스 때문에 체중이 더 주는 일은 일어나지 않는다.

셀러리 주스 때문에 원하지 않는 체중 감량이 일어나는 유일한 경우는 셀러리 주스를 식사 대용과 칼로리 공급원으로 사용할 때이다. 식사를 통해 섭취해야 할 수백 칼로리를 턱없이 낮은 셀러리 주스의 칼로리로 대체할 수는 없다. 칼로리 감소가 오래 지속되면 쉽게 체중이 빠지는 사람들은 체중을 더 많이 잃게 된다.

다시 한 번 말하지만 셀러리 주스는 약이다. 우리는 음식 이야기를 하는 것이 아니다. 셀러리 주스를 간식이나 식사 대용으로 착각해서 자신에게 꼭 필요한 칼로리를 잃는 일이 없기를 바란다.

당신의 치유 이야기

셀러리 주스를 대단치 않게 여기는 사람들은 셀러리 주스로 삶을 바꾼 사람들 이야기가 검증되지 않은 단순한 일화에 불과하며 이것이 셀러리 주스의 효과를 증명하지는 못한다고 주장한다. 그렇다면 셀러리 주스를 마시면서 몸이 나아지는 경험을 지금 하고 있는 사람들은 어떨까? 셀러리 주스 치유기를 단순한 일화라고 일축하는 사람들은 자신들의 치유 경험을 공유하는 많은 이들을 거짓말쟁이로 만들고 있다는 사실을 미처 깨닫지 못한다. 그들은 수천수만의 사람들이 쓴 치유기를 묵살하고 있으며, 이는 만성질환으로 고통받는 많은 사람들을 무시하는 행위이다. 그것은 그 많은 사람들이 오랫동안 아팠고, 치유를 위해 온갖 것을 시도해 보았으며, 그러다 마침내 셀러리 주스라는 진정한 치료법을 찾았다는 사실을 도저히 믿지 못하겠다는 뜻이다.

이런 무례함에 마주치더라도 자신의 치유 과정을 굳게 믿으면 된다. 어떤 사람들은 셀러리 주스를 마시기 시작하면서 다른 아무것도 바꾸지 않았는데도 컨디션이 좋아진다. 또 어떤 사람들은 주스를 마시면서 한동안 차도를 경험하지만, 이 상태를 유지하기 위해서는 다시 다른 치유법(메디컬 미디엄이라는 같은 원천에서 비롯된)을 병행해야 한다. 어떤 경우이든 크게 상관없다. 중요한 것은 당신의 증상은 당신의 머릿속에서 꾸며낸 것이 아닌 실제로 일어나는 일이며, 나쁜 생각을 많이 해서 끌어당긴 것도 아니고, 당신의 잘못도, 그것으로 인한 벌을 받고 있는 것도 아님을 깊이 인식하는 것이다. 3장 '증상과 질환으로부터 벗어나기'에서 배웠듯이 우리의 건강 문제는 우리가 살고 있는 이 힘든 세상에 그 생리적 원인이 있다.

또한 셀러리 주스를 마시면서 몸이 나아지는 것을 느낀다면 그것은 실제로 일어나는 일이다. 단순한 '일화'라는 소리 때문에 부디 회복의 순간(경험)을 의심하지 말라. 당신의 건강에 있어 최고의 전문가는 당신이고, 그래서 당신의 치유 이야기는 중요하다. 당신이 생각하는 것보다 훨씬 더 소중하다. 그러니 부디 힘을 내기를! 지금 이 순간 당신의 이야기를 기다리는 사람들이 있으며, 이제 그들도 삶을 바꿔줄 이 치유 약을 만나게 될 것이다.

허브로 만든 이 생명수가 당신 손에 있을 때
그때 당신이 진정 무엇을 가지고 있는지 진지하게 숙고하라.
그것과 그것의 참된 본질을 존중하라.

—앤서니 윌리엄 (메디컬 미디엄)

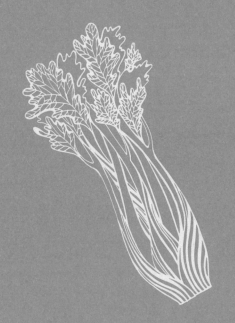

7장

셀러리 주스에 대한
소문과 걱정, 잘못된 정보들

건강으로 힘든 시기를 겪어본 사람들은 선의의 순수한 가슴을 지닌 경우가 많다. 그들은 고통받는 것이 어떤 것인지 안다. 치료법을 찾는 기나긴 여정에서 그들은 가끔 의학계나 의료 산업에 실망하기도 했다. 셀러리 주스는 바로 이런 사람들의 정직함과 순수한 마음에 완벽히 어울린다. 셀러리 주스는 그린 주스 트렌드와는 아무 관련이 없다. 아니 그 이상의 것이다. 셀러리 주스는 하늘이 주신 선물이요 신의 선물이다. 다르게 표현한다면 우주의 선물이요 지구 어머니가 주신 선물이다.

삶에 꼼짝 없이 결박당한다는 것이 얼마나 고통스러운지 알지 못한다면 셀러리 주스를 쉽게 조롱할 수 있다. 살면서 가벼운 일시적 증상들만 겪어본 사람이 이것 역시 그냥 웃기는 유행일 뿐이라고 치부한다면 지나치게 단순한 시각이다. 그런 농담에 귀 기울이지 마라. 셀러리 주스를 조롱하는 것은 어떤 의미에서는 건강 문제로 고군분투하는 사람들을 조롱하는 것이고, 이것을 필요로 하는 사람들에게서 이 치료법을 빼앗는 것과 같다. 이전 장을 마무리하면서 언급했듯이, 이는 셀러리 주스로 건강을 회복한 사람들(그 수는 계속 늘어나는 중이다)에게도 무례를 범하는 행위이다. 그 많은 사람들을 향해서 그들이 애초부터 그렇게 아프지도 않았고, 그들의 삶을 되찾아줄 안전하고 자연스러운 해결책을 결국 못 찾은 것이라고, 그러므로 그들이 틀렸다고 말하고 있는 것이다.

또한 그들 모두의 마음, 지적인 능력, 진리에 대한 분별력과 의도에도 의문을 제기하는 셈이다. 이것은 큰 고통을 준다. 이는 자신만의 현실에 갇혀 다른 사람들을 괴롭히는 것이다. 고통받아 온 사람들의 노력과 그들이 이룬 치유의 성과가 그다지 중요하지 않은 것처럼, 마치 아무 일도 일어나지 않은 것처럼 매도하는 것과 다를 바 없다.

만성질환자들은 자신들의 병이 진지하게 받아들여지기를 바라며 수십 년간 싸워왔다. 인터넷 시대의 등장과 함께 그들은 서로 연결될 기회가 주어지면서 규모의 힘을 알게 되었고, 실제로 연대하면서 조금씩 더 존중을 얻게 되었다. 물론 이들을 향한 존중은 아직 충분하지 않다. 삶의 질을 저하시키는 간헐적 혹은 만성적 질환으로 아픔을 겪는 사람의 수는 역사상 가장 높은 비율이다. 그런 사실을 아예 모르거나 이를 무감각하게 받아들이는 사람들은 신경 피로나 만성 통증이 무엇인지 또는 여러 증상을 동시에 앓으면서 산다는 것이 어떤 느낌인지 상상하지 못한다. 그들은 수년간 해답을 기다려오다가 마침내 안도하게 되었는데 다시 회의론자들의 계속되는 의심에 맞닥뜨려야 하는 심정을 이해하지 못할 것이다. 의심 많은 사람들은 네 살 때부터 상위 세계의 목소리로부터 진보된 치유 정보를 들어왔다는 존재를 도무지 믿지 못한다.

조롱 이외에도, 현재의 셀러리 주스 열풍에서 예측할 수 있는 또 다른 부작용으로 두려움 전술이 있다. 일반적으로 트렌드와 유행은 자금에 의해 뒷받침되며, 이런 자금을 이용해 어떤 사람들은 돈을 벌기도 한다. 트렌드가 실제로 일어날 필요도 없다. 중요한 것은 사람들이 그것이 대세라고 믿는 것이다. 셀러리 주스는 트렌드가 아니므로(그러나 지속되는 힘이 분명히 있다) 이것은 눈에 띈다. 돈을 벌려는 목적으로 기업이 만들어낸 것이 아니다. 기계로 셀러리 주스를 많이 착즙한다고 해서 주스 바에 엄청난 이익 사업이 되지도 않는다. 이러한 사업은 운영하기도 어렵고, 신선한 셀러리 주스는 확장이 쉽지도 않다. 셀러리 주스가 이렇게 세상의 큰 사랑과 이목을 받는 이유는 (어떠한 욕심에서 비롯된 것이 아니라) 명백한 결과에 있다. 다른 건강 트렌드들이 제공하지 못하는 것을 제공하기 때문이다. 셀러리 주스의 소문이 퍼진 것은 주스의 효능을 직접 경험한 메디컬 미디엄 커뮤니티가 그 메시지를 세상에 널리 알리기 시작하면서부터이다.

경이적인 효능 때문에 셀러리 주스는 여기저기서 공격받게 되고, 고의로든 우연으로든 두려움이 조성되면서 사람들이 셀러리 주스 마시기를 주저하게 될 수도 있다. 이런 일이 일어나는 이유는 부분적으로는 환멸 때문이다. 사람들은 건강을 되찾아준다는 온갖 주장을 들었고 또 그 희생양이 되어왔기에 이제 더 이상 무엇을 신뢰해야 할지 모른다. 회의론이 팽배하다. 셀러리 주스를 둘러싼 불신은 부분적으로 주스가 가진 순수성 때문이기도 하다. 셀러리 주스는 아주 단순하고, 실제적이고, 효과가 있으며, 그냥 좋은 의도 외에는 다른 어떤 것도 끼어 있지 않다. 그래서 오히려 다른 대중적인 건강 '치료(제)'가 그다지 순수하거나 효과적이지 않고, 정정당당한 것이 아님을 드러낼 위험이 있는 것이다. 사골 육수나 콜라겐이나 콤부차에 대한 공격은 찾아볼 수 없는 이유는 이것들을 보호하는 기득권이 있기 때문이다. 그리고 이들로 돈을 벌 수 있다. 그 반면 셀러리 주스는 이런 제국들을 무너뜨릴 수도 있는, 대단히 자유로운 하나의 자체 치유 체계이다. 따라서 아무도 이것을 통제하거나 규제를 가해 당신에게서 떼어낼 수 없다.

셀러리 주스를 통제하려는 시도는 분명 있을 것이다. 사람들은 셀러리 주스 열풍을 사업적으로 활용하려 들 것이다. 셀러리 주스에 첨가물을 넣거나 알약으로 제조하는 등 많은 사람들이 자기 방식을 가미해서 자신이 직접 키를 잡고 이익을 만들어내려 들 것이다. 왜 이런 시도들이 의미 없는 접근법인지 말해주겠다. 궁극적으로 이러한 모든 전술이 가리키는 것은 순수한 셀러리 주스가 효과가 있다는 심오한 진실이다. 그래서 이 책 속의 셀러리 주스에 대한 치유 정보를 지켜나가는 것이 대단히 중요하다. 언젠가는 지금 셀러리 주스를 무시하거나 왜곡하는 그 사람들이 자신이 원하는 바를 이루기 위해 오히려 이것을 이용하려 들지도 모르기 때문이다.

이제부터 당신이 셀러리 주스라는 축복을 경험하는 데 걸림돌이 될 만한 모든 신화, 두려움, 우려와 소문을 털어낼 것이다.

첨가물

셀러리 주스에 건강에 좋아 보이는 첨가물을 혼합하여 셀러리 주스를 조금 더 복잡하게 만들고 싶은 유혹은 항상 존재한다. 단순함을 잃어버린 셀러리 주스는 잘못된 것이다. 더 '앞선advanced' 혹은 더 '더해진more' 셀러리 주스는 그 본연의 효과를 방해할 뿐이다. 셀러리 주스가 그 자체로 가장 좋다는 것이 (즉 셀러리의 복잡한 영양 성분을 주스로 추출하여 이미 건강이라는 황금으로 변형시켰음이) 잘 알려진 사실이 된다 하더라도, 내면의 연금술사를 불러내 셀러리와 새로운 원료를 배합해 더 나은 것을 창조하려는 인간의 마음을 멈추게 할 수는 없다. "무엇을 더하면 좋을까? 어떤 식으로 배합할 수 있을까?"라고 사람들은 끊임없이 자문할 것이다. 왜냐하면 사람들은 이 강장제가 가장 단순한 형태일 때 가장 치유력이 높다는 사실을 받아들이기가 너무나 어렵기 때문이다. 안타깝지만 이런 일은 앞으로도 계속될 것이고, 셀러리 주스에 뭔가를 더하려는 움직임 역시 멈추지 않을 것이다. 아래에서 현재 벌어지고 있는 대표적인 사례 두 가지를 들어볼 텐데, 잘 살펴보고 현명하게 대처하기 바란다.

애플 사이다 비니거

애플 사이다 비니거apple cider vinegar(ACV)[1]가 인기를 얻자(인기의 이유가 만성질환을 완치하는 획기적인 치유력 때문이 아니었음에도) 사람들은 셀러리 주스에도 이것을 넣기 시작했다. 애플 사이다 비니거를 먹고 컨디션이 좋아진 사람보다 그렇

---

1 자연 발효시켜서 만드는 사과 초모 식초.—옮긴이

지 않은 사람이 더 많다는 사실을 꼼꼼히 따져본 사람은 없었다. 비니거를 좋아한다면 애플 사이다 비니거가 건강에 가장 좋은 식초이니 다른 때 (따로) 사용하고, 셀러리 주스에 섞어서는 안 된다. 이는 셀러리 주스를 완전히 쓸모없게 만드는 가장 빠른 방법 중 하나인데, 애플 사이다 비니거가 들어가면 셀러리 주스의 혜택을 전혀 얻을 수 없게 된다. 셀러리 주스의 나트륨 클러스터 염과 소화 효소와 식물 호르몬은 즉시 파괴되고, 비타민 C는 체내에서 곧바로 사용되지 못한다. 셀러리 주스의 전체 구조 역시 즉시 손상된다.

그러나 자본과 연결된 이해 관계 등으로 인해 셀러리 주스에 애플 사이다 비니거를 섞어 마시는 방법은 아마 앞으로도 하나의 건강 요법으로 계속 등장하게 될 것이다. 논쟁이 일어나더라도 거기에 흔들리지 말고, 계속해서 애플 사이다 비니거가 셀러리 주스에 닿으면 그 즉시 셀러리 주스가 산화하고 상한다는 사실을 기억하기 바란다. 우유 곽을 열어 "아, 상했구나" 할 때처럼 말이다. 애플 사이다 비니거는 셀러리 주스와 섞지 말고 그것대로 두고, 셀러리 주스는 그 자체로 완전성을 지켜야 한다.

콜라겐

셀러리 주스와 섞을 수 있는 가장 참혹한 품목 중 하나가 바로 콜라겐이다. 사람들은 콜라겐에 대해 전반적으로 크게 오해하고 있다. 콜라겐은 인체의 중요한 성분으로, 피부를 온전한 상태로 유지시키는 데 일조한다. 또한 몸 전체의 결합 조직에 꼭 필요한 단백질이다. 우리 몸에 건강한 콜라겐이 없으면 빠르게 노화하고 신체 내부가 약해질 수 있다. 하지만 이것은 콜라겐을 섭취하는 것과는 아무런 관련이 없다. 우리는 몸속에서 건강한 콜라겐을 만들어야만 한다.

나는 사람들에게 콜라겐 섭취를 장려한 것이 오늘날 의료 산업이 저지른 가장 중대한 실수 중의 하나라고 생각한다. 그들은 콜라겐이 소화관을 통해서 피부와 결합 조직에까지 귀신같이 찾아 들어가 우리 몸의 콜라겐을 보충할 것이라고 생각하는 모양이다. 이것은 태고 시절의 믿음이나 다를 바 없는 생각이다. 그 시절에는 신장에 병이 생기면 동물의 신장을 먹어 치료했다. 간이 아프면 간을 먹었고, 눈이 아프면 양의 눈을 먹었다. 그래서 어떻게 되었는가? 아무 소용이 없었다. 콜라겐 보충제를 섭취하여 우리 몸속의 콜라겐을 채우겠다는 발상이라면 그들은 여전히 암흑기에 살고 있는 셈이다.

트렌드를 주도하는 사람들이 이런 실수를 하는 이유는 의료 산업계가 애초부터 왜 콜라겐이 약화되거나 줄어드는지 이유를 모르기 때문이다. 우리 몸의 결합 조직과 피부에 필수불가결한 콜라겐은 식물성 식품 속의 영양소에 의해 만들어지며, 잎이 많은 채소나 과일, 심지어는 덩이줄기나 구근(뿌리줄기), 뿌리채소 등에 많다. 신체의 독성 부하가 높으면 이 과정에 치명적인 영향을 미친다. 신체 전반에 걸쳐 콜라겐이 약해지는 현상은 혈류에 얼마나 많은 병원성 물질이 있느냐, 그리고 살충제와 제초제, 살균제와 같은 유해 물질들로 간이 얼마나 오염되었느냐에 따라 결정된다.

살충제, 제초제 및 살균제는 콜라겐과 직접 반응하여 콜라겐을 손상시키고 줄어들게 만든다. 헤르페스 바이러스 과에 속하는 바이러스들(단순 헤르페스 1과 2, EBV, 대상포진 바이러스, 거대 세포 바이러스, HHV-6, HHV-7 및 아직 발견하지 못한 HHV-10에서 HHV-16까지가 있다)은 간을 비롯한 여러 장기와 분비선에서 엄청난 양의 신경 독소를 방출하는 것으로 알려져 있다. 그들 중 일부는 피부 독소도 만들어낸다. 이런 폐기물들이 결합 조직에 완전히 스며들고, 따라서 콜라겐에도 스며든다. 바이러스성 폐기물은 기존의 건강한 콜라겐을 약화시키고 파괴하면서 새로운 콜라겐 세포의 발달을 늦춘다. 이것은 나중에는 결합 조직 관련한 증상을 유발할 수 있다. 독성 중금속이 많은 사람에게는 이러한 효과가 증폭되어 콜라겐은 더욱더 손상을 입게 된다.

의학계는 물론이고 보충제 산업에 종사하는 콜라겐 공급자들 역시 이런 내용을 전혀 알지 못한다. 그들은 콜라겐 보충제를 몸속에 때려 넣는 것이 위에 언급한 문제들을 전혀 해결하지 못할 뿐 아니라 실제로는 오히려 더 악화시킨다는 사실을 깨닫지 못하고 있다. 그들은 보충제 형태로 섭취하는 콜라겐이 소화관에서는 쓰레기(게다가 무해하지도 않다)와 다를 바 없다는 것을 알 턱이 없다. 섭취한 콜라겐 보충제는 그곳에 있어서는 안 되는 물질로, 그곳에서 실제로는 바이러스와 박테리아 세포의 연료가 된다. 우리의 몸이나 세포를 먹이고 살찌우는 것이 아니다. 보충제 형태의 콜라겐은 유익균을 줄이고 무익균을 번성시킨다. EBV와 같은 바이러스도 동물성 콜라겐 보충제를 먹는다. 곰팡이, 효모 및 사상균 같은 다른 미생물 역시 마찬가지다. 보충 콜라겐은 모두 이 미생물들이 우리 몸속에서 자신들의 집락을 증식하고 확장하도록 돕는다. 콜라겐과 셀러리 주스를 섞는 것은 매우 위험하다.

물론 콜라겐 보충제를 먹은 바이러스 세포는 독성 중금속을 먹은 바이러스 세포처럼 신경 독소를 방출하지는 않는다. 하지만 이것이 보충 콜라겐을 홍보해야 할 이유가 되지는 않는다. 보충제 콜라겐을 연료삼아 바이러스는 더욱 번성할 것이고, 그렇게 되면 더 많은 바이러스 세포가 만들어져 결국 그 중 일부는 체내 중금속을 먹고 신경 독소를 방출하게 될 것이다. 자가면역 질환 환자 중에, 특히 약화된 결합 조직 관련 질환이 있는 사람은 보충 콜라겐을 섭취해서는 안 된다. 메디컬 미디엄 시리즈를 통해 강조하였듯이, 자가면역 질환을 유발하는 원인이 바로 바이러스이다. 이런 바이러스는 종양, 낭종, 결절을 일으키고, 유방암과 일부 뇌 암을 포함한 여러 암의 원인을 제공한다.

지금쯤이면 모두 잘 아는 사실이겠지만, 셀러리 주스만 단독으로 섭취하면 바이러스와 박테리아의 세포막을 분해하고, (헬리코박터 파일로리균, 클로스트리듐 디피실리균, 연쇄상 구균과 같은) 박테리아의 세균체(몸)를 약화시켜 이들을 죽일 수 있다. 위험한 종류의 진균류 역시 파괴한다. 셀러리 주스의 나트륨 클러스터 염은 몸속을 떠다니면서 우리 몸속의 천연 콜라겐을 방해하는 병원성 파편들을 중화하여 엉망 상태의 몸을 말끔히 정리한다. 클러스터 염은 또 신체 내의 살충제 및 제초제의 중화와 독성 중금속의 제거를 돕는다. 즉 (뇌와 같은) 장기 조직에서 이런 물질을 완전히 뿌리 뽑고 그 중 중금속은 장기 표면으로 보내 나중에 혈류를 통해 독성 중금속이 몸 밖으로 배출될 수 있도록 한다. 이 나트륨 클러스터 염은 진피에까지 들어가 피부에서 독을 빼내는 역할을 한다. 즉 우리 몸의 콜라겐 세포 속 천연 콜라겐을 파괴할 위험이 있는 독소들을 빼내는 것이다. 클러스터 염은 독소와 독극물 등에 결합하여 이들을 중화한 후 몸 밖으로 배출한다.

공복에 순수한 셀러리 주스를 마시기만 하면 우리 몸의 콜라겐은 풍부해질 수 있다. 나트륨 클러스터 염이 신체의 힘을 키워서 몸 전체에 새로운 단백질과 콜라겐 세포가 만들어지기 때문에 새로운 콜라겐 세포가 발달할 수 있는 것이다.

체내에서 보충 콜라겐과 셀러리 주스가 결합되는 순간 셀러리 주스의 이점은 모두 사라진다. 주스 속의 모든 나트륨 클러스터 염과 효소는 마치 독소를 만났을 때처럼 콜라겐에 부정적인 반응을 일으킨다. 이 콜라겐-셀러리 주스가 입과 위에 들어가자마자 셀러리 주스의 클러스터 염은 외부 콜라겐과 결합하여 장을 통해 몸에서 같이 빠져나오려고 한다. 문제는 이렇게 보충 콜라겐을 중화하려는 나트륨 클러스터 염이 콜라겐의 끈적한 성질로 둘러싸여 흡수되어 버린다는 데 있다.

애초부터 보충제 형태의 콜라겐은 이점이 없으므로, 더 손해볼 일도 없다. 하지만 셀러리 주스에는 기막힌 효능이 존재하고, 콜라겐과 혼합하면 그 효능을 잃는다. 이제 주스의 유일한 목적은 장을 통해 외래 콜라겐을 배출하는 것이 된다. 보충 콜라겐은 혈류로도 들어가지 않는다.(우리 몸은 이것을 노폐물로 간주해 제거한다.) 장 벽을 용케 빠져나간 모든 외부 콜라겐은 간으로 보내지며, 이렇게 더해진 유해 물질은 간에서 다시 분류와 저장 작업을 거치게 된다. 황소 담즙 보충제를 섭취할 때와 유사한 일이 벌어지는데, 고작 간이 얻는 것은 엉망진창 상태를 정리할 기회일 뿐이다.

우리가 취할 수 있는 최선의 조치는 우리 몸이 스스로 콜라겐(및 담즙)을 생성하도록 지원하는 것이다. 콜라겐 보충제를 섭취하는 것은 피부, 관절, 모발, 손톱에 도움이 되지 않는다. 여기에 도움이 되고 필요한 것은 항산화제와 적절한 비타민 B_{12}, 채소에 자연적으로 발생하는 황, 그리고 식품이나 보충제 형태로 섭취 가능한 아연, 마그네슘, 칼슘, 실리카 등이다. 순수한 셀러리 주스를 정기적으로 마시고 간에 쌓인 독성을 해독하는 것과 더불어 위와 같은 요소들이 진정으로 당신을 돕는 길이다. 콜라겐을 보충하면 이 모든 것에 도움이 될 수 있다는 말을 무수히 들었겠지만, 그것은 잘못된 이론이며 결국 소비자를 이용해 먹을 뿐이다.

셀러리 정제와 셀러리 분말

신선한 셀러리 주스에서 얻을 수 있는 것과 동일한 결과를 셀러리 정제나 분말에서 얻을 수 있을 것이라고 기대하지 마라. 일부 허브와 과일은 건조나 가루 형태로도 도움을 받을 수 있지만, 셀러리를 이렇게 다른 형태로 만드는 것은 효능을 기대할 수 없는 돈 낭비일 뿐이다. 건조한 셀러리 가루를 물에 섞는 것은 어떤 식으로도 말이 안 된다. 탈수된 셀러리 주스를 재구성하여 효과가 있을 것이라 기대하지 마라. 우선은 효소가 남아 있지 않기 때문이고, 또 다른 이유로는 셀러리 주스의 나트륨 클러스터 염은 반드시 셀러리 속의 그 살아있는 물과 함께 작용하기 때문이다. 클러스터 염 역시 실제로 살아있다. 이 둘은 식물 셀러리의 살아있는 요소에 해당하고, 이것은 나트륨 클러스터 염이 다른 일반 소금과 구별되는 특징 중 하나이다. 이런 요소들을 건조해 버리면 셀러리 주스와 같은 효과는 기대할 수 없다.

셀러리나 셀러리 주스로 만든 분말을 물에 타서 마시면 같은 효과를 얻을 것이라고 여겨 비싼 제품을 사지 않도록 주의하기 바란다. 건조나 탈수된 셀러리 주스가 신선한 주스가 보여주는 그 놀라운 치유 작업들을 똑같이 수행할 것이라고 기대할 수 없다. 다시 말하지만 그것은 돈 낭비에 지나지 않는다.

또한 셀러리 분말 믹스는 고기를 보존하는 데도 사용된다는 사실을 알기 바란다. 이것 때문에 사람들은 셀러리 주스의 질산염과 아질산염에 대해서도 많이 혼란스러워한다. 이러한 염 성분 때문에 걱정이라면 곧이어 자세한 설명을 듣게 될 것이다.(271쪽 이후 내용 참조)

쿠마린

혹시 쿠마린coumarin에 대한 우려가 있다면 지금 내려놓아도 좋다. 셀러리마다 지니고 있는 영양소와 파이토케미컬은 조금씩 다르다. 대륙의 한쪽에서 수확한 셀러리는 반대쪽의 농장에서 자란 셀러리보다 특정 물질이 훨씬 많거나 적을 수 있다. 농장마다, 기르는 밭마다, 심는 포기마다 다르고, 계절은 물론이고 어제와 오늘이 다를 수 있다. 비가 많았는지, 물을 충분히 주었는지, 일조량이 충분했는지, 날이 더 추웠는지 혹은 더웠는지, 또는 셀러리를 심은 시기가 이르거나 늦었는지 등의 요소가 작용하여 셀러리의 함유 성분을 결정한다. 심지어 바로 옆에서 키운 셀러리들 사이에도 차이가 나는데, 이것은 아주 자연스러운 현상이다.

16온스의 셀러리 주스 한 잔에 쿠마린이 얼마나 들어 있는지 정확하게 파악하기는 어렵다. 쿠마린은 신체에 독성이 없다. 의학계는 다른 식품들에 함유된 쿠마린 성분이 백혈구를 자극하고 암을 방어하는 데 도움이 된다고 믿는다.(셀러리 주스의 쿠마린을 조사한 것은 아니다.) 사실 이러한 건강상의 효능은 쿠마린 하나가 만드는 것이 아니라 한 식품 안에 공생하는 다양한 구성 요소들이 함께 작동한 결과이다.

셀러리 주스 역시 이렇게 작동한다. 셀러리 주스를 이루는 전체 구성 물질이 도움을 주는 것이다. 셀러리 주스 한 잔에 든 구성 요소 하나하나가 함께 일하면서 공생과 시너지 효과를 발휘한 결과, 망가진 우리 몸의 면역 체계가 수리되고 재건될 기회를 얻는다. 여기에는 호중구, 호염구, 단핵 백혈구, 살해 세포, 기타 림프구를 모두 포함한 전체 백혈구 수치를 보충하고 재생시키는 재구성 과정도 포함된다. 이 모든 일은 셀러리 주스의 구성원들이 함께 하는 공동 작업이지만 그 가운데서 가장 큰 기여자는 바이러스를 파괴하는 나트륨 클러스터 염이며, 그 결과로 바이러스 감염이 낮아지고 면역 체계가 스스로 회복되면서 빠르게 개선된다. 클러스터 염은 암을 유발하는 바이러스도 제거해 준다.

쿠마린은 특히 손상된 진피 세포의 복구에 뛰어나며, 독소로부터 피부를 보호하는 능력도 가지고 있어 피부 질환, 반흔 조직, 심지어 피부암을 예방하는 데도 도움을 준다. (의학계는 아직 모르지만) 우리가 섭취하는 쿠마린은 대부분 피부로 직행한다. 다른 장기들은 쿠마린이 주로 다니는 경로가 아니므로, 셀러리 주스의 쿠마린 성분이 간 손상을 일으키거나 심지어 저혈당을 초래할 수 있다는 우려는 근거가 없다. 우리가 마시는 16온스의 셀러리 주스 속에 든 쿠마린은 주로 피부로 전달되게끔 되어 있다.

이뇨 작용

셀러리 주스는 이뇨 작용이 있을까? 아주 순하게 나타나기도 하는데, 안전하고 건강한 것이므로 걱정할 필요는 없다. 커피, 홍차, 녹차 또는 알코올의 강한 이뇨 작용과는 다르다. 의사가 이뇨 작용을 일으키는 음식을 피하라고 당부한 사람들이 녹차를 마시는 것을 보는데, 이는 그들이 녹차가 건강에 좋다고 믿기 때문이다. 셀러리 주스는 우리의 건강을 돕는 파슬리, 시금치, 사과 등 많은 과일과 채소와 비교해 이뇨 작용을 크게 일으키지 않는다. 특유의 부드러운 해독 효과는 미량 미네랄 때문인데, 독소와 결합하는 미량 미네랄의 성질 때문에 어떤 식품이든 미네랄 함량이 높으면 우리 몸은 스스로 씻어서 배출시키려 든다.

셀러리 주스에서 미량의 미네랄은 나트륨 클러스터 염과 하나로 묶여 있는데 바로 이 클러스터 염 전체가 독소와 결합한다. 이때 우리 몸은 신체 내 수분을 이용해 그것들을 씻어내며, 클러스터 염은 독소를 배출시키기 위해 독소를 신장과 방광으로 몰고 간다. 이는 우리 몸에 유익한 작용으로, 해로운 이뇨제가 작용하는 방식과는 완전히 다르다. 셀러리 주스의 이뇨 효과가 너무 강한 것 같아 염려된다면, 아주 소량으로 마시거나 셀러리 줄기를 씹어 즙만 삼키고 펄프를 뱉어내는 방식으로 섭취해도 된다. 고용량 요법의 이점을 얻지는 못하겠지만 셀러리 주스의 치유 능력 중 일부는 (비록 잘 느껴지지 못하더라도) 여전히 경험할 수 있다.

대변

셀러리 주스 때문에 붉은색 대변을 볼 수도 있다는 말은 헛소리이다. 대변이 파란색, 보라색, 노란색으로 바뀌지도 않고 그렇게 바꿀 수도 없다. 셀러리 주스를 아주 많이 마시는 경우라면 변이 약간의 녹색을 띨 수는 있다. 셀러리 주스는 또한 장에 오랫동안 갇혀 있던 음식 찌꺼기를 제거하는데, 이 파편들에 여러 색깔들이 옅게 비치는 경우가 있지만 선명하거나 놀랄 정도인 경우는 없다.

섬유질

섬유질을 분리한 채 셀러리를 착즙하면 혹시 식물의 이점을 놓치지 않을까 걱정하는 사람이 많다. 4장 '셀러리 주스를 약으로 만드는 법'에서 다루었듯이, 셀러리를 착즙하는 것은 필수 영양소를 버리는 행위가 결코 아니다. 오히려 그 영양소의 잠금을 푸는 것이다. 셀러리 줄기로는 도저히 씹어서 충분한 양의 즙을 섭취할 수가 없다. 금세 지치고 말 것이다. 잘게 썬 셀러리를 최고의 블렌더에 넣고 부드러워질 때까지 가는 것으로 끝이 아니다. 어떤 사람들은 섬유질을 버리는 것은 엄청난 손실이라며 건더기를 거르지 않고 그대로 마시는데, 이 섬유질은 실제로 셀러리의 잠재력이 최대한으로 발휘되는 데 방해가 된다.

착즙한 셀러리 주스가 못 미더운 사람들은 통식품whole food이 언제나 더 낫다는 이론에 빠져 있다. 통식품 이론은 약초에 대해서는 적용되지 않는다. 셀러리 속의 섬유질은 나트륨 클러스터 염을 비롯한 기타 구성 요소가 작동하지 못하게 한다. 제약 및 약초학 세계를 보라. 그들이 허브에서 화합물만 별도로 추출해 사용하는 것은 모두 이유가 있다. 약을 만드는 데 항상 식물 전체가 필요하지는 않다. 허브 전문가들이라면 대부분 어떤 허브를 씹어 삼키는 것으로는 이상적인 치료가 되지 못한다고 생각할 것이다. 다른 많은 허브와 마찬가지로 셀러리 속의 약 성분 역시 따로 추출해야 한다. 왜냐하면 셀러리는 바로 허브의 일종이고, 셀러리로 주스를 만든다는 것은 바로 이런 추출 행위를 뜻한다. 셀러리의 나트륨 클러스터 염, 미량 미네랄 및 효소가 셀러리의 섬유질에서 분리 추출되지 않으면, 섬유질이 계속 이것들을 흡수하고 있다가 결국 못쓰게 만들어버린다.

영양학 강의나 학교에서 통식품을 다룰 때 세심하지 않거나 융통성이 없다 보니, 셀러리 주스로 만성 증상 및 질병을 치료하는 원리와 방식을 이해하는 것이 더 어려워지고 말았다. 셀러리는 섬유질이 제거되지 않은 상태에서 더 좋다는 가정을 뒷받침하는 임상 연구는 없다. 가장 단순하게 표현한다면 셀러리는 많이 섭취할수록 좋다. 셀러리를 착즙해 마시는 것은 강력한 영양소들을 섭취할 수 있게 해줄 뿐 아니라 섬유질을 제거해 더 많은 셀러리 즙을 얻을 수 있게 한다. 이것이 바로 건강과 웰빙의 핵심이다.

그렇다고 해서 셀러리 줄기나 섬유질이 무용하다는 뜻은 아니다. 셀러리 자체는 우리에게 유익하다. 셀러리를 먹으면 일부(전부는 아니지만) 항산화 성분과 플라보노이드, 엽산, 비타민 C를 얻을 수 있으며, 셀러리 속의 섬유질에도 역시 좋은 점이 있다. 셀러리와 셀러리 섬유질도 계속 먹으면서, 거기에 셀러리 주스를 별로도 추가하기만 하면 된다.

고이트러젠

고이트러젠_{goitrogens}[2]은 일부 채소나 허브, 과일에서 발견되는 성분으로, 셀러리에는 들어 있지 않다.(이와 별개로, 고이트러젠은 사실 두려워할 필요가 전혀 없다. 이 내용은 요즘 지나치게 부풀려져 있다.《메디컬 미디엄의 갑상선 치유》에 자세한 내용이 있다.) 갑상선종에 대한 언급은 셀러리 주스와 관련이 있든 그렇지 않든 간에 어떤 치유에도 도움이 되지 않는 공포 전술일 뿐이다.

교배종

셀러리에 대한 오해 중 하나는 셀러리는 교배 작물이기 때문에 조심해야 한다는 것인데, 전혀 걱정할 필요가 없다고 알려주고 싶다. 교배 식품은 유전자 변형 유기체_{GMO}가 아니다. 인간은 이미 지난 수세기 동안 작물을 접목하고 교배해 왔다. 물론 모든 품종이 다 교배된 것은 아니다. 일부는 토종 종자 그대로인 경우도 있다. 이곳 지구에서 우리가 키우는 자원들을 사용하고 그것들을 지구에서 생존을 위한 필요에 맞게 조정하는 것은 우리의 타고난 권리요 신이 주신 권리이다. 교배는 자연스러운 과정으로 우리는 그저 그 과정에 약간의 힘을 더함으로써 우리의 웰빙에 더 많은 도움을 얻게 된다. 오늘날 우리가 소비하는 거의 모든 음식은 교배의 결과이고, 여기에는 수백, 수천 년 전 본래

---

2 갑상선종 유발 물질.—옮긴이

의 원형이 가졌던 영양과 가치가 여전히 간직되어 있다.

셀러리와 같은 교배 채소와 과일은 우리 몸에 산성이나 독성으로 작용하지 않는다. 오히려 그 반대라고 할 수 있다. 셀러리 주스는 산을 제거하고, 산독증을 물리치고, 몸에 알칼리성을 복원하고, 독성으로 작용하는 병원성 벌레들을 죽이며, 간에서 살충제와 제초제를 비롯한 여러 독성 물질을 제거한다.

만약 대체 의학 분야의 기관이나 재단, 혹은 인플루언서들에게서 셀러리가 신체에 유독하다는 믿음이 형성된다면, 그들은 수십억 명의 치유를 막는 중대한 실수를 저지르는 셈이다. 마트에서 살 수 있는 오늘날의 표준 교배종 유기농 셀러리는 몸에 순하고 부드러우며, 몸을 알칼리화시키면서 동시에 정화하고 치유한다. 토종 셀러리는 세고 거칠며, 보통 맛이 아주 떫다. 해로울 것은 없지만(모든 셀러리는 치유를 도울 뿐이다) 맛이 쓰기 때문에 자연스럽게 많이 마실 수가 없다. 셀러리가 맛있을수록 더 많은 주스를 마실 수 있고, 따라서 더 많은 효과를 누리게 된다.

질산염과 아질산염

셀러리가 산화 또는 탈수되지 않는 한 셀러리와 셀러리 주스는 질산염에 안전하다. 셀러리에서 자연적으로 만들어지는 질산염은 셀러리나 생 셀러리 주스가 산화되지 않은 상태에서는 존재할 수 없다. 다른 허브나 야채, 과일이 그러는 것처럼 생 셀러리 주스나 셀러리가 산화되면, 그때는 자연적으로 발생하는 질산염이 만들어질 수 있다. 여기서 기억할 점은 이 자연발생 질산염은 어떤 경우라도 전혀 해롭지 않고 오히려 도움이 될 수도 있다는 것이다. 셀러리 주스 분말과 셀러리 분말은 이미 산화된 것으로, 산화 과정에서 자연적으로 발생하는 질산염이 함유될 수 있다. 하지만 이 역시 유해한 질산염은 아니다.

여기서 설명하는 질산염은 일부 사람들에게 불편감을 준다고 알려진 그 질산염과는 종류가 다르다. 질산염이라고 해서 모든 것이 같지는 않다. 모든 사람이 동일하지 않고, 모든 물이나 모든 설탕이 서로 같지 않으며, 모든 단백질에도 미세한 차이가 존재하는 것처럼 말이다. 예를 들어 곡류 단백질인 글루텐은 육류나 견과류에 포함된 단백질과는 완전히 다른 단백질이다. 또한 셀러리 분말과 셀러리 주스 분말처럼 산화된 형태의 셀러리에서 볼 수 있는 자연발생 질산염은 육류를 비롯해 여러 음식에 첨가되는 유해한 질산염과 같지 않다.

또 한 가지, 질산염과 아질산염은 서로 다른 것이다. 자연발생한 질산염이 들어 있는 셀러리 분말에도 아질산염은 함유되어 있지 않기 때문에 이 셀러리 분말은 피클이나 고기의 염장에 사용할 수 없다. 생 셀러리 주스에도 아질산염은 들어 있지 않다. 셀러리와 셀러리 주스에서 자연적으로 발생하는 어떤 것이라도 해를 주지 않는다. 다른 것을 섞지 않은 순수 셀러리 분말과 셀러리 주스 분말 역시 마찬가지다. 혼란이 생기는 이유는 따로 있다. 제조 회사가 셀러리 분말, 셀러리 주스 분말 또는 셀러리 소금을 만드는 과정에서나 혹은 다른 제품을 만드는 데 사용하려고 여기에 유해 질산염을 첨가하는 경우가 있을 수 있다. 셀러리는 저장 육류 등에 포함된 유해 질산염 때문에 엉뚱한 비난을 받고 있다. 사실은 이것이야말로 다른 물질을 첨가해 셀러리를 못 쓰게 만드는 전형적인 경우인데 말이다. 당신이 마시는 생 셀러리 주스에는 직접 첨가하지 않는 한 유해한 질산염은 함유되어 있지 않다.

해로운 질산염이나 아질산염 때문에 셀러리 주스를 마시지 않는다면 셀러리 주스만이 주는 독특한 치유 기회를 놓치고 말 것이다. 다시 말하지만 생 셀러리 주스에는 이 물질들이 들어 있지 않다.

옥살염(옥살산)

셀러리 주스의 옥살염에 대한 걱정도 내려놓기 바란다. 셀러리처럼 잎이 많은 녹색 채소와 허브에는 옥살염이 많아 해롭다는 소문은 완전히 잘못된 것이다. 이런 엉터리 정보 때문에 너무나 많은 사람들이 옥살염이 많이 함유되었다고 알려진 식품들에게서 얻을 수 있는 강력한 필수 영양소와 치유력을 충분히 누리지 못하고 있다.

옥살염은 걱정거리가 아니다. 그리고 지구상의 모든 과일과 채소에는 옥살염이 들어 있다. 옥살염은 식품마다 엄청난 차이를 보이는데, 예를 들어 자두에 든 옥살염은 치즈의 옥살염과 완전히 다르다. 이는 의학 연구나 과학계에 아직 지원이 이뤄지지 않은 분야로, 의료계는 여러 다양한 형태의 옥살염이 신체에서 서로 어떻게 반응하거나 관계하고 또 몸속에 축적되는지 제대로 알지 못하고 있다. 옥살염 성분을 이유로 셀러리 주스를 인정하지 않는 것은 근거가 없고 입증되지도 않았다. 실제로 이러한 식품들은 우리에게 전혀 해롭지 않다. 오히려 우리에게 필수적인 치유 물질인 파이토케미컬과 비타민, 미네랄 등을 제공해 준다.

잎이 많은 녹색 채소와 셀러리와 같이 이른바 옥살염 함량이 높은 식품들 속에는 아주 다양한 영양소들이 함유되어 있는데, 외부에서 얻을 수 있는 것 중에서 우리 인간에게 가장 유익한 성분들의 일부가 바로 이 영양소들이다. 과일이나 채소, 특히 잎이 많은 녹색 채소나 허브에는 이른바 옥살염으로 인한 손상들을 (최근 주장에 따르자면) 억제하는 항-옥살염anti-oxalates 성분이 함유되어 있다는 사실은 아직 의학계에서도 밝혀지지 않은 내용이다. 옥살염은 우리가 좋아하든 그렇지 않든 우리 주위 곳곳에 있는 성분이다. 옥살염에 대한 해독제도 마찬가지이다. 우리가 두려워하는 옥살염의 그러한 해악들에 대항할 수 있는 식품을 꼽으라면 바로 셀러리 주스이다. 옥살염이 풍부한 식품이 신장 결석과 담석을 일으킨다는 것이 일반적인 믿음이다. 셀러리 주스가 진짜 문제라면, 어떻게 신장 결석과 담석을 오히려 용해시키는 효능이 있을까? 신장의 요산에 문제를 일으키는 것은 옥살염이 아니다. 간을 못 쓰게 만들어 통풍과 신장 결석을 만든 단백질이 그 주범이다.

옥살염 괴담의 또 다른 피해자는 시금치이다. 시금치는 사람들에게 활력을 되찾아주고 만성 증상과 질병에서 회복하도록 돕는 훌륭한 식품이며, 나는 수십 년간 그것을 목격해 왔다. 생 시금치는 조리한 것보다 더 안전하며 대단히 건강한 음식이다. 잘못된 이론으로 인해 시금치와 셀러리와 같은 귀중한 치유 도구를 내버리지 않기를 바란다.

소랄렌

소랄렌psoralens[3]은 사람들이 셀러리를 멀리하게 만드는 또 다른 공포 물질이다. 거의 모든 과일, 채소 및 허브에 함유되어 있는 이 파이토케미컬 성분은 면역 체계와 우리 몸의 치유에 유익하다. 셀러리 속의 소랄렌은 무해하며, 태양 민감성이나 피부염을 일으키지 않는다. 3장에서 읽은 바와 같이 오히려 이러한 피부 질환들을 없애는 데 일조한다.

---

3 식물에 포함된 독성 물질로, 피부에 대한 광감각 작용으로 중증 좌창이나 건선 치료시 자외선 반응을 높이는 데 사용한다.—옮긴이

살리실산

'살리실산 염salicylate'이라고도 알려진 살리실산salicylic acid[4] 역시 사람들이 셀러리 주스의 치유 혜택을 경험하지 못하게 만드는 공포 전술에 사용된다. 개인에 따라 과일과 채소의 살리실산에 예민 반응을 일으킬 수 있다는 이론은 아직 의학계에 의해 입증되지 않았다. 또한 셀러리는 채소가 아니기 때문에 이 이론이 적용되지도 않는다. 셀러리 주스는 글루텐, 유제품, 옥수수, 달걀이나 콩 등을 섭취했을 때의 식품 화합물 민감도food chemical compounds sensitivity를 개선하는 데 도움이 되는 허브 약제이다. 셀러리 주스 속의 약성 물질은 식품 민감도에 가장 큰 영향을 미치는 독소와 바이러스, 박테리아를 몸에서 제거하기 때문이다.

염분

우리가 이미 살펴본 바와 같이 셀러리의 나트륨은 식료품에 든 나트륨과 같지 않으며, 심지어 고품질 켈트 해 바다 소금이나 히말라야 암염과도 다르다. 지금 우리가 사는 이곳은 저염low salt 사회가 아니며, 소금은 일상에서 넘쳐난다. 충분히 의식하고 살아가는 사람들은 소수일 뿐이다. 세계 어디를 가나 대부분의 식당들은 소금에 의존한다. 만약 살면서 소금을 넣은 음식을 한 번

---

4 일부 식물에서 발견되는 신맛이 나는 물질로 아스피린 재료로 쓰인다.—옮긴이

도 먹지 않았거나 외식을 하거나 포장 음식을 먹어본 적이 없는 사람이 있다면, 아마 우리가 음식에 넣고 있는 이 많은 소금들에 완전히 압도되고 말 것이다. 지금의 문명은 그야말로 '가염 salted' 문화이다.

우리가 먹는 모든 소금은 어디로 갈까? 쉽게 몸에 들어가는 것처럼 배출 역시 쉬울까? 아니, 그렇지 않다. 유기농 살사 소스나 가장 몸에 좋다는 건강 크래커 또는 소금 간을 한 견과류 믹스에 쓰인 최고급 소금조차도 우리 장기 깊숙한 곳, 세포 내부 깊숙이 저장되고 그곳에서 결정화된다. 소금은 특히 간에 많이 쌓이는데, 이는 간이 과다한 소금으로 문제가 생기는 것을 방지하려고 혈류 속의 소금들을 모두 끌어 모으기 때문이다. 이런 일이 매일 거의 모든 사람에게서 일어난다. 소금이 정화되지 않고 간에 몇 년 동안 달라붙어 있으면 결국 독성이 생긴다. 셀러리의 나트륨에 대해 걱정하는 사람은 그 걱정 대신 포장 식품과 식당에서 먹는 음식들, 심지어는 집에서 하는 요리에 사용되는 엄청난 양의 염분을 걱정해야 한다.

셀러리 주스의 나트륨은 모든 것에서 예외이다. 그것은 우리에게 해를 끼치지 않을 뿐만 아니라 오히려 우리에게 도움을 준다. 셀러리 주스와 나트륨에 대해 걱정하는 사람이 있다면 아직 셀러리를 제대로 이해하지 못하는 것이다. 이 같은 걱정은 아무런 의학적 근거도 없는 맹목적인 가정일 뿐이다. 셀러리 속의 나트륨은 다르며, 따라서 실제로는 셀러리 주스의 나트륨이 신체 내 독성 나트륨 결정 침전물의 분해를 돕는다. 셀러리 주스의 나트륨 클러스터 염은 독성 나트륨과 결합해 이를 체외 배출함으로써 우리 몸에서 독성 나트륨 침전물을 제거한다. 그뿐 아니라 우리 몸의 혈액은 셀러리 주스의 나트륨을 필요로 하고 또 가장 많이 사용할 수 있다. 신경 전달 물질은 필요적절한 미네랄을 갖추고 미량 미네랄까지 부착된 이런 종류의 나트륨을 잘 받아들인다.

2장에서 다룬 내용을 잠시 상기해 보자. 다른 식품들처럼 부분 전해질의 형태로 신경 전달 물질 조각들을 함유한 것이 아니라—그래서 섭취하는 음식의 종류에 따라 미네랄이 뉴런에 전해질 수도 있고 그렇지 않을 수도 있는—셀러리 주스는 완전하고, 활성화되고, 살아있는 전해질을 함유한 지구상의 유일한 식품이다. 훌륭한 천연 전해질 공급원인 코코넛 워터조차도 전해질의 일부만을 제공할 수 있으며, 인공 전해질 제품도 마찬가지이다. 제조업체는 지나치게 단순한 영양학 이론에 기대어, 미네랄을 추가해 어떤 식으로든 전해질을 만들어보려고 한다. 이런 제품들의 마케팅에는 "몸에 좋다"와 "우리 몸은 전해질이 필요하다" 같은 표현이 사용될 뿐 뉴런에 도움을 준다는 내용은 없다. 셀러리 주스는 뉴런을 지원하는 신경 전달 화학 물질을 만드는 데만 도움을 주는 것이 아니다. 그것은 잘 결합된 완전한 형태의 신경 전달 화학 물질을 제공해서 약해진 신경 전달 물질을 재점화하고, 따라서 뉴런은 완전하게 안정을 찾는다. 전기가 흐를 때 뉴런 역시 자유롭게 흐를 수 있다. 자연적으로 만들어지는 셀러리 주스의 유익한 나트륨은 이 작용에서 없어서는 안 될 물질이다.

내가 말했듯이 모든 물은 동일하지 않으며, 모든 설탕 역시 서로 다르다. 하나 더 추가하자. 소금 역시 모두 같은 소금이 아니다.

물

셀러리 주스를 마시는 것이 결국 물을 마시는 것과 비슷하다고 말하는 사람이 있다면 다시 말하겠다. 같지도 비슷하지도 않다. 물에는, 특히 좋은 물이라면 자연발생적 전해질이 함유되어 있지만, 이 전해질의 이점은 셀러리 주스의 그것과는 완전히 다른 성질의 것이다. 물과 셀러리 주스는 완전히 다른 물질이기 때문에, 이 둘을 비교하는 것은 사과와 오렌지를 비교하는 차원을 넘어 사과와 쇠고기를 비교하는 정도라 할 수 있다. 오로지 허브 셀러리에만 나트륨 클러스터 염과 특별한 효소, 특정 미량 미네랄이 들어 있으며, 이것들이 셀러리 주스의 본질을 이룬다.

물 한 컵에 소금 한 꼬집을 넣는 것이 셀러리 주스와 비슷하거나 혹은 더 좋을 수 있다고 한다면 모두 잘못된 정보이다. 운동 후 땀을 많이 흘렸을 때 당신의 트레이너나 건강 전문가가 물에 소금을 넣어 수분을 보충하라고 조언한다면, 그것은 오히려 더 심각한 탈수를 일으킬 뿐이다. 물에 소금을 첨가하면 탈수가 심화되지만, 셀러리 주스는 더 깊은 곳까지 수분을 공급한다. 따라서 운동 후에 정말 필요한 것은 셀러리 주스이다.(물론 칼로리 공급원도 섭취해야 한다. 4장의 '섭취 시간'을 기억하라.) 최고 품질의 히말라야 암염이나 바다 소금조차도 셀러리의 유익한 나트륨에 비교가 되지 않는다. 셀러리 주스와 소금물은 두 개의 서로 다른 세상과 같다. 당신은 사는 세상은 어느 쪽인가?

자, 여기서 다시 한 번 더 강조하려고 한다. 셀러리 주스와 물을 섞는 것은 좋은 방법이 아니다. 그 둘은 너무 달라 서로 충돌하기 때문이다. 이들 사이에 마찰이 발생한다. 셀러리 주스에 물을 추가하면 나트륨 클러스터 염이 희석되고 비활성화되는 동시에, 우리가 치유하는 데 도움되는 셀러리 주스의 가장 강력한 요소인 미량 미네랄과 효소 역시 방해를 받는다. 셀러리 주스에 얼음을 추가하는 것도 마찬가지다. 물과 셀러리 주스를 섞으면 우리 몸에 해가 되지는 않지만 도움 또한 주지 못한다. 셀러리 주스 본연의 능력은 향상되지 않고 실제로는 셀러리 주스의 치유력을 떨어뜨리는 것이 사실이다. 비타민 K와 같은 기본 영양소는 물론이고 셀러리 주스 고유의 비타민 C와 기타 셀러리 주스의 모든 영양소들이 체내로 전달되는 것을 방해하여 셀러리 주스가 어떤 역할도 할 수 없게 되어버린다.

물과 셀러리 주스에 대해서 명심해야 할 사항이 또 있다. 셀러리 주스를 마신 사람들이 컨디션이 좋아지는 것은 셀러리 주스의 풍부한 수분 덕분이라고 주장하는 사람들이 있다. 그들은 건강상의 효과가 순전히 수분 때문이지 셀러리 주스 자체와는 거의 또는 전혀 관련이 없다고 말한다. 이는 그들 자신도 모르게 만성질환 환자들을 모욕하는 행위이다. 이것은 치유법을 찾아 헤매느라 너무나 오랜 시간을 보내온 사람들에게 왜 진작부터 물을 많이 마시지 않았느냐고 묻는 것과 같다. 수분 섭취는 건강과 웰빙에 관해 모든 사람들이 가장 먼저 듣는 조언이다. 잡지는 물론이고 건강 전문가와 의사 들도 모두 같은 조언을 하고 있으며, 병을 앓는 사람들은 이 조언을 경청한다. 그들은 항상 물병을 지참하고 아침, 점심, 저녁 하루 종일 철저하게 물을 마신다.

만성질환자가 셀러리 주스를 통해 삶과 건강을 되찾은 유일한 이유가 수분 섭취 때문이라면 정말 허무맹랑하다고밖에 할 수 없다. 만성 증상과 질병에 시달리는 사람들이 살아남기 위해 매일매일 무엇을 해야만 하는지 제대로 알지도 못하는, 경험과 이해 부족의 반증일 뿐이다. 물론 셀러리 주스는 다른 많은 식품보다 수분 함량이 더 높고, 셀러리 주스의 생리활성수hydro bioactive water가 유익한 것도 사실이다. 하지만 사람들을 더 나아지게 하는 것은 단순한 수분 함량의 문제가 아니다. 만약 그렇다면 물을 더 많이 마시려고 노력한 모든 사람들이 이미 차도를 경험했을 것이다. 그들은 포드맵FODMAP[5](발효성 올리고당, 이당류, 단당류, 폴리올) 식품 섭취를 줄이려고 주의하면서 온갖 종류의 식이요법을 시험해 보는 동안에 이미 나아졌을 것이며(그런데 셀러리 주스는 간과 장의 회복을 도와 포드맵 불내성不耐性을 없애는 데도 도움이 된다), 여태껏 만나본 그 수

---

[5] 소장에서 잘 흡수되지 않아 과민성 대장 증후군을 악화시키는 종류의 탄수화물.—옮긴이

많은 의사들(표준 현대 의학은 물론이고 기능 의학, 대체 의학 등 모든 분야의 의료 기관과 의사들)과 치료법을 찾기 위해 쓴 엄청난 돈을 따져보더라도 이미 치유되었을 것이 분명하다.

그 사람들이 셀러리 주스에 눈을 돌려 마침내 결과를 확인한 때를 생각해보자. 그들은 이미 그 전부터 항상 자신의 몸에 들어가는 음식에 주의를 기울여왔고 스스로를 잘 돌보기 위한 노력을 해오던 터였다. 그들은 어려운 상황을 살아왔고 가능한 모든 것을 시도한 사람들이다. 마침내 셀러리 주스를 시도했을 때, 실제로 자신의 삶이 바뀌기 시작하는 첫 경험을 맞이하게 되었다. 그들은 합당한 존중을 받아야 한다. 적어도 자신들의 치유가 단순히 물 덕분이라는 말을 듣는 것보다는 더 나은 존중을 받을 자격이 있다.

이어질 공포 마케팅

방금 예를 든 소문들은 비교적 사소한 것들이다. 그리고 미리 알려두자면 셀러리 주스를 통한 엄청난 치유가 전 세계로 번져나가면서 언젠가는 셀러리 주스에 대한 더 큰 공격이 일어날 것이다. 셀러리 주스가 무용하다는 주장으로 일관하며 이곳저곳에서 사소하게 던지던 의심이나 거부 반응과는 비교도 안 되는 훨씬 강력한 공격이 가해질 것이다. 어떤 놀라운 능력에 힘입어 이 정도 수준의 치유(입원이 줄고, 사람들이 약이 필요한 독감이나 식중독, 정신 질환, 각종 만성 증상에서 더 빨리 회복되는 수준의 치유)가 전 세계적으로 일어날 때, 만일 의료계가 컨트롤할 수도 없고 산업 측면에서 그것으로 돈을 벌 수 있는 방법이 없다면 오히려 이를 사보타주하려는 시도가 생겨날 수 있다.

더 큰 공격이 언제 올지, 과연 누가 시작할지 나는 모른다. 결국은 의지의 문제일 것이고, 나는 그런 매복 공격이 가까워 온다는 것을 알고 있을 뿐이다. 셀러리 주스의 힘을 대수롭지 않은 것으로 만들려는 이런 시도들은 여러 형태로 나타날 수 있다. 이미 많이 드러난 첫 번째 함정은 셀러리 주스를 너무 많이 마시면 해롭다는 소문이었다. 이 책이 출판될 무렵에는 어쩌면 업계나 권위 있는 단체에서 아예 셀러리 섭취량을 제한하고 나설지도 모르겠다. 셀러리 권장량을 하루에 셀러리 줄기 하나로 제한하여 땅콩버터에 곁들여 씹어 먹거나 다른 여러 채소와 함께 갈아 마시라고 권할 수도 있다.(한 가지 짚고 넘어가자면 이 땅콩버터 권유는 고지방 식이 트렌드만 부채질할 뿐이며, 누구에게도 도움이 되지 않는다. 자세한 이유는《메디컬 미디엄의 간 소생법》에서 확인 바란다.) 심지어는 연구 결과를 주장하는 문서가 공개될 가능성도 있는데, 그 내용은 셀러리 주스에 대한 경고가 주를 이룰 것이다. 그런 모든 사건들이 오로지 사람들 사이에 걱정과 위기감을 조성하려는 것임을 아무도 깨닫지 못할 것이다.

많은 사람들을 덫에 걸리게 만들 또 다른 전술은 6장에서도 언급한 '일화적인' 증거라는 혼란책이다. 치유라는 것은 반드시 현미경을 통해 타당성과 신빙성을 획득해야 한다는, 얼핏 합리적으로 들리는 그 목소리들은 점점 더 커질 것이다. 이것은 사람들을 보호하려는 메시지이자 논리로 등장할 것이며, 셀러리 주스 운동이 대단히 어리석고 과학과 동떨어져 있는 것으로 보이도록 만들 것이다. 이런 주장들은 치유라는 개념을 상자에 넣은 다음, 셀러리 주스로 더 나아지고 건강해진다는 것은 그 상자에 맞지 않는다면서 인정하지 않는 것이다. 셀러리 주스에서 느끼는 이점은 플라시보placebo 효과에 지나지 않는다는 주장도 뒤를 이을 것이다. 만일 이 주장이 사실이라면 건강에 좋다는 온갖 최신 치료법과 식이요법을 시도해 본 사람들은 플라시보 효과로 모두 치유되었을 것이다. 셀러리 주스로 생명을 되찾은 이 수많은 사람들 앞에서 겸손하기는커녕, '일화'와 '플라시보'라는 말로—비록 이것이 의과 대학 및 의료 기관에 대한 충정심에서 비롯되었다 하더라도—계속해서 이들이 얻은 진정한 회복에 의문을 던질 것이다. 이것은 마치 1950년대에서 1990년대까지를 지배했던 정신 상태로 회귀하는 것과 같다. 만성질환으로 고통받는 사람들이 의사와 때로는 가족들에게 자신이 정말 아프다는 사실을 설득해야 했던 그 시기에, 그들은 의료 산업이 만성질환의 원인을 진단하거나 발견할 만큼 발전하지 못한 까닭으로 인해 너무나 자주 의심을 받아야 했다. 만약 퇴행하여 이런 식으로 만성질환자들을 다루게 된다면 그 누구도 도움을 얻지 못할 것이다.

나중에는 어떤 이익 집단이 나와서 사람들이 두려워할 만한 셀러리 주스의 문제를 새로 만들어낼 수도 있다. 수확량이 큰 셀러리 농장에는 높은 수수료를 적용해 농부들이 다른 작물을 재배하도록 유도하는 등 셀러리 재배에 관한 규제 문제가 대두될 수도 있다. 어쩌면 조작된 오염 사건이 발생할지도 모른다. 셀러리 자체에는 어떤 문제도 발생하지 않더라도 두려움을 불러일으키는 온갖 소문들이 산불처럼 번질 수도 있다. 종자에 대한 공격도 예상 가능하다. 셀러리 종자 공급을 제한하는 형태일 수도 있고, 셀러리 오염을 방지한다는 명목으로 유전자 조작 셀러리 종자를 만들지도 모르겠다. 어떤 형태가 될지, 그것이 언제일지는 모르겠지만, 부당한 공격이 행해질 것이라는 점만은 분명하다.

내가 이 모든 것들을 말하는 이유는 오로지 여러분을 준비시키기 위해서이다.(걱정시키려는 목적이 아니다.) 준비된 사람은 강해질 수 있기 때문이다. 셀러리 주스를 마시지 못하게 하려는 의도의 메시지를 듣더라도 마음을 굳게 다잡아야 한다. 셀러리 주스가 사람들의 치유를 증진시키는 데 얼마나 일조하였는지 그 수십 년간의 역사를 상기해 보고, 또한 지금 이 순간에도 쓰이고 있는 역사를 지켜보라. 셀러리 주스 운동이 아니었다면 결코 살지 못했을 것이라고 생각하는 사람들이 오늘날 살아있다. 두려움을 실어 나르는 괴소문 대신 반전과 희망의 이야기에 귀 기울여야 한다.

셀러리 주스는 일시적 유행이 아니기 때문에 금세 사그라지지 않는다. 많은 건강 트렌드가 헤매다가 결국 그 속에서 사라져버리는 "이거 진짜 효과 있는 거 맞아?"의 심연 속을 허우적대지도 않을 것이다.(사라지지 않는 대부분의 트렌드는 계속 새로운 생명을 불어넣으려는 지속적인 자금 투자 덕분에 수명이 이어지고 있다.) 셀러리 주스에 대한 여러분의 신뢰를 꺾으려는 작전이 어떤 식으로 전개되든, 셀러리 주스는 효과가 있다는 그 사실만 기억하기 바란다. 부디 셀러리 주스의 치유 효과에서 얻은 자신감을 잃지 않기를 빈다. 세월이 지나면서 또 다른 소문들이 계속 이어지겠지만, 그냥 웃어넘기고 그런 행위를 놓지 못하는 사람들을 불쌍히 여기도록 하자. 그들은 그들 내면의 두려움과 회의론 또는 경쟁심으로 인해 이 시대의 치유 기적을 직접 경험하지 못한다는 사실을 깨닫지 못하는 것이다.

셀러리 주스를 조롱하는 반대론자들은 자신들이 지금 타임 스탬프를 찍고 있다는 사실(즉 모든 것이 기록되고 있다는 사실)을 깨닫지 못한다. 셀러리 주스에 대한 잘못된 정보를 계속 전하고 퍼뜨리는 사람이나 언론도, 오히려 이로써 자신들이 현명한 사람으로 보이지 않게 된다는 점을 인식하지 못한다. 예를 들어 셀러리가 허브라는 사실을 모르면서 대중에게 이런 정도의 효능을 보이는 채소는 존재하지 않는다는 식의 글을 써서 이미 시대에 맞지 않는 이야기를 하고 있는 것이다. 그들은 이 전설적인 치유 운동에 대한 자신들의 회의적인 태도를 스스로 역사로 기록하는 중이다. 그 모든 의심과 회의는 2015년 셀러리 주스에 대한 내용을 담은 나의 첫 번째 책이 출판되었을 때 벌써 제기되었어야 옳다. 이미 수년이 지나 셀러리 주스가 세계적인 규모로 자리 잡은 지금에 와서 셀러리 주스가 효과가 없다고 말하기는 너무 늦었다. 셀러리 주스의 신용을 떨어뜨리려는 시도는 비록 가끔은 잠시 먹히는 때도 있겠지만, 결국은 시대착오적인 관점으로 여겨지게 될 것이다.

셀러리 주스에 대한 온갖 의심을 듣다 보면 짜증도 밀려올 것이다. 자꾸 셀러리 주스의 꼬투리를 잡는 사람은 그만큼 자신이 뭘 모른다는 걸 드러낼 뿐이다. 잠시 멈춰서 마음속으로 깊이 숙고한다면, 셀러리 주스의 도움으로 몇 달 또는 몇 년의 고통 끝에 드디어 자리에서 일어나서 자녀를 돌보거나 자신의 일터로 돌아가는 사람들의 말을 깎아내리고 싶지 않을 것이다. 반대론자들에게 연민 같은 감정은 없는 듯하다. 그들은 생명의 진리를 열렬히 찾고 있으나 그 과정에서 길을 잃고 말았다. 그 반면 당신은 제대로 들어섰다. 당신은 셀러리 주스의 진실을 발견했고, 셀러리 주스라는 진리가 당신을 찾아냈다. 그 진실의 횃불을 밝힘으로써 진리를 찾는 다른 이들에게도 이제 길을 보여줄 수 있을 것이다.

8장

심화 치유 가이드

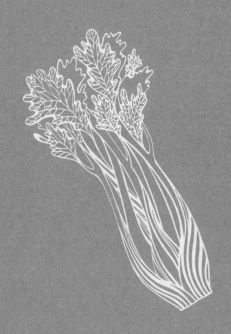

셀러리 주스는 많은 문제들을 빠르게 해결하도록 돕는다. 셀러리 주스는 음식에 관한 어떤 신념 체계에도 속하지 않으며, 이런 신념 체계들에는 이미 면역을 갖추고 있다. 이것은 음식에 대한 신념들을 훌쩍 넘어서 있다. 그것이 가능한 많은 이유 중 하나는 셀러리가 허브이고 셀러리 주스가 허브 약이라는 사실에 있다. 어떤 식이요법을 채택하더라도 셀러리 주스는 함께 적용이 가능하다.

모두에게 분명히 일러주고 싶은 사실이 있다. 셀러리 주스는 이 하나로 모든 문제를 해결하는 만병통치약이 아니라는 것이다. 물론 가벼운 위산 역류를 가진 사람에게는 이걸로 충분할 수 있다. 속 쓰림 증상도 완전히 사라질 수 있다. 그러나 다른 경우라면 셀러리 주스가 다른 것들과 함께 '치유 프로토콜'이라는 팀을 이루어야 한다. 셀러리 주스는 강력하고 놀라운 도구이지만, 나는 그것 외에도 많은 다른 치유 도구들을 함께 권하고 있다.

셀러리 주스와 관련한 혼란이 생긴 것은 어쩌면 당연한 일이다. 메디컬 미디엄 커뮤니티에서 셀러리 주스에 대해 입소문을 퍼뜨리기 시작하자, 이 책들 이름을 들어본 적도 없는 인플루언서들이 셀러리 주스가 누가 어떤 목적으로 시작했는지는 알려고 들지도 않고(이것을 맨 처음 시작한 나는 만성질환자의 건강을 회복시키는 다른 중요한 정보를 제공하고 있는데 말이다), 우선 자신들의 플랫폼을 구축하는 데 이 셀러리 주스를 이용했다. 셀러리 주스는 그저 조회수를 올리는 도구였다. 가끔은 이런 일들이 아픈 사람들에 대한 연민 없이 무심하게 행해지기도 한다. 물론 유명 인사나 인플루언서가 셀러리 주스에 순수한 관심을 보인 경우도 있었다. 기분 좋은 일이지만 그들은 중요한 부분을 빠뜨리기 일쑤였다. 어느 경우이든 이 폭주하는 인기에 힘입어 '셀러리 주스'라는 태그가 선명한 녹색 사진과 함께 전 세계에 퍼져나가게 되었으며, 이때 마땅히 함께 알려졌어야 할 다른 중요한 치유 정보들은 뒤에 남겨지고 말았다.

자, 혼란이 생기는 지점이 바로 여기이다. 예컨대 소장 내 세균 과잉 증식으로 고생하는 어떤 사람이 온라인에서 인기 게시물을 보고 셀러리 주스를 마시기 시작했다. 하지만 이내 원하는 만큼 빨리 장 문제가 호전되지 않는다는 것을 알게 된다. 그 이유는 셀러리 주스를 추천한 사이트에서 같이 실행해야 하는 적절한 식이요법들을 안내하지 않았거나 어쩌면 잘못된(예를 들면 달걀 섭취를 권하는 것 같은) 정보를 올려 오히려 박테리아의 성장을 유발한다든지 해서 치유를 더욱 방해했기 때문이다. 이런 모순된 상황 때문에 셀러리 주스의 메시지가 흐려진다. 그래서 셀러리 주스를 시작하는 사람들은 이미 몇 차례나 실패를 안겨준 다른 경우들처럼 이것도 지켜지지 않을 약속이 아닐까 하고 느끼게 된다. 셀러리 주스를 자기들 삶에 들이면서도 여전히 치유를 가로막는 다른 것들 역시 그대로 먹고 있으니 당연하다. 물론 소장 내 세균 과잉 증식의 원인인 박테리아나 다른 건강 문제를 일으키는 바이러스를 먹여 살리는 음식을 먹더라도, 셀러리 주스를 계속 섭취하면 최소한 상태가 악화되는 것을 막거나 다른 부분의 건강이 개선될 수도 있다. 전부 아니면 영이 되는 것은 아니다. 셀러리 주스로 원하는 결과를 전부 얻지 못하더라도 포기해서는 안 된다.

더 나은 결과를 위해서는 다음과 같은 방식으로 전환해야 한다. 만성피로 증후군이나 다발성경화증 또는 라임병 진단을 받은 한 엄마가 생계를 꾸리거나 자녀를 돌보기 위해 애쓰고 있다고 치자. 셀러리 주스를 중단한 것 때문에 그 엄마는 5년의 시간을 헛되이 보내버릴 수도 있다. 주의해야 할 음식이나 식이요법, 올바른 조리법, 도움되는 보충제에 대한 올바른 안내가 있었다면, 셀러리 주스는 그 엄마에게 자신의 가치를 충분히 보여주었을 것이다.

셀러리 주스만으로 얻을 수 있는 것보다 더 큰 결과를 원한다면 메디컬 미디엄 시리즈에서 안내한 추가 치유 지침을 셀러리 주스와 함께 적용하기 바란다. 이미 많은 사람들이 그런 방식으로 더 좋은 결과를 얻었으며, 심각한 만성 질환을 가진 사람들이라면 보통 이 두 가지가 모두 필요하다. 이 정보들의 출처는 동일인(즉 메디컬 미디엄)이므로, 이 두 가지는 함께 작용하여 더 나은 회복을 가져올 것이 틀림없다. 나는 셀러리 주스가 누구로부터 어떻게 시작되었는지 용기 있게 알아보고 또 인정해 준 사람들에게 박수를 보낸다. 또한 만성 질환 환자들 편에 서서 셀러리 주스와 동일한 출처에서 나온 다른 치유 지침들을 인정한 사람들과 그들의 용기 있는 행동에도 박수를 보낸다.

자신의 건강 문제의 원인을 아는 것은 개선과 치유에 도움을 주는 중요한 요소이다. 이것이 내가 앞서 3장에서 증상과 질병의 원인을 자세히 설명한 이유이다. 바이러스나 다른 숨겨진 원인이 고통의 진짜 원인이라는 것을 모르고, 그 원인들을 키우거나 없앨 수 있는 원리를 모를 때, 사람들은 쉽게 셀러리 주스를 포기해 버리곤 한다. 그것은 그들이 절호의 기회를 잃는다는 뜻이다.

식이요법에 관하여

식단을 정리한다는 말은 무슨 뜻일까? 요즘엔 건강한 식습관에 대한 정의가 너무 많아 누구도 이견이 없는 진짜 최고의 음식을 찾기란 불가능에 가깝다. 그래도 몇 가지 분명한 답은 있다. 튀긴 음식과 기름진 디저트는 멀리하고, 야채와 잎이 많은 녹색 채소를 더 많이 먹는 것이다. 과일은 어떨까? 진실을 말하자면, 전혀 두려워할 필요가 없다. 과일 속의 영양소는 치유에 매우 중요하다.(용기가 더 필요하다면 《난치병 치유의 길》의 '과일에 대한 두려움' 장을 보기 바란다.)

음식에 대한 당신의 신념 체계가 뭐든 셀러리 주스가 몸에서 제대로 작용하려면 지켜야 할 사항이 있다. 섭취하는 지방의 양을 절반으로 줄이면서, 내가 필수 순수 탄수화물ccc이라고 부르는 식품을 더 많이 먹는 것이다. 이런 식품으로는 신선한 과일과 감자, 고구마, 겨울 호박, 오트밀 등이 있다.

자연식물식_{plant based diet}을 하는 사람이라면 견과류, 씨앗류, 땅콩이나 견과로 만든 식물성 버터, 오일, 아보카도, 코코넛, 올리브의 섭취를 줄여 지방의 양을 제한한다. 식단이 동물성 제품에 더 초점을 맞추고 있다면, 쇠고기(풀을 먹인 경우라도), 닭고기, 칠면조 고기, 생선을 덜 먹으면서 식물성 지방 섭취도 최소화한다. 유제품이나 돼지고기, 달걀은 완전히 피한다.(잠시 후에 자세히 설명하겠다.) 어떤 식이요법을 따르든 지방 섭취를 절반으로 줄여야 한다. 예컨대 하루에 두세 번 먹던 것을 한 번으로 줄이거나, 기다렸다가 점심이나 오후 시간에만 지방을 섭취하는 식으로 조절한다. 그 대신 필수 순수 탄수화물을 풍성하게 먹어서 영양을 보충한다. 시금치나 각종 상추류, 양상추 믹스, 루콜라, 민들레 잎, 겨자 잎, 케일처럼 잎이 많은 녹색 채소 또한 훌륭한 보충식이다.

셀러리 주스의 약성이 제대로 작용하여 증상을 완화하고 건강을 개선하기를 원한다면 위의 단계는 필수적이다. 이는 메디컬 미디엄 시리즈에서도 언급한 권장 사항들인데, 가끔 사람들이 '메디컬 미디엄 프로토콜_{Medical Medium protocol}'이라고 부르기도 한다. 치유에는 어떤 한 가지 프로토콜만이 있는 것이 아니다. 여러 가지 다양한 프로토콜이 존재하며, 건강 상태에 대한 자신만의 전문 지식을 활용해 가장 필요한 것을 선택해야 한다. 특정한 건강 문제에 맞춘 식사법을 심도 있게 공부하려면(무엇을 먹거나 먹지 말아야 하는지, 또 왜 그래야 하는지) 다른 메디컬 미디엄 책을 참조하기 바란다.

중금속 해독

독성 중금속은 오늘날 전 세계 사람들이 질병으로 고통받는 가장 큰 이유 중의 하나이다. 수은, 알루미늄, 구리, 납, 카드뮴, 니켈 등과 같은 중금속은 우리 몸에서, 가장 중요하게는 뇌와 간에서 반드시 제거되어야 한다. 중금속 해독 스무디는 셀러리 주스 섭취와 병행하면 큰 효과를 가져올 뿐만 아니라 셀러리 주스의 치유 과정 자체를 돕는 역할도 한다.

(셀러리 주스와 스무디를 동시에 마셔서는 안 된다. 항상 그렇듯이 셀러리 주스는 다른 음식이나 음료와는 별도로 섭취한다. 셀러리 주스를 마시고 15~30분이 지난 후에 스무디를 마시면 훌륭한 아침 식사가 된다.)

이 중금속 해독 스무디 레시피는 이미 수년 동안 메디컬 미디엄 커뮤니티에서 사용되고 검증을 거친 프로그램이다. 이 레시피는 사람들이 치유되는 데 큰 역할을 했고, 질병을 물리치고 삶을 회복시킨 전력을 가지고 있다. 스무디의 각 성분들은 안전하게 어울리면서도 각각 독특하게 작용하면서 장기 내의 독성 중금속을 제거해 신체 밖으로 배출시킨다. 그동안의 해독법들에서는 대충 끌어 모은 중금속들을 몸속 운반 과정에서 쉽게 놓쳐서 결국 자리만 옮겨 또 다른 문제를 낳는 식이었다. 중금속 해독 스무디의 다섯 가지 핵심 성분은 야생 블루베리, 고수, 새싹보리 주스 분말, 스피룰리나spirulina[1], 대서양 덜스 Atlantic dulse[2]이며, 이것 모두가 팀으로 작용하여 독성 중금속을 장기에서 몰아낸 후 마지막까지 책임 있게 운반해 몸 밖으로 내보낸다. 이 팀워크를 통한 해독에 관해서는 《난치병 치유의 길》과 《메디컬 미디엄의 갑상선 치유》에 더 많은 내용이 있다. 이제 레시피를 공개하겠다. 당신도 이제 중금속 해독 스무디의 힘을 알 기회가 왔다.

---

1 지구에서 가장 오래된 조류藻類로 단백질이 많고 소화가 잘되는 강알칼리성 식품.—옮긴이
2 덜스는 붉은 바다 조류로, 북대서양과 태평양 연안 북부 지방에서 자라는 한류성 식물.—옮긴이

중금속 해독
스무디 만들기

(1인용)

재료: 바나나 2개

　　블루베리 2컵

　　고수 1컵

　　새싹보리 주스 분말 1티스푼

　　스피룰리나 1티스푼

　　대서양 덜스 1티스푼

　　오렌지 1개

　　물 1컵

만드는 법

바나나, 블루베리, 고수, 새싹보리 분말, 스피룰리나와 대서양 덜스를 오렌지 주스와 함께 고속 블렌더나 믹서기에 넣어 부드럽게 간다. 기호에 따라 물을 추가할 수 있다. 아주 간단하다. 맛있게 즐기면 끝!

해로운 음식들

최고의 치유를 원한다면 애초부터 완전히 피해야 할 음식이 있다. 이것은 우리가 일반적으로 말하는 '좋은' 음식, '나쁜' 음식과는 관련이 없다. 그저 이런 음식 중 일부가 바이러스와 박테리아의 먹이가 되기 때문이다. 또 이 음식들은 셀러리 주스의 작용에도 방해가 된다. 도저히 이 음식들을 중단할 자신이 없다면, 평소대로 먹으면서 셀러리 주스를 마실 수도 있다. 또는 그 음식 중한두 가지만 피하면서 몸의 변화를 살펴보는 방법도 가능하다. 여전히 조금씩 좋아지는 경험을 하게 될 것이다. 그 반면 확실한 개선과 치유를 바라는 사람이라면 이러한 음식과 재료를 모두 없애 셀러리 주스의 작용을 극대화시켜야한다. 이 음식들을 멀리하면 셀러리 주스의 핵심 치유 요소인 파이토케미컬 성분이 방해를 받지 않고 최고 수준으로 작용한다.

- 달걀
- 유제품(우유, 치즈, 버터, 크림, 요거트, 케피어$_{kefir}$[3], 기$_{ghee}$ 버터[4], 유청 단백질 포함)
- 글루텐
- 비니거(애플 사이다 비니거 포함)
- 식이 효모
- 발효 식품

---

3 우유(양젖)를 발효시킨 음료. — 옮긴이
4 인도 요리에 사용되는 정제 버터의 일종. — 옮긴이

- 콩
- 옥수수
- 돼지고기류(베이컨, 소시지, 햄 포함)
- 카놀라유
- 천연 착향료

허브와 보충제

허브 보충제는 식이와 관련한 위의 모든 조언과는 별도의 선택 사항이다. 굳이 원하지 않는다면 보충제 세상을 기웃대는 대신, 셀러리 주스를 마시고 지방을 낮추고 치유를 돕는 필수 순수 탄수화물과 잎이 많은 채소를 많이 섭취하면 대부분의 문제를 해결하는 데 도움이 될 것이다. 보충제는 상황이 복잡하고 종잡을 수 없어 더 많은 도움이 절실한 사람들을 위한 것이다. 《난치병 치유의 길》이나 《메디컬 미디엄의 갑상선 치유》 및 《메디컬 미디엄의 간 소생법》에는 특정 증상 및 상태에 도움이 되는 엄청나게 다양한 보충제 옵션들이 소개되어 있다.

특정 보충제의 경우 어떤 형태가 가장 효과가 높은지, 실제로 그것이 중요한지도 많이 묻는 질문이다. 매우 중요한 질문이며, 시중에 나와 있는 여러 보충제 타입 간에는 분명히 (미묘하거나 때로는 아주 중요할 수도 있는) 차이가 존재한다. 이것은 첫째로 바이러스 또는 박테리아 감염이 사라지는 속도에 영향을 미칠 수 있고, 중추 신경계가 스스로 복구되는지, 그렇다면 그 복구 속도는 얼마나 빠를지 등에도 관여하며, 염증의 감소와 현재 가지고 있는 증상의 개선에 걸리는 시간 등에도 영향을 줄 수 있다. 당신이 선택한 보충제는 당신의 치유를 도울 수도, 또 반대로 방해할 수도 있다. 예를 들어 많은 허브 팅크제tincture[5]에는 알코올이 함유되어 있는데, 알코올은 허브의 파이토케미컬 성분을 방해하고 장 속의 유익 박테리아는 죽이면서, 반대로 엡스타인 바 바이러스와 모든 유해 박테리아를 포함한 몸속 병원체들의 먹이가 된다. 치유 속도를 높이려면 올바른 종류의 보충제가 필요하다. 이러한 이유로 나의 웹사이트에는(www.medicalmedium.com) 내가 추천하는 보충제 중 가장 이상적인 형태의 제품 목록을 정리해 놓았다. 예를 들어 현재 판매되고 있는 가장 좋은 새싹보리 주스 분말, 스피룰리나, 비타민 C 제품을 알고 싶으면 해당 목록을 찾아보면 된다.

나트륨 클러스터 염

깨끗하고 건강한 간과 장은 셀러리 주스의 나트륨 클러스터 염이 뇌와 피부를 비롯해 신체의 다른 먼 곳까지 가장 효과적으로 이동하게끔 돕는다. 그렇다면 어떻게 하면 장과 간이 건강하고 깨끗해질까? 셀러리 주스 요법과 기타 메디컬 미디엄 프로토콜을 함께 병행하여 장기간 지속하면 가능하다. 이 둘은 서로 돕고 시너지를 만든다. 실제로 메디컬 미디엄 시리즈 속의 조언대로 차츰 지방 섭취를 줄이고 과일, 감자, 고구마, 겨울 호박 및 잎이 많은 채소들을 늘인 식단으로 바꾼 사람들은 셀러리 주스의 효과를 점점 더 잘 느끼기 시작하

---

5 알코올에 혼합하여 약제로 쓰는 물질.—옮긴이

는데, 바로 이 이유 때문이다. 먹는 것의 변화는 간과 장 속의 병원체, 점액, 산패 지방 및 독소를 줄이는 데 도움이 되고, 셀러리 주스가 더 잘 작동할 수 있는 길을 열어주며, 그 결과 사람들은 계속 더 좋아지고 있다.

그 반면 요즘 유행하는 주류 건강법에서 커피에 타서 먹는 버터나 단백질 쉐이크, 달걀 등 '건강한 음식'으로 통하는 것들은 우리가 의식하지 못하는 사이에 간이나 다른 신체 기관에 숨어 사는 바이러스들(대상포진, EBV, 거대 세포 바이러스, HHV-6 등)을 키울 수 있다. 이와 같이 간의 독성이 매우 높은 상태에서(그 결과로 혈류는 오염되어 걸쭉해지고, 장에는 오래되고 썩은 쓰레기를 비롯해 산패한 지방과 대량의 박테리아가 자리 잡게 된다) 처음 셀러리 주스를 마시게 되면 몸에 일종의 충격 반응이 나타나게 된다. 셀러리 주스가 빠른 치유 반응을 유도하는 것은 나트륨 클러스터 염이 무익한 박테리아, 효모, 독성 곰팡이와 바이러스 등을 죽이기 때문이며, 이 때문에 설사가 곧바로 나타날 수 있다. 이와 동시에 셀러리 주스는 장관腸管을 따라 붙어 있는 산패한 지방을 녹이는데, 이 과정에서도 약간의 위산 역류가 일어날 수 있다. 그것은 셀러리 주스가 여태껏 인간이 사용해 온 도구들을 통틀어 가장 강력한 치유 장치이기 때문이다.

셀러리 주스를 마시기 시작할 때 올바른 식이요법을 병행해 도움을 준다면, 먼저 간이 점점 깨끗해지면서 정체에서 벗어나기 시작하고, 장 내막이 말끔히 청소되며, 바이러스와 박테리아의 감염 역시 줄어들고, 마지막으로 혈액은 맑아지고 지방이나 독극물에 의한 독성도 사라진다. 여기에다 만일 중금속 해독 스무디 요법까지 사용한다면 높은 독성 중금속 부하가 낮아지기 시작한다. 이 정도의 치유 상태에 도달한 사람이라면 이제 나트륨 클러스터 염이 자신의 역할을 멋지게 해내는 것을 지켜보기만 하면 된다.

나트륨 클러스터 염의 중요한 임무 중 하나는 영양소와 결합해 뇌와 신체의 여러 곳에 영양분을 전달하는 것이다. 버스가 승객을 중간중간에 내려주듯이 클러스터 염이라는 버스는 다양한 미네랄과 영양소, 화학 성분을 실어 나른다. 하지만 이 일은 혈류에 충분한 포도당이 있을 때만 가능하다. 식단에 필수 순수 탄수화물을 포함시켜야만 하는 중요한 이유 가운데 하나가 바로 이것이다. 과일, 겨울 호박, 감자와 고구마 등은 고품질의 포도당을 제공한다. 포도당은 셀러리의 나트륨 클러스터 염과 같은 화학 물질과 결합하는데, 이 포도당 운전수는 영양소를 가득 실은 이 나트륨 클러스터 염 버스를 몰아 몸속의 장기와 세포, 조직 깊숙한 곳까지 들어간다.

셀러리 주스의 이 강력한 치유 메커니즘을 경험하려면 고지방 식단은 피하는 것이 좋다. 케토제닉이나 저탄수화물 다이어트를 하고 있다면 지방 칼로리에 의존한다는 뜻이고, 그만큼 포도당 보유량이 감소하고 있을 것이다. 이런 경우에는 포도당이 필요한 곳까지 클러스터 염을 유도하기가 어려워진다. 나트륨 클러스터 염 버스가 몸 전체에 영양분을 전달하게끔 문을 열어주는 열쇠가 바로 포도당이기 때문이다. 그래도 다행인 것은 요즘 대부분의 케토식에서 당을 허용하고 있다는 점이다. 아보카도에는 천연당이 넉넉히 들어 있고, 많은 케토식에 허용되는 견과류와 씨앗류 역시 마찬가지다. 아주 엄밀히 말하자면 이것은 케토제닉이 아닐 수도 있지만, 적어도 셀러리 주스가 제공하는 이점을 더 잘 누릴 수는 있다. 어떤 종류의 식이요법을 따르든 지방 섭취를 줄이면 셀러리 주스의 작용에는 무조건 도움이 된다.

나트륨 클러스터 염 버스는 영양분을 빠르게 떨어뜨려 주로 간이나 혈류로 가게 한다. 특정 아미노산과 미네랄은 계속 남아서 클러스터 염과 같이 뇌까지 갈 수도 있다. 많은 사람들이 건강에 나쁜 식사를 이어가는 요즘에는 이러한 아미노산과 미네랄을 음식으로 섭취하기가 쉽지 않다. 셀러리 주스를 우리 삶으로 가져와야만 하는 이유가 바로 이것이다. 다양한 과일과 그 외의 필수 순수 탄수화물, 채소, 특히 잎이 많은 푸른 채소와 허브 등을 의식적으로 매일의 식단에 포함시킨다면, 셀러리 주스의 클러스터 염(버스)에 더 많은 영양소를 실어 뇌 조직(및 기타 장기)까지 전달할 수 있으며, 이를 통해 다양한 증상이 개선될 수 있다. 신경 전달 화학 물질이 강화되고 뇌 세포의 사멸 속도도 줄어들 것이다.

우리가 그렇게 허용하기만 한다면 나트륨 클러스터 염은 우리 존재의 중요한 부분이 될 것이다. 이 아름다운 생명은 인간의 생명과 하나가 되어 여기 지구에서 오랫동안 우리가 살아갈 수 있게 도울 것이다.

셀러리 주스는 아주 단순하고, 실제적이고,
효과가 있으며, 그냥 좋은 의도 외에는 다른 어떤 것도
끼어 있지 않다. 그래서 오히려 다른 대중적인 건강 '치료(제)'가
그다지 순수하거나 효과적이지 않고,
정정당당한 것이 아님을 드러낼 위험이 있다.

―앤서니 윌리엄 (메디컬 미디엄)

9장

셀러리 주스의 대안

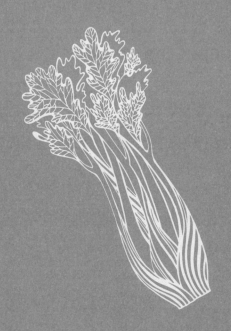

셀러리나 셀러리 주스 파는 곳이 없거나 셀러리를 아예 구할 수 없다면 어떻게 해야 할까? 우선은 이런 일들은 항상 일어날 수 있으니 당황하지 마라. 셀러리 주스를 마시는 사람들이 너무 많아져서 셀러리가 금세 다 팔려버리는 일도 종종 생기고 있다. 때로는 농장이 새 작물을 심는 중간 시기이거나 주문량을 따라갈 만큼 아직 셀러리가 충분히 자라지 않았을 수도 있다. 날씨 때문에 농사를 망칠 때도 있다. 농부한테서나 마트에서 셀러리를 빼앗아올 수도 없지만, 건강 걱정으로 너무 낙담해서도 안 된다. 이럴 경우에는 대안을 찾아야 한다. 이 장에서 소개하는 레시피들은 셀러리 주스를 구할 수 없는 상황에서 용이하게 사용할 수 있는 것들이다.

여행 중이라 블렌더나 착즙기가 없어서 셀러리 주스를 직접 만들 수 없는 경우라면 여기 제시한 대안으로 바꾸기 전에 우선 근처에 생 주스를 파는 곳이 있는지 확인해 보라. 혹시 지역 자연 식품점에서 생 주스를 팔 수도 있다. 그래도 안 된다면 셀러리를 사서 줄기를 씹어도 된다. 그것들은 셀러리 주스가 하는 일을 하지는 못하겠지만, 적어도 당신 몸의 세포가 셀러리 주스의 경험을 떠올리도록 도와주면서 당신의 몸과 셀러리라는 식물을 감정적·영적으로 연결시켜 줄 것이다. 이는 당신 몸에게 셀러리 주스를 그만두지 않았다고 알려주는 것과 같다. 정말 더 제대로 하고 싶다면 셀러리를 씹은 후에 펄프는 뱉는다.

4장에서 살펴본 것처럼 셀러리에 알레르기 반응을 일으키는 사람이 있을 수도 있는데, 그런 경우 셀러리 주스는 아예 고려 대상이 아니다. 만일 당신이 이런 경우라면 여기 소개한 레시피 중 하나를 선택해서 그것을 마치 셀러리 주스인 것처럼 사용하면 된다. 그 방법 역시 많은 치유 효과를 가져올 것이며, 시간이 지나면서 몸이 나아지면 셀러리 알레르기 역시도 완화될 수 있다.

어떤 이유로든 셀러리 주스를 마실 수 없어서 이러한 대안 중 하나를 선택하게 된다면, 다른 메디컬 미디엄 치유 정보들도 함께 참조하는 것이 좋다. 이 책을 읽은 후에도 세부 사항이 여전히 궁금하다면 메디컬 미디엄 시리즈의 다른 책을 살펴보기 바란다. 다양한 음식 정보를 비롯해 식이 가이드, 보충제, 레시피와 명상법 등을 찾아볼 수 있고, 이 모두가 셀러리 주스를 대신해 여러분의 신체에 도움을 줄 것이다.

아래의 레시피를 보면 알겠지만 셀러리 주스를 대신할 때 가장 기본이 되는 선택은 순수한 오이 주스이다. 섭취 지침은 동일하다. 오이-사과 주스 또는 오이-케일 주스가 아닌(이것들은 다른 시간에 따로 마시면 훌륭한 음료이다) 순수한 오이 주스여야 하고, 애플 사이다 비니거나 얼음 조각은 섞지 않는다. 순수한 오이 주스일 것, 그것이 가장 중요하다. 오이나 오이 주스를 마실 수 없는 경우라면 그때에는 다른 대체 옵션 중에서 하나를 고른다.

오이 주스 만들기

(성인 1인용)

오이 주스 역시 셀러리 주스를 만들 때와 같이 "단순하게 만든다"는 원칙을 따른다. 16온스의 오이 주스(성인 1인용)를 만드는 방법은 아래와 같다.

재료: 오이 큰 것 2개

만드는 법

1. 잘 세척한 오이를 착즙기에 내린다.
2   최상의 효과를 기대하려면 빈 속에 바로 마신다.

만약 착즙기가 없다면, 다음과 같이 만든다.

1. 오이를 세척해서 썬다.
2   고속 블렌더에 부드럽게 갈아서 너트 밀크 백 등으로 거른다.
3   최상의 효과를 기대하려면 빈 속에 바로 마신다.

생강 물 만들기

재료: 2.5~5센티미터 크기의 신선한 생강

물 2컵(16온스)

레몬 1/2개(선택)

생꿀 2티스푼(선택)

만드는 법

1. 생강을 갈아서 물에 탄다. 원한다면 이때 레몬 반쪽을 짜서 같이 넣어도 좋다.
2. 최소 15분 정도(혹은 그 이상) 물을 가라앉힌다.(냉장고에서 하루 밤 정도 두어도 좋다.)
3. 물을 거른다. 원한다면 꿀을 첨가해도 좋다.
4. 빈 속에 마시되, 뜨겁거나 차갑게 혹은 실온 등 취향에 맞게 즐길 수 있다.

팁

• 생강을 가는 대신 잘게 썰어 마늘 분쇄기(미니 착즙기 역할을 한다)에서 으깨는 방법도 있다. 분쇄기의 생강 건더기 부분을 버리지 마라! 모두 아주 곱게 썰어서 물에 같이 탄다.

알로에 물 만들기

(성인 1인용)

재료: 5센티미터 크기의 생 알로에 잎

물 2컵(16온스)

만드는 법

1. 이 방법은 마트 농산품 코너에서 쉽게 볼 수 있는 사이즈가 큰 알로에 잎을 기준으로 했다. 만약 직접 키운 알로에를 사용한다면, 잎이 작고 얇을 것이다. 이럴 경우 좀 더 많이 쳐내야 한다. 어떤 것을 사용하든 맛이 쓴 밑둥은 잘라낸 후 사용한다.

2. 조심스럽게 알로에 잎을 절개하여 속을 발라낸다. 생선 손질할 때처럼 녹색의 잎 표면과 가시를 제거한다. 속에 든 맑은 젤 성분을 긁어서 착즙기에 간다.

3. 물을 넣고 10~20초 정도 갈아서 완전히 액체 상태로 만든다.

4. 최상의 효과를 위해 빈 속에 바로 마신다.

팁

• 생 알로에 잎은 슈퍼마켓의 농산물 코너에서 쉽게 살 수 있다.

• 남은 알로에 잎은 절개면을 젖은 타월이나 비닐을 씌워서 보관한다. 냉장 보관시 2주 정도 가능하다.

레몬수(라임수) 만들기

(성인 1인용)

재료: 레몬(라임) 1/2개
　　　물 2컵(16온스)

만드는 법

1. 레몬(라임) 반쪽을 잘라서 즙을 내어 물에 탄다.
2. 빈 속에 마신다.

팁

- 레몬이나 라임은 여행시에 좋다. 여행이나 출장시 그곳에 부엌이 없을 경우 레몬이나 라임을 챙겨 가면 언제든지 신선한 강장제를 마실 수 있다.

아파서 고생해 본 적이 없는 사람들이 뭐라고 떠들든
사람들은 점점 더 나아지고 있다.
이들 길 잃은 영혼들이 뭐라고 중얼거리든
오늘날 수백만 명의 사람들이 치유되고 있으며,
자신의 삶을 다시 통제하며, 매일 기적을 일으키고 있다.
그들은 그것이 꿈이 아니라는 것을 안다. 이것은 실제이다.

—앤서니 윌리엄 (메디컬 미디엄)

10장

전 세계에 이는
치유 운동

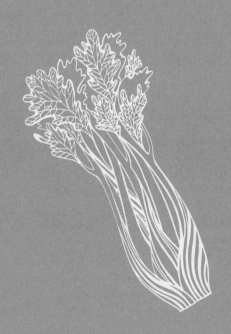

수백만 명의 사람들이 몇 달, 몇 년, 심지어는 수십 년간 질병과 불편 증상에 시달려왔다. 그들은 먹는 것을 바꾸고, 생활 방식을 개선하고, 가공 식품을 없애고, 좋다는 온갖 보충제를 복용하고, 수많은 의사를 찾는 등 모든 것을 시도했다. 그러나 그들의 건강 상태는 별로 나아지지 않았다. 그렇게 아주 오랜 세월을 고통받으며 치유를 위해 고군분투하던 중에 놀랍게도 드디어 제대로 된 답을 찾게 되었다. 그들이 찾은 답은 그들을 어둠에서 끌어내 처음으로 빛 속으로 인도하였다.

그들의 몸은 다시 잘 기능하기 시작했다. 고통이 줄어든 덕분에 이제는 하루하루 잘 견뎌낼 수 있게 되었고, 마침내 예전의 삶으로 돌아갈 수 있었다. 실제로도 뭔가 효과가 있고 매일 그 효과가 이어지며 사라지지 않으니, 예전과 같은 아니 더 나은 기분을 느끼고 미래에 대한 희망도 다시 생겨났다. 100명 중 한 사람에게 일어나는, 그것도 한 달에 하루 정도 겨우 조금 나아졌다고 느끼는 사례를 일컫는 것이 아니다. 꿈같은 이야기지만 이것은 수천, 아니 수십만 혹은 수백만 명의 사람에게 일어난 실제 치유의 드라마이다.

놀라운 이야기지만, 과연 이 사람들의 말을 믿어야 할까? 지나치게 과장된 건 아닌가? 혹시 처음부터 그렇게 아프지 않았던 것은 아닐까? 너무 엄청나서 오히려 믿기 힘들지 않은가? 결국은 우리 스스로에게 아주 정직하게 물어보는 수밖에 없다. 왜냐하면 이 세상에는 아파도 다른 방도가 없고 온갖 방법을 시도해 보았지만 답을 찾지 못한 수백만 명, 아니 수십억 명의 사람들이 있기 때문이다. 이것은 암울한 미래에 대한 디스토피아적 비전이 아니라 오늘 우리가 살고 있는 현실이다. 그래도 다행인 것은 이들 중 건강이 더 좋아지는 사람들이 점점 늘어나고 있다는 사실이다.

아파서 고생해 본 적이 없는 이들이 뭐라고 떠들든 간에 사람들은 점점 나아지고 있다. 건강 문제로 인해 삶이 무너지는 경험을 해보지도 않았고 육체적·감정적 고통 속에서 하루하루를 견뎌낸다는 것이 어떤 건지 상상조차 못하는 사람들이 여전히 건강 분야의 인플루언서가 되고 싶어 한다. 그러고는 스스로도 깨닫지 못하는 사이에 잘못된 정보를 계속 퍼뜨리고 다닌다. 이들이 뭐라고 주장하든 많은 사람들이 셀러리 주스의 도움으로 나아지고 있다. 이들 길 잃은 영혼들이 뭐라고 중얼거리든 오늘날 수백만 명의 사람들이 치유되고 있으며, 자신의 삶을 다시 통제하며, 매일 기적을 일으키고 있다. 그들은 그것이 꿈이 아니라는 것을 안다. 이것은 실제이다.

우리가 좋아하든 아니든 간에, 우리가 대단하다고 여기든 아니면 이런 게 아예 없기를 바라든 간에, 여러분이 이 책을 통해 마주하고 있는 이 치유 운동은 지금 실제로 일어나고 있다. 멈추지 않을 것이다. 이 움직임은 우리 인류가 질병의 잿더미에서 털고 일어나 치유할 수 있는 귀한 기회를 제공한다. 이것은 우리가 하는 어떤 것보다도 큰 움직임이다.

물론 어떤 사람들은 이것을 무시할 수도 있다. 그리고 나는 그 선택을 절대적으로 존중한다. 우리에게는 그럴 수 있는 권리가 있다. 또 어떤 이는 반대로 이것을 받아들이고 스스로도 사용하여 자신과 주변의 다른 사람들을 치유할 것이다. 그리고 그 과정에서 열렬한 팬이 되어간다. 혹은 중간 지점을 선택할 수도 있는데, 자신을 위해 시도해 본 뒤 건강과 질병 예방을 위해 계속 사용하기는 하지만, 그 사실을 공공연하게 밝히지는 않을 수도 있다. 여러분이 어느 쪽이든 스스로 진실을 알고 있다고 확신하는 수많은 사람들이 이미 존재한다. 그들은 그 앎으로 충분히 여러분을 도울 수 있다.

그들은 안다. 왜냐하면 전에는 침대에서 나올 수도 없었고, 명확하게 볼 수도 들을 수도 없었기 때문이다. 고통이 큰데다 만성질환에 갇혀 감각을 느끼지도 못했기에, 그들은 종종 투명 인간처럼 보이지도 들리지도 않는 존재로 지내야 했다. 그러다가 언젠가부터 치유가 시작되었고, 그 뒤로는 치유가 계속 이어졌다. 그들의 믿음이 그렇게 밝고 환한 것은 정말로 그것이 효과가 있었고 지금도 여전히 효과를 발휘하고 있기 때문이다. 답을 찾지 못해 더 이상 답답해하거나 절망하지도 않는다. 이제 그들은 더 이상 무언가가 나타나서 자신을 구해주기를 기다릴 필요가 없다. 그것은 마침내 나타났고, 그들은 그것을 붙잡아 자기 것으로 만들었다. 절망에서 시작한 여정은 "이것이 제발 효과가 있기를"로 변했다가, 다시 "도움이 되고, 진짜 효과가 있어. 나는 나아지고 있고, 내 삶을 되찾고 있어"로 바뀌었다.

내가 어렸을 때 건강 문제를 겪던 많은 사람들에게 셀러리 주스를 권했던 기억이 아직도 생생하다. 나는 그들이 회복되고 힘을 얻고 치유되는 것을 지켜보았다. 어떤 것이 정말로 효과가 있다면, 시간의 시험을 통과할 것이라고 생각했던 것 역시 기억난다. 셀러리 주스가 효과가 있고 사람들이 정말로 치유된다면, 시간이 지나면서 세상은 자연스럽게 그것을 알고 받아들이게 될 것이다.

그리고 정말 기적적으로 세상은 이제 이것을 알게 되었다. 막강한 자본과 미디어가 투입된 캠페인으로 만들어진 것이 아니다. 이 운동은 완전히 다른 곳에서 시작되었다. 이 기적의 치유법을 선택하고 계속 실천하면서 그 길에서 마주치는 다른 사람들에게도 전한 한 명 한 명의 목소리가 모여 이 모든 것이 시작되었다. 그것은 오랜 기간에 걸쳐 자연스럽고 유기적으로 퍼져나간 조용한 운동이었다. 영혼이 담겨 있고 진실을 품고 있는 이 운동은 대중에게 널리 알려지기도 전에 이미 강력한 것이 되었다. 그래서 마침내 때가 되자 이 강력한 움직임은 해일이 되었는데, 이미 너무나 많은 사람들이 자신들이 경험한 치유를 전파할 준비가 되어 있었다. 파도가 해안을 강타하고, 그야말로 한꺼번에 땅 위로 밀고 올라왔다. 이를 처음 접한 사람들은 놀라고 당황하고, 믿기 힘들다는 듯 고개를 저었다. "도대체 이건 뭐지?" 그들이 물었다. "이게 왜 갑자기 난리지? 왜 하필 지금이야?"

물론 시기가 지금인 데는 분명한 의미가 있다. 셀러리 주스가 역사상 다른 순간이 아닌 지금 전 세계적으로 확산되고 있는 이유는 무엇일까? 인류는 지금까지 이렇게 아파본 적이 없다. 그 어느 때도 지금 이 시대만큼 아프지 않았다. 사람들의 삶을 방해하는 만성 증상과 질병으로 인해 건강이 어느 때보다 더 위협받는 지점에 와 있다. 사람들이 치유의 답을 가장 필요로 하는 시기가 바로 지금이다.

당신의 삶을 바꿀 수 있는 어떤 것이 여기에 있다. 당신은 이것을 처음 세상에 소개한 메디컬 미디엄이라는 존재 때문에, 혹시 그 존재를 향한 의구심 때문에 못 들은 척하는가? 때때로 우리는 도움을 받을지 말지의 여부를 감정에 맡기기도 한다. "왠지 내키지 않아"라거나 "믿을 수 없어"라고 말하기도 한다. 만일 응답을 함으로써 자신의 삶이 한 단계 높아질 수 있다면, 처음의 모호한 느낌 대신 지금 이 신神의 부름에 응하겠는가?

나는 16온스의 셀러리 주스 앞에 서서 마치 절벽에서 아래의 거친 물 속으로 뛰어내리려는 것처럼 긴장하는 사람들을 보았다. 마음속에서 그들은 자기 내부의 오래된 생각(셀러리는 아무것도 아니니 셀러리 주스를 마시는 것은 쓸데없는 짓이다)에 더 견고한 성을 쌓고 있다. 그 생각만으로도 시도는 중단되고, 따라서 치유를 위한 발걸음을 떼는 것 역시 가로막힐 수 있다. 그들에게는 셀러리 주스로 다른 사람들이 병에서 회복되는 것을 보는 것만으로는 부족한 것 같다. 그것으로는 셀러리에 대한 고정 관념과 셀러리 주스의 기원을 향한 의심의 마음을 넘어설 수가 없다. 그것으로는 충분하지가 않은 것이다. 그런 사람들은 규격을 갖춘 패키지에서 나온, 얼핏 보기에 권위 있는 기관 등에 의해 체계적으로 검증과 승인을 거친 듯 보이는 것들만 신뢰할 뿐이다. 당신은 이런 두려움 때문에 자신의 치유를 막지 않기 바란다.

만성질환에 대한 진실 찾기는 지난 수십 년간 요원한 듯 보였지만, 그래도 홀륭한 사람들이 계속 연구한 덕분에 답에 좀 더 가까워졌다. 유명한 신경학자들은 특정 증상과 상태의 원인을 거의 규명하는 단계에 이르렀다. 하지만 자금 부족으로 연구를 계속 진행할 수가 없는 상황이다. 수많은 사람들이 원인과 답을 몰라 고통받고 심지어 생명을 잃게 된 지금, 이 현대 의학의 시대에 더 진입할수록 발전이 오히려 답보를 면치 못하고 있다. 답은 언제나 '거의 규명되는 것'에서 멈춘다. 유전자 탓을 하는 이론들로는 진실에서 더 멀어질 뿐이다. 이런 상황에서는 의학의 초점이 유전자에 맞춰지고, 따라서 '만성질환'이라는 이 오랜 광기를 중단시킬 실제적 해답을 찾기보다는 유전자 연구에 모든 자원을 쏟아붓게 된다.

자신이 아는 것을 다른 사람들도 같이 알았더라면 일이 다르게 전개되었을 법한 그런 상황이 누구에게나 있을 것이다. 나는 의료계가 고통의 원인을 규명하려고 전진과 후퇴를 거듭하는 동안 그 많은 세월이 지나는 것을 평생 지켜보아 왔다. 나는 그들이 만성질환을 일으키는 원인이 무엇인지 그 답에 거의 접근하고도 결국은 성공에 이르지 못하는 것도 목격했다. 나의 소명은 답을 알리는 것이고, 셀러리 주스의 치유력과 같은 해답들을 당신에게 전하는 것이다. 당신은 받을 준비가 되었는가?

나는 만성적인 증상과 질병에 대한 해답을 이미 제시했다. 따라서 여러분은 만성질환 분야의 의학 발전이 장애물에 걸리거나 실수하는 동안 계속 기다리고만 있을 필요가 없다. 연구 자금의 부족이나 특정 의제, 잘못된 예외 조항 등이 치유를 향해 나아가는 당신을 가로막는 것도 아니다. 당신은 그저 앞으로 나아가기만 하면 된다. 이런 것이 가능한 것은 내가 시스템에 얽매여 있지 않기 때문이다. 자유는 여기 이 책 속에 살아 숨 쉰다. 이 책은 누구에게나 열려 있다.

만성질환과 원인불명 질환의 대유행

현재 만성질환은 사상 최고 수준이다. 미국에서만 2억 5천만 명이 넘는 사람들이 아프거나 미스터리한 증상과 씨름하고 있다. 이들의 삶은 쇠락했지만 제대로 된 설명은 어디서도 찾을 수 없다. 겨우 알아낸 설명들은 아예 말이 안 되거나 들으면 기분이 더 나빠지는 것뿐이다. 당신이 지금 같은 처지에 있다면 당신 역시 의학계가 세계를 휩쓸고 있는 미스터리 증상과 고통의 배후를 찾아 여전히 헤매는 중이라고 증언할 것이다.

한 가지는 분명히 해두겠다. 나는 좋은 의학을 숭배한다. 세상에는 믿을 수 없을 만큼 재능 있고 훌륭한 의사, 외과의, 간호사, 기술자, 연구원, 화학자 들이 있으며, 이들은 일반 의학과 대체 의학 분야를 가릴 것 없이 심오한 작업을 이어오고 있다. 나는 그들 중 일부와 함께 일하는 특권을 갖기도 했다. 자비심 넘치는 이런 치유자들이 있음에 진정으로 감사드린다. 엄격하고 체계적인 탐구 과정을 통해 세상을 이해하려는 시도는 정말이지 최고의 가치를 지닌다고 믿는다.

대부분의 의사들은 적어도 만성질환에 있어서는 최상의 진단이나 치료 계획에 필요한 도움과 정보를 의대가 제공하지 못한다는 것을 안다. 타고난 지혜와 직관을 통해 그것을 알고 있다. "○○○에 대한 치료법은 아직 알려진 것이 없다"는 말을 도대체 얼마나 많이 들어보았는가? 최고라고 손꼽는 의과 대학을 수석으로 졸업했지만 만성질환 환자를 도울 준비는 되어 있지 않았다고 정직하게 밝힌 의사들이 있다. 그들은 스스로 전문가가 되어야 했다. 그 반면에 어떤 의사들은 의대에서 필요한 모든 답을 배웠으며, 만성질환의 미스터리보다 자신들의 수련에 더 집중해야 한다고 생각한다. 이 의사들은 그 외의 모든 것은 난센스이고 진실을 호도하는 것이라 믿는데, 정말 불행하게도 이들은 진정한 해법이 없어 고통스럽게 살고 있는 수백만 명의 사람들을 못 본 체하고 있다.

어느 쪽이든 아직 현대 의학이 만성질환의 수수께끼를 풀지 못한 것은 의사나 연구자의 잘못이 아니다. 놀랍고 명석한 의학계의 두뇌들 사이에서 매일 발견이 이어지지만, 이들의 발견이 한 단계 더 진전하려면 투자자와 의사 결정권자의 승인이 필요하다. 그로 인해 사람들의 삶을 더 나은 방향으로 바꿀 수 있는 수많은 발견들이 멈춰서 있고, 의학 분야의 개개인들은 계속 기다려야만 한다.

우리는 때로 의학을 논리와 이성만이 지배하는 순수한 수학처럼 생각한다. 물론 가끔은 서로 밀접하게 연결되기도 하지만 수학과 의학은 같지 않다. 수학은 확정적definitive이지만, 과학은 그렇지 않다. 진정한 과학은 결과에, 즉 적용한 이론의 결과에 관심을 갖는다. 예를 들어 어떤 새로운 약물을 만들 때 의학에서 수학을 사용한다. 결과가 증명되고 숫자가 모두 맞아떨어질 때에만 그 약물을 과학(적)이라고 부를 수 있다. 오늘날 실험실이라는 장소에서는, 유리한 결과를 빠른 시간 내에 도출하라는 투자자들의 압력을 받으며 각기 다른 가설과 이론을 테스트하기 위해 온갖 다른 것들이 정말 순식간에 조직적으로 만들어진다. 그래서 이론들이 완전히 입증(혹은 반증)되기도 전에 사실fact로 여겨지는 경우가 너무나 잦다. 만성질환의 경우는 특히 그런데, 만성질환 치료제인 경우 제대로 된 맞는 답을 얻기가 거의 불가능하다.

과학이 우리가 생각하는 것만큼 이상적이라면 얼마나 좋을까? 돈이란 중요하지 않고 진실만이 승리하는 추구 행위라면 어떨까? 인간이 추구하는 모든 것과 마찬가지로 의학 역시 여전히 진행 중인 작업이다. 최근 들어 장간막mesentery[1]을 장기로 인정한 사실을 생각해 보라. 이 활동적인 그물 모양의 결합 조직은 언제나 눈에 잘 보였고 심지어 모두 그것의 존재를 알았음에도, 이제서야 제대로 된 인정을 받기 시작한 것이다. 이런 일은 계속 이어질 것이다. 새로운 돌파구가 매일 만들어지고 있다. 과학은 끊임없이 진화하므로, 한때는 맞았던 이론이 그 다음날 폐기될 수도 있다. 한때는 웃어넘겼던 아이디어가 다음날에는 생명을 구하는 것으로 입증될 수도 있다. 이것이 의미하는 바는 과학이 아직 모든 답을 가지고 있지 않다는 것이다.

만성질환을 가진 사람들이 어떻게 더 나은 삶을 살 수 있을지에 대한 의료계의 통찰을 기다려온 지 자그마치 100년이 넘었다. 그날은 아직 오지 않았다. 당신은 과학 연구로 실제 답이 나올 때까지 또다시 10년, 20년, 30년 혹은 그 이상을 기다릴 필요가 없다. 당신이 혹시 침대에 묶여 살거나 하루하루를 간신히 보내거나 건강에 대해 체념한 상태라면, 10년은 고사하고 단 하루도 더 기다리지 않아도 된다. (여전히 많은 사람들이 그러고는 있지만) 당신의 아이들이 이런 것을 겪는 것 또한 보지 않아도 된다.

높은 차원의 출처

신의 연민compassion의 표현인, '지극히 높으신 영Spirit of the Most High'이 그 당시 네 살 소년이던 나의 삶으로 찾아온 것은 바로 이 때문이었다. 사람들이 겪는 고통의 진정한 원인을 알아보는 법을 가르쳐주고 그 정보를 세상에 알리도록 하셨다. 나의 기원이 궁금하다면《난치병 치유의 길》에서 그 이야기를 들

---

1 복막의 일부로 장과 등을 연결하는 두 겹의 얇은 막이다. 2016년 새로운 장기로 공식 분류되었다. — 옮긴이

을 수 있다. 짧은 버전으로 들려주자면, 나는 마치 친구가 내 옆에 서서 내 주위 사람들의 아픈 곳과 증상을 알려주는 것처럼 영Spirit이 내 귀에 대고 계속 말을 해주었다. 그 말들은 아주 명료하고 정확했다. 영은 또 내가 아주 어렸을 때부터 사람들의 몸을 들여다보는 법을 가르쳐주었는데, 마치 강력한 MRI 스캔처럼 사람들 몸의 막힌 곳, 질병, 감염, 문제가 있는 곳과 심지어 과거의 병증까지 모두 볼 수 있었다.

우리는 당신을 본다. 우리에게는 당신이 직면한 문제가 보인다. 그리고 우리는 당신이 더 이상 그것을 겪지 않기를 바란다. 살면서 내가 해야 할 일은 이 정보를 여러분에게 전달하여 여러분이 혼란의 물결(오늘날의 건강 유행과 트렌드들이 쏟아내는 소음과 수사학)을 뛰어넘고, 마침내 건강을 회복해 자신의 방식으로 삶을 찾아가는 것이다.

이 책의 자료는 모두 진짜이고 엄청난 가치를 지닌다. 모두 여러분의 이익을 위한 것이다. 이 책은 다른 건강 책과는 다르다. 이 책에 너무나 많은 것이 담겨 있어서 모든 정보를 자신의 것으로 만들려면 나중에 돌아와 다시 읽어보아야 할 것이다. 때로는 이곳에 담긴 정보가 이전에 들은 것과 반대되는 것처럼 보였다가, 어떤 때는 다른 이들의 주장과 비슷하면서도 아주 미묘하지만 중요한 차이를 드러내기도 했을 것이다. 공통점은 그것이 모두 진실이며, 만성질환에 대한 새로운 이론처럼 보이도록 재포장되거나 재활용된 이론이 아니라는 것이다. 여기에 있는 어떤 정보도 약속을 지키지 못한 과학이나, 이익 단체, 다른 의도가 있는 의료 자금, 실패한 연구(실험), 로비스트, 내부 리베이트, 설득된 믿음, 인플루언서들로 이뤄진 민간 위원회, 건강업계의 보상, 유행의 함정 같은 데서 나오지 않았다.

이런 장애물들은 의학계가 만성질환을 이해하고 치유하는 과정에서 발전하고 도약하는 데 방해가 된다. 한번 생각해 보자. 당신은 과학자이고 자신이 만든 이론이 있다. 이제 투자자가 필요하다. 그러려면 당신이 그들에게 아이디어를 제안해야 한다. 투자자가 당신의 아이디어를 좋아한다면 보통의 경우 어떤 특정한 결과를 보고 싶어 하기 때문이며, 그 이유로 당신의 연구에 자금을 지원한다. 이 투자에는 유리하고 가시적인 결과와 함께 투자액을 정당화할 수 있는 증거를 내놓아야 한다는 어마어마한 압력이 존재한다. 이 상황에 놓인 과학자들은 자기가 이 기회를 날려버리면, 다시는 자신의 다른 이론에 대한 다른 투자처를 찾지 못하게 되고, 또 과학계에서 입지가 사라질지도 모른다는 두려움에 빠진다. 때때로 아이디어가 잘 전개되지 않거나, 예상치 못한 방향으로 나아가거나, 어떤 기본적 신념이 틀렸다는 사실을 알게 되는 것과 같은 자연스러운 탐구의 여정을 그대로 따를 여지가 그만큼 줄어든다.

이러한 압박을 고려하면 우리가 마주하는 획기적인 연구 결과들이 항상 발표된 것만큼 훌륭한 것이 맞는지 의문을 품게 된다. 외부 자료나 정보처가 특정 진실을 호도할 수 있는 경우에는 귀중한 연구 시간과 비용이 쓸데없는 곳에 쓰일 수 있다. 만성질환 치료를 앞당길 어떤 발견들은 무시되거나 투자를 못 받기도 한다. 우리가 절대적이라고 생각하는 과학적 데이터는 왜곡될 수 있고(오염과 조작 역시 가능하다), 혹은 본질적으로 결함이 있음에도 다른 건강 전문가에 의해 법으로 제정될 수도 있다. 그렇기 때문에 최신 건강 정보를 따라잡으려 할 때마다 너무나 혼란스럽고 모순된다고 느낀다. 이것들이 모두 진실은 아니다.

셀러리 주스는 이미 효과가 있음이 입증되었다. 특정 결과를 종용하는 투자자나 의제 같은 것 없이 오로지 보통 사람들의 손과 그들의 가정에서 테스트가 행해졌다. 셀러리 주스가 사람들을 돕고 있다는 기록들이 계속 늘어나고 날마다 검증이 쌓여간다. 셀러리 주스 마시기 이외에는 아무것도 바꾸지 않았다는 사람들이 치유를 경험하면서, 이것은 이제 이론적 영역을 넘어 의학적 진리로 향하고 있다. 과학이란 말의 본래 의미는 앎knowledge이다. 모든 것을 시도해 보았던 사람이 셀러리 주스를 마신 후에 마침내 자리를 털고 일어나 다시 삶을 찾는 것을 보았을 때, 나는 그때 그 사람의 눈에 비치던 앎보다 더 확고한 것을 본 적이 없다.

나는 이 책에서 셀러리 주스와 만성질환에 대한 사실과 수치를 설명하기 위해 다른 과학 연구를 끌어와 인용하거나 언급하지 않았다. 여기에서 공유한 모든 건강 정보는 순수하고, 조작되지 않은, 높은 수준의 깨끗한 출처에서 온 것이기 때문에, 혹시 나중에 이 정보가 잘못된 것으로 밝혀지거나 낡은 것이 될 걱정은 할 필요가 없다. 이 모든 것의 출처는 '연민의 영Spirit of Compassion'이다. 연민으로 치유할 수 없는 것은 없다.

당신이 과학으로 증명한 것만 믿는 사람이라면 나 역시 과학을 좋아한다는 사실을 알았으면 한다. 또한 우리의 과학은 아직 배울 것이 많다는 사실도 기억하기 바란다. 우리는 좋은 시대에 살고 있지만, 역사상 그 어느 때보다 우리가 더 아프고 피로한 것도 사실이다. 의학계가 사람들이 겪는 고통의 원인을 알아내기만 한다면, 건강에 관해 우리가 사고하고 접근하는 방식이 획기적으로 바뀔 것이다.

수학이나 도량형에 기초한 다른 과학 분야와 달리, 만성질환에 대한 과학적 사고는 모두 여전히 이론적이다. 그리고 지금의 이론들은 거의가 엉터리이기 때문에 많은 사람들이 여전히 만성 증상과 질환에서 벗어나지 못하고 있다. 이런 식으로 계속 진행된다면 우리에게 유익하다는 결과가 나오지 않는 연구는 하나도 남지 않을 것이다. 이런 경향이 계속되면서 과학 기관들은 만성질환 환자들과 의사들을 차례로 실망시켰고, 그 결과 수많은 사람들이 여전히 고통을 겪고 있다. 아무도 그들 중 하나가 될 필요는 없다.

질문자들

옛날 옛적에 우리는 권위에 순응하며 살았다. 우리는 지구가 평평하고 태양이 지구 주위를 공전한다고 들었고, 당연히 그것을 믿었다. 그 이론은 사실이 아니었지만 사람들은 사실인 것처럼 그냥 받아들였다. 당시에 살았던 사람들은 삶이 낙후되었다고 느끼지 않았다. 원래 삶이란 그런 것이었다. 원래 그런 것들에 의문을 제기하는 사람은 바보 취급을 받았다. 그런 다음 과학이라는 패러다임의 전환이 일어났다. 질문하는 사람들(헌신적인 연구자들과 사상가들)은 '사실fact'이라는 것을 액면 그대로 받아들이는 것에 만족하지 않았던 사람들로, 그들은 마침내 분석 과정을 통해 우리 세계를 훨씬 더 깊게 그리고 제대로 이해할 수 있음을 증명했다.

지금은 과학이 새로운 권위가 되었다. 물론 이것이 생명을 구하기도 한다. 예를 들어 오늘날의 외과 의사는 과거에는 알지 못했던 오염의 위험을 알기 때문에 이제 멸균된 도구를 사용한다. 하지만 어떤 특정 분야의 발전이 있다고 해서 우리가 질문하기를 멈추어서는 안 된다. 우리에게는 또 한 번의 패러다임 전환이 필요하기 때문이다. "왜냐하면 과학적으로는 말이야……"는 더 이상 만성질환에 대한 충분한 답이 될 수 없다. 좋은 과학인가? 누가 투자자인가? 표본은 다양하고, 사이즈도 큰가? 윤리적인 통제 아래서 이뤄지는가? 충분한 요인들이 고려되었는가? 첨단 장비가 사용되었는가? 결과지에 찍힌 분석이 혹시 그 숫자들과는 다른 이야기를 하지 않는가? 편견이 있을 확률은? 기관의 영향력 있는 사람의 입김이 더해지지는 않았는가?

어떤 과학은 계속 그 훌륭함을 이어가지만, 일부는 허점(보상, 리베이트, 너무 작은 표본 사이즈, 열악한 통제 등)을 드러내기도 한다. '과학'이라는 단어가 쓰일 때면, 왠지 우리는 입 닫고 그것에 머리를 조아려야만 할 것 같다. 권위적 이

데올로기처럼 들리지 않는가? 우리는 우리 스스로 생각하는 것만큼 아직 이런 식의 신념 체계에서 벗어나지 못했다. 이 틀 자체에 의문을 제기하지 않는 한 진보란 없는 법이다. 그런데 오늘날의 우리 사회에서는 과학적 틀에 의문을 품는 것이 허용되지 않는다.

얼핏 보아서는 일시적인 유행을 분별해 내기가 쉽지 않다. 그런 유행이 종종 건전한 의학적 조언으로 포장되곤 한다. 떠돌아다니는 건강 정보 대부분은 그저 비슷한 내용의 반복이거나, 더 나쁘게는 무슨 말인지 이해할 수도 없는 내용들이다. 우리는 어떤 메시지가 혹시 다른 의제가 있는 것은 아닌지 조심스레 살펴야 한다. 그럴 경우 내용이 왜곡될 수 있기 때문이다. 예전에는 확실한 기본 출처들good primary sources을 갖추는 것이 기준이었다. 콘텐츠 압박이 심한 지금과 같은 경쟁 시대에는 건강 문헌들이 그럴듯하게 들리는 출처 하나만 one okay-enough-sounding source 가지고 서둘러 발표되기도 한다. 따라서 그것을 해석하고 게시하는 사람이 어떤 특별한 이해 관계에 있지 않은지 살펴야 한다. 연구 결과 자체도 마찬가지다. 신뢰할 수 있는지 반드시 점검해야 한다.

과학은 공격 메커니즘으로 자주 사용된다. 과학이라는 이름표는 모든 것을 해석하는 데 사용될 수 있다. 음식을 놓고 벌이는 싸움을 예로 들어보자. 비건과 자연식물식을 하는 사람들은 과학을 내세워 팔레오와 케토식을 하는 사람들과 논쟁한다. 팔레오와 케토식을 하는 사람들은 비건과 자연식물식을 하는 사람들을 이기려고 과학을 끌어온다. 그들은 둘 다 자신의 편을 정당화하기 위해 연구 결과를 인용하는데, 그것은 거기에서 말 그대로 거의 무엇이든 정당화할 수 있는 연구를 찾을 수 있기 때문이다. 과학만으로는 충분하지 않을 때면 반대측 사람들이 가진 신념 체계의 감정적 요소를 들쑤신다. 비건과 식물식을 하는 사람들은 팔레오와 케토식을 하는 사람들이 동물을 죽이고 있다고 말한다. 팔레오와 케토식을 하는 사람들은 비건과 식물식을 하는 사람들이 그들 자신과 그 아이들을 굶기고 있다고 한다.

이 모든 논쟁과 별개로, 그들 모두는 결국 자신들은 물론 과학으로도 이해할 수 없는 건강 문제에 직면하게 될 것이다. 그 문제를 해결하여 몸이 낫는 것은, 어느 한쪽 편을 들거나 어떤 것을 믿기로 선택하는가(어떤 과학적 연구 보고서를 읽고서 그런 믿음을 갖게 되었다 하더라도)의 문제가 아니다. 치유의 본질은 우리의 몸과 뇌를 이해하고 거기에 필요한 것을 지원하는 것이다.

과학을 신으로 여기면서, 그 이론과 연구 결과에 의문을 제기하는 사람을 바보 취급하는 이상 우리는 치유에 이르지 못한다. 의학은 의학을 보살필 뿐이다. 개별 의료 서비스 제공자들은 모두 최선의 의도를 가질 수 있지만, 산업이라는 본질은 사람을 지키는 것이 아니다. 지켜내야 할 권위가 존재하기에 의료 산업은 산업 자체를 돌본다. 만성적인 자기도취이다.

솔직해지자. 대단히 공고해 보이는 과학 분야라 할지라도 균열과 허점이 생긴다. 고관절 대체 부품이나 탈장 메쉬hernia mesh [2]의 리콜 사건을 들어보았다면 내 말을 이해할 것이다. 이들은 정확한 과학적 표준으로 디자인된 후 사용에 앞서서도 엄격한 테스트를 거쳤지만, 고도로 과학적인 이런 프로세스조차 모든 걸 보장하지는 못했다. 어떤 제품들은 전혀 예상치 못한 문제를 일으켰고, 의심할 여지가 없어 보이는 과학 분야에서 오류가 발견되기도 했다. 그렇다면 만성질환에 대한 과학적 이해에는 어떤 종류의 불확실성이 남아 있을지 생각해 보자. 그리고 셀러리 주스가 어떻게 이 문제를 완화시킬 수 있는지도.

셀러리 주스는 소형 기구처럼 손에 들고서 당신이라는 존재와 철저히 분리

---

2 탈장 봉합 수술에서 사용하는 의료용 그물망. ─옮긴이

된 채 측정되고 분석될 수 있는 장치가 아니다. 일단 마시면 인간 몸의 능동적인 한 부분이 되는데, 우리는 인체가 생명의 가장 큰 기적과 신비 중 하나임을 이미 알고 있다. 셀러리 주스에는 과학적으로 아직 밝혀지지 않은 화학 성분이 들어 있고, 그 성분이 과학적으로 아직 존재하는지조차 모르는 어떤 신체적 문제를 해결한다. 이런 상황에서도 혹자들이 셀러리 주스(와 그 효과)가 하찮다고 떠들어대는 것을 어떻게 받아들여야 할까? 다시 말하지만 과학은 인간의 고귀한 추구이자 여전히 진행 중인 작업이며, 그 작업이 인체의 비밀을 해독하는 것과 관련될 때는 특히 더 그러하다. 그 작업이 진정한 진전을 거듭하기 위해서는 끊임없는 경계와 수용, 겸손, 융통성이 요구된다.

당신이 혹시 건강 문제로 고민해 본 경험도 없고 어떤 증상이 왜 생기고 어떻게 치료해야 할지 몰라 오래 고통을 겪은 적도 없다면, 또는 어떤 의학적·과학적 혹은 영양학적 체계를 철저하게 믿고 있는 경우라면, 부디 이 글을 그저 호기심과 열린 마음으로 읽어주기 바란다. 현재 만연한 만성 증상과 고통의 진짜 의미는 우리가 상상하는 것 이상으로 크다. 이 책을 통해 당신이 접한 내용은 이전에 읽거나 들어본 만성질환이나 치유 관련 정보와는 완전히 다르다. 이 정보는 지난 수십 년 동안 수백만 명의 사람들을 실제로 도운 내용이다.

모두가 함께 하는 치유 여정

영이 내게 알려준 것을 처음 공유하기 시작한 이래로 나는 사람들의 변화를 지켜보는 엄청난 축복 속에서 살았다. 메디컬 미디엄 시리즈를 출판하면서 이 정보가 더 넓은 세상에 퍼져 더 많은 사람들을 도울 수 있다는 사실에 너무나도 감격했다.

나는 또한 이런 정보들 일부가 찬사와 유명세를 얻으려는 몇몇 (경력에만 목맨) 개인들에 의해 조작되는 것도 보았다. 이런 방식은 사람들의 가장 취약한 부분과 고통을 겨냥해 이득을 취하려는 것이다.

　　내가 받은 능력은 결코 이런 식으로 쓰여서는 안 된다. 영의 목소리는 답이 필요한 사람들을 위한 것이었고, 그동안 너무 많은 생명이 희생된 이 함정 가득한 시스템과는 완전히 별개의 것이다. 사람들이 내가 공유하는 건강 정보에 대한 전문가가 될 때, 그리고 진정으로 타인을 돕는다고 믿으며 그들이 이 연민의 메시지를 널리 퍼뜨릴 때, 그것은 정말이지 근사한 일이 아닐 수 없다. 진심으로 감사의 마음을 전한다. 한 가지 유념해야 할 것은 이 정보가 변조되는 경우—즉 유행하는 잘못된 정보와 뒤섞이고 왜곡되거나, 약간만 바꿔 마치 오리지널처럼 들리게 만들거나, 혹은 아예 노골적으로 메디컬 미디엄의 정보라는 것을 숨기고 사람들에게 그럴듯해 보이는 출처로 바꿔버리는 등—가 발생할 위험이다. 이렇게 밝히는 이유는 나는 당신과 당신의 사랑하는 사람들이 잘못된 길로 들어서지 않기를 바라기 때문이다.

　　이 책은 당신이 이미 알고 있는 내용을 반복하지 않는다. 이 책은 당신의 유전자를 탓하거나 당신의 몸에 결함이 있다고 말하는 주장이나 믿음이 아니며, 요즘 유행하는 고단백 식이요법의 또 다른 해석판도 아니다. 이 정보는 신선하다. 수많은 사람들의 삶을 가로막는 증상들을 이해하는 완전히 새로운 관점과, 그 증상들을 어떻게 치유할지에 대한 완전히 새로운 시선이 담겨 있다.

　　걱정이 된다는 점도 이해한다. 우리는 반응하고 판단하는 존재들이다. 이는 어떤 특정 상황에서 우리를 보호하는 본능이기도 하며, 때로는 이 덕분에 삶을 살아갈 수 있기도 하다. 다만 이 경우라면 부디 다시 한 번 생각해 보길 바란다. 당신은 더 알아야 할 진실이 없다고 판단할 수도 있지만, 그러면 당신은 자신이나 다른 사람을 도울 기회를 영영 잃게 될 것이다.

우리는 사람들을 낫게 만들고자 함께 노력하고 있고, 나는 여러분이 셀러리 주스의 새로운 전문가가 되기를 바란다. 이 치유의 여정에 나와 함께해 주고 이 책을 읽어주어 감사하다. 방금 읽은 진리를 삶에 가져오면 여러분과 주변 사람들의 모든 것이 바뀔 것이다. 이제 마침내 지식과 믿음이 당신의 것이 되었다.

만약 의학계가 사람들이 겪는
고통의 원인을 알아내기만 한다면,
건강에 관해 우리가 사고하고 접근하는 방식이
획기적으로 바뀔 것이다.

—앤서니 윌리엄 (메디컬 미디엄)

감사의 말

우선 패티 기프트, 앤 바텔, 리드 트레이시, 마가렛 닐슨, 다이앤 힐과 헤이하우스 라디오의 모든 사람들, 영의 지혜를 세상에 전해 모두의 삶을 변화시키고자 하는 그들의 신념과 헌신에 내 감사의 마음을 전합니다.

헬렌 라시칸과 퍼렐 윌리엄스, 너무나 따뜻한 마음으로 지켜봐 주어서 고맙습니다.

실베스터 스텔론과 제니퍼 플래빈 스텔론, 두 분의 가족이 보내준 엄청난 성원과 지지는 지금도 믿기지 않을 정도입니다.

제니퍼 애니스톤, 당신의 친절함과 배려, 그리고 응원은 진정 최고였습니다.

미란다 커와 에반 스피겔, 빛과 연민으로 가득한 여러분의 존재가 치유의 물결과 함께 하니 정말 근사합니다.

노박과 엘레나 조코비치, 두 분은 건강을 증진시키고 사람들로 하여금 어떻게 더 나아지는지를 가르쳐주는 선각자입니다.

기네스 팰트로, 엘리스 로우넨과 GOOP의 열정적인 멤버들, 여러분의 애정과 관용에서 나는 깊은 영감을 얻었습니다.

크리스티안 노스럽 박사, 여성 건강을 향한 박사님의 끝없는 헌신은 우주에 하나의 새로운 별을 탄생시켰습니다.

프루던스 홀 박사, 해답이 필요한 환자들을 일깨우는 박사님의 이타적인 작업 덕택에 '의사'라는 단어의 진정한 영웅적 의미를 알게 되었습니다.

크레이그 콜먼, 당신의 응원과 지지, 우정에 진심으로 감사합니다.

첼시 필드와 스캇, 윌, 오웬 바쿨라, 내 인생에 당신들을 만난 것은 너무나 큰 축복입니다. 의료 영매로서의 명분이 무엇인지 진정한 모범을 보여주었습니다.

킴벌리와 제임스 반 더 빅, 내 가슴에 두 분과 두 분의 가족이 특별하게 자리하고 있습니다. 이번 인생에서 여러분과 인연을 맺게 되어 진심으로 감사합니다.

케리 월시 제닝스, 당신의 낙관성과 끝없는 긍정의 에너지에 나는 언제나 매료됩니다.

존 도노반, 평화를 깊이 염원하는 당신과 같은 영혼과 이 세상에 같이 있다는 사실에 그저 감사하고 또 영광입니다.

낸시 챔버스와 데이빗 제임스, 스테파니, 와이엇 엘리엇, 여러분 모두의 우정과 변함없는 격려에 다시 한 번 감사의 마음 전합니다.

리사 그레고리쉬-뎀쉬, 당신이 베풀어준 친절이 저에게는 아주 큰 의미였습니다.

그레이스 하이타워 드 니로 그리고 로버트 드 니로, 두 분의 가족은 너무나 특별하고 자애로운 존재들입니다.

리브 타일러, 당신과 함께 할 수 있어서(당신 세계를 조금이나마 공유할 수 있어서) 너무나 영광이었어요.

제나 드완, 당신의 근성을 보고 많이 배웠습니다. 큰 영감을 받았습니다.

데브라 메싱, 건강한 행성을 만들겠다는 당신의 비전이 사람들의 삶을 더 나은 것으로 만들고 있습니다.

알렉시스 블레델, 우리가 속한 이 세상에서 보여주는 당신의 강인함은 정말로 감동적입니다.

리사 린나, 메시지를 알리기 위해 당신의 영향력을 계속해서 발휘해 준 것에 감사드립니다.

테일러 쉴링, 당신을 알게 되고 또 지지를 얻게 되어 너무나 기쁩니다.

마르셀라 바야돌리드, 당신을 알게 되어 내 삶에 기쁨이 더해졌습니다.

켈리 누넌과 알렉 고어스, 언제나 나를 염려해 주어 고맙습니다. 가슴으로 느끼고 있습니다.

에린 존슨, 당신이 내 편이라는 사실은 진정한 축복입니다.

제니퍼 메이어, 세상의 메신저를 자처하는 당신에게 그리고 깊은 우정에 감사합니다.

캘빈 해리스, 당신은 강력한 리듬으로 세상을 바꿔버렸어요!

커트니 콕스, 순수하고 사랑 가득한 마음에 감사합니다.

헌터 마한과 캔디 해리스, 언제나 새로운 도전에 임하는 두 사람이 나는 항상 자랑스럽습니다.

페기 립톤, 키다다 존스, 라시다 존스, 여러분이 가진 깊은 배려와 연민은 스스로 알고 있는 것보다 훨씬 어마어마합니다.

크리스, 커트니, 킴, 카니예, 클로이, 롭, 켄달, 카일리와 모든 가족들, 다른 이들을 돕고 있는 카다시안-제너 세계의 일원이 되어 더없이 영광입니다.

이들이 보여준 충정의 마음을 깊이 새기며, 내 깊은 감사의 마음을 다음의 특별한 영혼들에게 전합니다. 나오미 캠벨, 에바 롱고리아, 칼라 구지노, 마리오 로페즈, 르네 바, 타니카 레이, 마리아 메누노스, 마이클 버나드 벡위스, 제이 쉐티, 알렉스 쿠시니르, 리안 라임즈 시브리안, 하나 홀링어, 샤론 레빈, 네나, 로버트, 그리고 우마 써먼, 제니 몰런, 제시카 사인펠드, 켈리 오즈번, 데미 무어, 카일 리차즈, 캐롤린 플레밍, 인디아 아리, 크리스턴 바워, 로존다 토마스, 페기 로메토, 데비 깁슨, 캐롤, 스캇, 그리고 크리스티아나 리치, 제이미-린 시글러, 아만다 드 까드네, 메리앤 윌리엄슨, 가브리엘 번스타인, 소피아 부시, 마하 다킬, 바바니 레브와 바랏 미트라, 우디 프레이저, 밀레나 몬로이, 밋지 허시, 그리고 홀마크 홈&패밀리 쇼의 모든 식구들, 모건 페어차일드, 패티 스텐저, 캐서린과 소피아, 그리고 로라 바흐, 애너베스 기시, 로버트 위즈덤, 다니엘 라포트, 닉과 브레나 오트너, 제시카 오트너, 마이크 둘리, 드루 프로히, 크리스 카, 케이트 노스럽, 크리스티나 까리오-부카람, 앤 루이즈 기틀맨, 잰과 파나시 드사이, 아미 비치와 마크 쉐이들, 브라이언 윌슨, 로버트와 미쉘 콜트, 존 홀랜드, 마틴, 진, 엘리자베스, 그리고 재클린 샤피로프, 킴 린지, 질 블랙 잘밴, 알렉산드라 코헨, 크리스틴 힐, 캐롤 도나휴, 캐롤린 레빗, 마이클 샌들러와 제시카 리, 코야 웹, 제니 헛, 아담 쿠쉬먼, 소니야 쇼케트, 콜레트 배론-리드, 드니즈 린, 카멜 조이 베어드, 여러분 모두 너무나 소중합니다.

연민의 가슴으로 너무나 많은 사람들의 삶을 바꾼 이 세상의 의사들과 치유자들 모두를 깊이 존경합니다. 알레한드로 융거 박사, 하비브 사데이 박사, 캐롤 리 박사, 리처드 솔라조 박사, 제프 페인먼 박사, 디아나 미니쉬 박사, 론 스테리티 박사, 니콜 갈란트 박사, 디아나 로푸즈니 박사, 딕과 노엘 쉐퍼드 박사, 알렉산드라 필립스 박사, 크리스 말로니 박사, 토스카와 그레고리 하그 박사, 데이브 클라인 박사, 데보라 컨 박사, 대런과 수잔 보울즈 박사, 디드러 윌리엄스 박사와 고故 존 맥마혼 박사, 그리고 로빈 칼린 박사, 여러분의 친구가 된 것이 저에게는 엄청난 영광입니다. 치유의 세계를 향한 여러분 모두의 헌신에 감사합니다.

데이빗 슈멀러, 킴벌리 S. 그림즐리, 수전 G. 에드리지, 그 자리에 있어주어 고맙습니다.

무니자 아메드, 로렌 헨리, 타라 톰, 벨라, 그레첸 맨저, 킴벌리 스페어, 메건 엘리자베스 맥도웰, 엘렌 피셔, 한나 맥닐리, 빅토리아와 마이클 안스타인, 니나 레더러, 미쉘 서튼, 헤일리 카탈도, 케리, 에이미 배첼러, 마이클 맥메너민, 알렉산드라 로스, 에스터 혼, 린다와 로버트 코이켄달, 타니아 아킴, 헤더 콜먼, 글렌 클라우즈너, 캐롤린 드비토, 마이클 몬텔리오니, 바비와 레슬리 홀, 캐서린 벨자우스키, 맷과 바네사 휴스턴, 데이빗, 홀리, 그리고 기니 휘트니, 올리비아 아미트라노와 닉 바스케즈, 멜로디 리 펜스, 테라 애플맨, 에일린 크리스펠, 비앙카 까리오-부카람, 제니퍼 로즈 로사노, 크리스티 캐시디, 캐서린 로튼, 테일러 콜, 앨라나 디나도, 민 리, 에덴 엡스타인 힐, 마음으로부터의 진심 어린 감사 인사를 전합니다.

메디컬 미디엄 커뮤니티를 비롯해 개선되고 치유되고 완전한 변용을 지켜볼 수 있는 축복을 내게 허락해 준 너무나 많은 사람들에게 감사합니다.

PSGPractitioner Support Group에게도 감사합니다. 값진 경험을 공유하고 가르침을 다른 이와 나누는 일에 신의 축복이 함께할 것입니다. 여러분은 세상을 변화시키는 데 큰 역할을 하고 있습니다.

샐리 아놀드, 당신의 빛을 환히 밝히고 성스러운 목소리를 이 치유 운동에 더해주어서 감사합니다.

루비 스캐터굿, 엄청난 인내심과 오랜 시간에 걸친 당신의 헌신으로 이 책의 뼈대가 세워질 수 있었습니다. 메디컬 미디엄 시리즈는 당신의 손길이 없었다면 세상에 나오지 못했을 것입니다. 책이 나오기까지 안내해 주어서 감사합니다. 비보다와 틸라 클라크, 두 사람의 천재적인 창의성에 힘입어 다른 이들을 돕는 많은 일이 가능해졌습니다. 오랜 시간 함께해 주어서 감사합니다.

프라이어와 클레어, 이 예언의 말씀을 읽는 자와 듣는 자와 그 가운데에 기록한 것을 지키는 자는 복이 있나니 때가 가까움이라.(《요한계시록》 1: 3)

세피데 카샤니안과 벤, 따뜻하고 다정한 보살핌에 감사합니다.

애슐리, 브리튼, 맥클레인 포스터와 스털링 필립스, 여러분의 헌신과 열정에 감사드립니다. 여러분이 곁에 있어 얼마나 행운인지 모릅니다.

제프 스카이릭, 정말로 멋진 사진들에 감사합니다.

존 모렐리와 노아, 두 사람 모두 너무나 친절하고 관대합니다.

로비 바바로와 세타러 카티비, 어떤 상황에도 굴하지 않는 당신의 긍정성 덕분에 주변의 모든 이들이 항상 에너지를 얻었습니다.

언제나 변함없는 지지와 사랑을 보내주는 내 가족들에게 사랑을 전합니다. 빛으로 감싸인 나의 아내, 부모님, 동생들과 조카들, 숙모와 삼촌들, 내 소중한 인디고, 루비, 그레이트 블루, 호프, 마조리와 로버트, 로라, 리아와 바이런, 앨레인 서를과 스캇, 페리, 리시 그리고 아리 콘, 데이빗 소모로프, 조엘, 리즈, 코디, 제시, 로렌, 조셉, 그리고 토마스, 브라이언, 조이스, 조쉬, 재러드, 브렌트, 켈리와 에비, 다니엘, 조니, 데클런, 그리고 지금은 저세상에 살고 있는 많은 사랑하는 이들에게도 마음을 전합니다.

마지막으로, 지극히 높으신 영Spirit of the Most High, 천국으로부터의 연민의 지혜를 전해주셔서, 우리 모두가 이렇게 기운 내며 삶을 영위할 수 있고 당신으로부터의 성스러운 선물을 지킬 수 있도록 해주어서 감사합니다. 오랜 세월 저라는 존재를 인내하며 지켜봐 주셔서 감사합니다. 인내심과 의지로 진리를 찾고자 하는 저의 모든 질문에 답해 주시어 제 가슴속에 항상 빛을 간직할 수 있었습니다.

건강으로 힘든 시기를 겪어본 사람들은 선의의
순수한 가슴을 지닌 경우가 많다. 그들은 고통받는 것이
어떤 것인지 안다. 셀러리 주스는 바로 이런 사람들의
정직함과 순수한 마음에 완벽히 어울린다. 셀러리 주스는
하늘이 주신 선물이요, 신의 선물이다.

—앤서니 윌리엄 (메디컬 미디엄)

옮긴이의 말

'셀러리 주스로 살을 뺀다면 모를까 난치병을 고친다니, 그게 말이 돼?'라는 생각이 들었다고 해도 괜찮다. 책을 읽어보면 알겠지만 처음 이 말을 들은 거의 모든 사람들이 수십 년간 그런 반응을 보였단다. 나 역시 마찬가지였다.

이후 내가 셀러리 주스를 마시기 시작하고, 또 내 가족과 친구들에게 권하기 시작한 이유는 바로 강력하고 폭넓은 치유 사례들에 있다.

번역 의뢰를 받고 원고를 처음 훑어보았을 때는 의구심이 들었다. '셀러리 주스가 만병통치약이라는 뜻이야?' 고개를 갸우뚱했다.

다시 차분하게 글을 읽어나가자 새로운 것들이 보이기 시작했다. 자연과 생명의 놀라운 메커니즘, 우리 몸의 엄청난 지성과 운영 원리 같은 것이 드러나면서 글과 저자에게 마음이 조금씩 더 열리기 시작했다.

그즈음 동생에게서 전화를 받았다. 초등학교 1학년인 조카가 계속 얼굴이 붓고 피곤해서 병원에 갔더니 간에 문제가 있다고 했단다. EB 바이러스라는 것이 몸에 있다는데 태어나서 처음 들어본다고 했다. 내가 "엡스타인 바 바이러스?" 하고 아는 체를 하니 동생이 놀랐다. 단박에 알아들어져서 나도 스스로 놀랐다.(책을 모두 읽었으면 알겠지만, 엡스타인 바 바이러스는 이 책에 가장 자주 등장하는 거물급 캐릭터이다.) 초등학교 1학년이 도대체 간이 나빠질 이유가 뭐냐며 같이 걱정을 나누었다. 병원에서는 감기 증상에 대해서 항생제를 처방해 주었고, 한동안 푹 쉬면서 간 수치가 떨어지는지 보자고 했단다.

나는 엄숙하게 목소리를 깔고 내가 번역 의뢰를 받은 책과 저자에 대해 알려주고는 당장 마트에서 셀러리를 사오라고 일렀다. 동생은 곧장 실행에 옮겼다. 그 다음날 아침부터 셀러리 주스를 마시기 시작한 조카의 간 수치는 거짓말처럼 떨어지기 시작했고, 결국 한 달 만에 병원 방문을 졸업했다. 이 치유 경험을 계기로 (간이 나쁠 충분한 이유가 있는) 동생 부부가 곧바로 셀러리 주스 요법을 시작했고, 이제 벌써 일 년이 다 되어간다.

내가 일러주긴 했어도 나 역시 그 사실이 여전히 어리둥절하고 신기했다. 결국 SNS를 검색해 보았더니 전 세계에서 셀러리 주스로 치유를 경험했다는 사람들과 그 이야기들이 그야말로 차고 넘쳤다.

십대 때부터 미국 전역을 돌아다니며 건강 강의를 했다는 이 유명한 의료 영매(저자 앤서니 윌리엄을 말함)는 자신을 찾고 의지하는 사람들이 늘어나는 만큼 그와 비례하는 엄청난 공격을 받았던 것 같다. 엄중한 과학의 시대에 '영'이 알려주었다는 건강과 생명의 정보들은 조롱거리가 되고도 남았으리라. 앤서니를 지탱해 준 것은 그의 조언으로 오랜 난치병에서 벗어난 사람들의 실제 경험담이었고, 그가 지난 수십 년간 권해온 셀러리 주스 요법은 인터넷을 통해 치유 증언들이 널리 알려지면서 결국 전 지구적 치유 운동으로 번졌다.

유명세 덕에 셀러리와 셀러리 주스를 둘러싼 올바르지 못한 정보도 넘쳐나기 시작했다. 그러나 앤서니의 말대로 섬유소가 풍부하고 식감이 좋은 채소로서의 셀러리는 잠시 잊어라. 이 책은 셀러리 주스라는 '허브'를 통해 '치유'를 얻으려는 사람들을 위한 것이다. 지금 몸이 아파 힘든 사람들, 특히 수없이 많은 것들을 시도했고 아직 돌파구를 찾지 못해 답답한 상황에 놓인 사람이라면 이 새로운 기회에 한번 기대어볼 것을 강권한다.

모두 건강하기를, 그래서 우리 모두 더 나은 삶으로 돌아가기를 기도한다.

덧붙이는 말.

셀러리 주스를 먼저 시작한 사람으로서 권유하고 당부하고 싶다. 100퍼센트 셀러리 즙만 내어 마셔라. 아무것도 섞지 마라. 섬유질이 좋다는 믿음에 은근슬쩍 건더기를 섞어 마시지 마라. 책을 번역하면서 이 말이 계속 반복되어 솔직히 살짝 짜증이 나기도 했다.

그런데 내가 셀러리 주스를 권유한 사람 중 최소 절반이 자기 나름의 버전으로 변형해 마시고 있다는 걸 알았다. 내가 정확히 알려주고 강조했음에도 또 섬유질 타령을 했다. 저자의 잔소리를 비로소 이해할 수 있게 되었다. 건강 음료의 차원을 넘어 치유하는 약을 원한다면, 제발 아무것도 섞지 않은 100퍼센트 셀러리 즙을 마셔라!

❦ 함께 읽으면 좋은 샨티의 책들

치유HEAL—최고의 힐러는 내 안에 있다　켈리 누넌 고어스 지음 | 황근하 옮김 | 288쪽 | 16,000원

이제 우리 안의 강력한 치유자를 깨워야 할 때이다　넷플릭스의 화제작 〈HEAL〉에 깊이를 더해 만든 책으로, 과학과 영성의 접목에 앞장서 온 디팩 초프라, 조 디스펜자, 아니타 무르자니, 브루스 립턴, 메리앤 윌리엄슨, 앤서니 윌리엄, 켈리 터너 등 과학자, 의사, 영성가들의 통찰과 경험, 정보를 통해 우리 몸의 기적적인 본질과 우리 안의 놀라운 치유력을 이해하게 해주며, 나아가 건강에 대한 주도권을 되찾게 해준다. 2019년 '노틸러스 북어워드' 건강, 힐링, 웰빙 분야 은상 수상작.

암, 그들은 이렇게 치유되었다　켈리 터너·트레이시 화이트 지음 | 이경미 옮김 | 480쪽 | 25,000원

의사의 예상을 뒤엎고 암을 이겨낸 사람들의 10가지 공통된 치유 요소　통합 종양학 연구자인 켈리 터너가 트레이시 화이트와 함께, 의학적으로 검증된 1,500건 이상의 근본적 치유 사례들을 분석하고, 전 세계 수백 명의 암 및 난치병 완치자들을 인터뷰한 결과, 운동, 영적 연결의 강화, 건강을 주도적으로 다스리기, 긍정적 감정 키우기, 직관 따르기, 억눌린 감정 풀어주기, 식단의 변화, 보조제 사용, 살아야 할 강력한 이유 찾기, 사회적 지지 받아들이기 등 그들을 치유에 이르게 한 10가지 공통된 요소를 발견하고 그 각각의 치유 원리와 사례, 구체적인 실천 방법을 전한다!

당신이 플라시보다　조 디스펜자 지음 | 추미란 옮김 | 464쪽 | 23,000원

원하는 삶을 창조하는 마음 활용법　척추뼈가 부러지는 큰 사고를 입은 저자가 몸의 치유력을 믿고 수술 없이 치유에 성공한 뒤, 30년에 걸친 연구와 명상 작업을 통해 우리 뇌 속에 '생물학적 플라시보'가 이미 작동하고 있으며, 우리가 생각과 믿음을 바꾸고 감정을 고양시키는 방법을 안다면 얼마든지 원하는 결과를 창조할 수 있음을 신경과학, 후성유전학, 양자역학 등 최신 과학 이론을 바탕으로 명쾌하게 밝혀낸다.

문숙의 자연 치유　문숙 지음 | 224쪽 | 16,000원

치유를 위한 비움과 알아차림—명상, 요가, 그리고 자연식　화려한 배우의 삶에서 집착과 욕망을 내려놓은 '자유로운 존재'로 살게 되기까지 배우 문숙이 체험하고 깨달은 것들, 그 길에서 만난 명상과 요가, 자연식의 세계, 그리고 자연스럽고 자유로운 삶이란 어떤 것이며, 진정한 자신을 만나는 데 명상과 요가, 음식이 어떤 도움을 주는지 등을 온 마음을 다해 들려준다.

치유자 식물　팸 몽고메리 지음 | 박준식 옮김 | 360쪽 | 18,000원

식물 영과 함께하는 치유 가이드　식물은 의식을 지닌 영적 존재로서, 우리의 치유를 돕고자 곁에 와 있다고 말하는 이 책은 식물과 동물, 인간 등으로 이루어진 자연 생태계 안에서 '보이지 않는 것들'이 어떻게 작용하면서 지구를 살아있는 시스템으로 만들고, 나아가 그 위의 뭇 존재들이 서로를 돕고 치유하며 함께 성장해 가는지를, 식물(그리고 식물과 인간의 관계) 이야기를 통해서 들려준다.